骨与关节损伤诊疗学

赵文海 李家贵 王 瑞 何 炜 ◎主编

中国纺织出版社有限公司

内 容 提 要

《骨与关节损伤诊疗学》是一门运用中医学的理论与诊治方法研究骨、关节损伤的课程。本书由全国多所中医院校和全国中医高等教育研究会共同倡议、发起编写。

图书在版编目（CIP）数据

骨与关节损伤诊疗学 / 宋一同主编. --北京：中国纺织出版社，2017.12（2025.1重印）
"十三五"普通高等教育本科部委级规划教材
ISBN 978-7-5180-4108-4

Ⅰ．①骨… Ⅱ．①宋… Ⅲ．①骨损伤—诊疗—高等学校—教材②关节损伤—诊疗—高等学校—教材 Ⅳ．①R68

中国版本图书馆CIP数据核字（2017）第234193号

策划编辑：陈希尔　　　　责任印制：储志伟

中国纺织出版社出版发行
地址：北京市朝阳区百子湾东里A407号楼　邮政编码：100124
销售电话：010—87155894　　传真：010—87155801
http://www.c-textilep.com
E-mail: faxing@c-textilep.com
中国纺织出版社天猫旗舰店
官方微博 http://weibo.com/2119887771
三河市悦鑫印务有限公司印刷　各地新华书店经销
2017年12月第1版　2025年1月第2次印刷
开本：787×1092　1/16　印张：15
字数：149千字　　定价：96.00元

凡购本书，如有缺页、倒页、脱页，由本社图书营销中心调换

前　言

在医学的广阔领域中，骨与关节损伤作为外科的一个重要分支，一直以来都承载着促进人类健康、恢复身体功能的重要使命。从古至今，随着医学技术的不断进步和人们对生命健康认知的深化，骨与关节损伤的诊疗手段也经历了从简单到复杂、从粗放到精细的演变过程。

本书旨在系统、全面地介绍骨与关节损伤的基础理论、临床检查与诊断方法、治疗方法以及各类具体损伤的诊断与治疗策略。我们希望本书为从事骨与关节损伤诊疗工作的医护人员提供一个全面、实用的参考工具，同时也为相关领域的研究者提供一个深入了解该领域的窗口。

在编写过程中，我们力求内容的科学性、准确性和实用性。我们广泛搜集了国内外最新的研究成果和临床经验，结合作者自身的实践体会，对骨与关节损伤的各个方面进行了深入浅出的阐述。从骨伤科的渊源与萌芽，到现代骨与关节损伤诊疗技术的最新进展，本书都进行了详尽的介绍。

在结构上，本书分为总论和各论两大部分。总论部分主要介绍了骨与关节损伤的基础理论，包括发展简史、病因病机、临床检查与诊断方法以及治疗方法。各论部分则详细阐述了各类骨折、脱位以及骨骺损伤，涵盖了从头面部到躯干、四肢的各类骨折以及关节脱位的诊断与治疗策略。

在内容安排上，我们注重理论与实践的结合，既介绍了骨与关节损伤的基本理论，又详细阐述了各类损伤的具体诊疗方法。同时，我们还特别注重介绍了一些新的诊疗技术和理念，以期能够帮助读者紧跟学科发展的前沿。

此外，本书在编写过程中还特别注意了语言的通俗性和逻辑的严密性。我们力求用简洁明了的语言阐述复杂的医学问题，使读者能够轻松理解并掌握所学知识。同时，我们也注重了章节之间的衔接和逻辑关系的处理，使整本书形成一个完整、系统的知识体系。

最后，我们要感谢所有为本书出版作出贡献的编写者和编辑人员。正是他们的辛勤付出和无私奉献，才使本书得以顺利出版。同时，我们也要感谢广大读者对本书的关注和支持。我们真诚地希望本书能够为广大医护人员提供一个有价值的参考工具，为骨与关节损伤患者的康复贡献一份力量。

在未来的日子里，我们将继续关注骨与关节损伤领域的发展动态，不断更新和完善本书的内容，以期能够更好地服务于广大医护人员和患者。让我们携手共进，为人类的健康事业贡献我们的智慧和力量！

编委会
2017年10月

骨与关节损伤诊疗学

执行主编：宋一同
主　　编：赵文海　李家贵　王　瑞　何　炜
副 主 编：张德东　潘贵超　郝东明　陈国辉　李志勇　姬　彬　宋永忠
　　　　　于　翔　石可松　苏永强　陈小方　黄玉生　杨　斌　郭千平
　　　　　弓　臣　包　思
编　　者：（以姓氏笔画为序）
　　　　　弓　臣（北京市昌平区中西医结合医院）
　　　　　于　翔（北京市昌平区中西医结合医院）
　　　　　王　瑞（河南亚太骨病医院）
　　　　　包　思（北京市昌平区中西医结合医院）
　　　　　石可松（北京市昌平区中西医结合医院）
　　　　　何　炜（广州中医药大学金沙洲医院）
　　　　　李家贵（云南通海骨伤医院）
　　　　　李志勇（河北省曲周县中医院）
　　　　　李赞助（深圳国医瑰宝中医馆）
　　　　　李　艳（北京脊安康中医医学研究院）
　　　　　宋永忠（北京北苑中医门诊部）
　　　　　宋　杨（北京市昌平区中西医结合医院）
　　　　　苏永强（北京市昌平区中西医结合医院）
　　　　　张德东（内蒙古阿荣旗那吉镇大河湾骨科医院）
　　　　　张青梅（北京城建集团牡丹园门诊部）
　　　　　陈小方（河北秦皇岛风湿骨病医院）
　　　　　陈国辉（国际华佗中医学院）
　　　　　杨　斌（北京杨斌国际中医药研究院）
　　　　　赵文海（长春中医药大学）
　　　　　姬　彬（国际华佗中医学院）
　　　　　胡春华（长沙洪山正骨医院）
　　　　　胡倩倩（北京宋一同国际骨伤医学研究院）
　　　　　郝东明（长春中医药大学）
　　　　　唐　杰（北京市昌平区中西医结合医院）
　　　　　袁　方（北京宋一同国际骨伤医学研究院）
　　　　　郭千平（北京千平国际康复医学研究院）
　　　　　黄玉生（杭州文仲中医医院）
　　　　　潘贵超（北京市昌平区中西医结合医院）

主 编 简 介

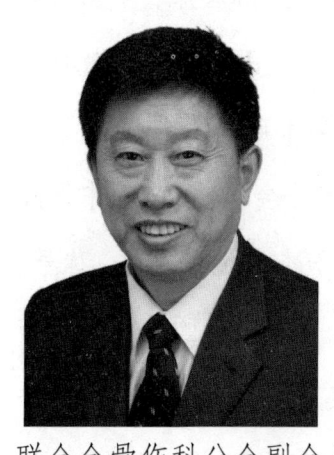

赵文海，男，1951年4月出生，吉林省双辽人。主任医师、教授（二级）、博士生导师；国务院政府特殊津贴获得者；中华中医骨伤名师；吉林省高级专家；吉林省拔尖创新人才（第二层次）、吉林省有突出贡献中青年专家；吉林省名中医。现任长春中医药大学附属医院骨伤科重点学科、专科带头人。国家精品课程【中医骨伤科学】学科带头人、负责人；国家中医药管理局重点学科、重点专科，吉林省重点学科学术、学科带头人；中华中医骨伤科学会副会长，世界中医联合会骨伤科分会副会长，吉林省中医骨伤科学会主任委员，吉林省中西医结合骨科学会主任委员、吉林省中西医结合针刀专业委员会名誉主任委员。国家药品审评委员会委员，国家科技奖、国家自然科学基金评审专家，国家中医管理局审评专家，中华中医药学会、中国中西医结合学会审评专家，全国高等院校教育学会骨伤学会副会长，中国中西医结合骨科学会委员，国家级杂志《中国中医骨伤科杂志》副主编。

从医近40年来日夜奋斗在医疗、教学、科研第一线，精勤不倦、勇于实践、不断探索，潜心研究骨伤科领域存在的各种难题，并立足于中医理论，运用现代的科学方法，提出新的科学见解，攻克了一个又一个医疗科研技术难关，取得了累累硕果。在医学学术上，形成了个人的研究方向和独特风格，得到了国内同道的认同和尊重。

近年来主要业绩：国家自然科学基金项目2项、作为课题指导（第二、三名）参加国家自然科学基金项目2项；国家"十五"科技攻关项目1项；国家中医管理局项目3项；省科技厅、省教育厅、省中医局研究项目10余项。主编和编写出版30部高校本科、研究生教材、学术著作，发表学术论文近百篇。获得奖项：2005年中国中西医结合学会科技进步二等奖；2011年、2009年、2003年、2002年吉林省科技进步三等奖；2010年中华中医药学会科技三等奖；2003年中华中医药学会科技三等奖；2009年北京中医药大学（全国211大学）科学技术奖一等奖；1992年国家中医药管理局中医药科学技术进步三等奖；2012吉林省自然科学学术成果二等奖；2011年吉林省优秀教材二等奖；2005年吉林省中医管理局科研成果一等奖各1项。

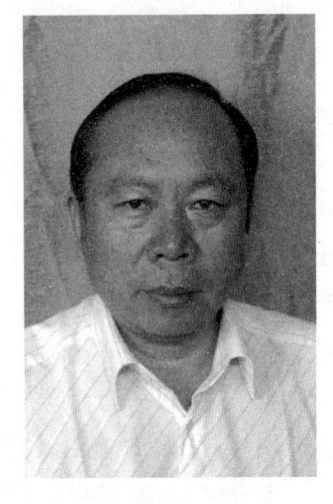

李家贵，男，中医学博士，1956年4月生，云南省玉溪市通海县人，云南通海骨伤医院院长，县政协常委、中国中医药学会会员、主治医师、中国人才研究会骨伤人才分会、全国高等中医院校骨伤教育研究会副会长、全国骨伤医院学术研究会常务理事。2004年被全国人才研究会骨伤分会、全国高等中医院校、骨伤研究会授予《世纪骨伤杰出优秀人才》称号。

发表学术论文20余篇，曾经在全国骨伤学术交流大会交流，参加编写出版医学著作5部。其中，《实用中西医结合骨伤科手册》(中国中医药出版社出版)，任常务编委，并承担写作任务，91年12月出版；《当代骨伤人才》中国中医药出版社出版，任编委，并承担编写任务，91年5月出版；《实用临床按摩手册》中国中医药出版社出版，任副主编，并承担写作任务，93年5月出版；《中国医学非药物特色疗法》中国中医药出版，任副主编，97年2月出版；《中西医结合防治创伤并发症》云南科技出版社，任副主编，并承担写作任务，97年6月出版。

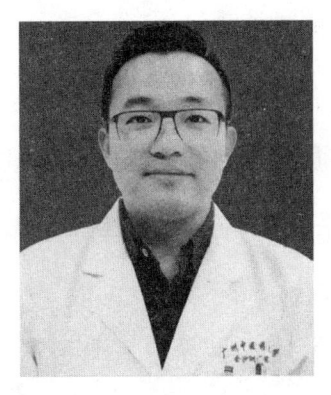

何炜，男，1983年出生，安徽省合肥市人，毕业于南方医科大学,南方医科大学医学硕士，优秀共产党员，脊柱关节外科组成人员，脊柱关节外科主治医师，现任广州中医药大学金沙洲医院骨科副主任，广州中医药大学金沙洲医院院长助理。

何炜主任从医骨科多年，具有丰富的临床经验，工作严谨、认真，在骨科疾病的诊治方面做了大量艰苦细致的临床工作和科学研究，取得了良好的治疗效果，对骨伤、骨病的诊断和治疗有独到见解。他擅长腰椎间盘突出、颈椎间盘突出、腰椎病、颈椎病、膝关节炎、强直性脊柱炎、股骨头坏死、各类关节炎等骨科疾病的微创手术治疗，精通颈腰椎的微创椎间盘镜手术、射频消融术、经皮穿刺椎间盘摘除术等骨科微创手术，尤其擅长人工膝关节置换。精通骨科各种微创手术，具有手术操作准确有效、轻巧快捷、损伤小、术后功能恢复好等特点，人工全膝关节及人工全髋关节置换达到了国内先进水平。

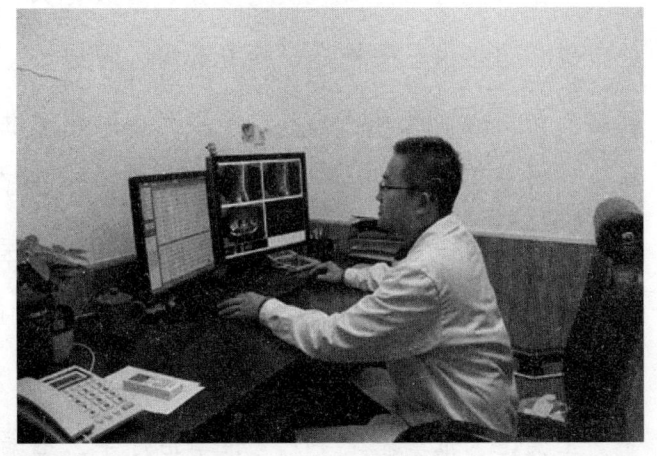

何炜主任到目前已完成约5000台人工膝关节及髋关节置换，在《中华实验外科杂志》、《中国实用外科杂志》、《广东医学》等核心期刊发表专业论文，受到患者的较高赞誉。

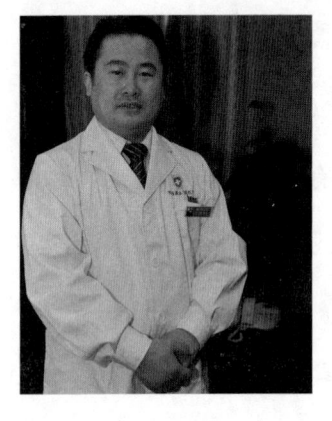

王　瑞　河南亚太骨病医院党支部书记、院长、优秀共产党员、主任医师、中青年骨科专家、郑州市金水区党代表、郑州市政协委员。毕业于上海医科大学，获骨科博士学位，2010年获北京大学管理EMBA学位。

现任全国骨病学术委员会主席，世界中医骨科联合会副主席，全国高等中医院校骨伤研究会副会长，中国骨伤人才研究会副会长，全国股骨头坏死学术委员会副主席，中华医学会中医微创医学专业委员会副会长，中华钩活术专业委员会副主委，中华中医药学会骨伤分会常务委员，河南中西医结合骨质疏松专业委员会常务委员，郑州市中医骨伤专业质量控制中心专家委员会委员。

从事研究与治疗骨科疾病多年，对股骨头坏死、强直性脊柱炎、类风湿性关节炎、颈椎病、腰椎病、膝关节病、骨结核、骨髓炎等诊治有较高造诣，尤其擅长运用椎间孔镜、关节镜、激光、射频消融术、钩活术、银质针等微创新技术；曾发表国家级论文十余篇，并开发申请了多项国家发明专利。

参与编著多部大型专著，担任国际高等中医院校（中英文版）系列教材，世界人类非物质文化遗产名录丛书总编委；担任国际高等中医院校(中文版)系列教材(《世界非物质文化遗产（中医类）丛书》)《经络腧穴学》《针灸治疗学》主编，《推拿基础学》《推拿治疗学》主编，《刺法灸法学》《中医诊断学》主编，《中医内科学》《中医外科学》主编，《中药学》《方剂学》主编，《实验针灸学》《针灸医籍选》主编；担任新世纪微创医学系列教材《九针刀学》《套管针刀学》《射频医学》主编；担任国际高等中医院校（中英文版）系列教材(世界人类非物质文化遗产名录丛书)《推拿功法学》《中医基础学》《中医骨伤科学》副主编；担任《实用软组织损伤学》副主编；担任《中国推拿治疗学》（第2版）副主编。

目 录

第一篇 总 论 ··· 1
 第一章 发展简史 ··· 1
  第一节 骨伤科的渊源与萌芽 ·· 1
   一、骨伤科的渊源（远古～公元前21世纪） ·· 1
   二、骨伤科的萌芽（公元前21世纪～公元前475年） ······························ 1
  第二节 骨伤科的形成进步 ·· 2
   一、骨伤科理论的初步形成（公元前475～公元221年） ························· 2
   二、骨伤科临床医学的进步（公元221～960年） ···································· 3
 第二章 病因病机 ··· 5
   一、病因 ··· 5
   二、病机 ··· 6
 第三章 临床检查与诊断 ·· 10
  第一节 四诊 ··· 10
   一、问诊 ··· 10
   二、望诊 ··· 11
   三、闻诊 ··· 12
   四、切诊 ··· 12
  第二节 损伤的分类与体征 ·· 13
   一、骨折 ··· 13
   二、脱位 ··· 13
  第三节 骨关节检查方法 ··· 14
   一、各关节功能活动范围 ··· 14
   二、常用特殊检查 ·· 16
  第四节 影像学检查 ··· 26
   一、X线检查 ·· 26
   二、CT检查 ··· 27
   三、MRI检查 ··· 27
   四、放射性核素检查 ··· 27
   五、超声检查 ·· 27
 第四章 治疗方法 ··· 28
  第一节 内治法 ··· 28

一、攻下逐瘀法 ·· 28
　　二、行气活血法 ·· 28
　　三、清热凉血法 ·· 29
　　四、清热解毒法 ·· 29
　　五、和营止痛法 ·· 29
　　六、接骨续筋法 ·· 29
　　七、舒筋活络法 ·· 30
　　八、补气养血法 ·· 30
　　九、补益脾胃法 ·· 30
　　十、补益肝肾法 ·· 30
　　十一、温经通络法 ·· 30
　　十二、滋阴清热法 ·· 31
　第二节　外治法 ·· 31
　　一、药物外治法 ·· 31
　第三节　手法疗法的分类、作用和注意事项 ·············· 32
　　一、手法的适应症与禁忌症 ···································· 33
　　二、正骨手法 ·· 33
　　三、上骱手法 ·· 38
　　四、理筋手法 ·· 39
　　五、舒筋通络法 ·· 40
　第四节　固定方法 ·· 48
　　一、外固定 ·· 48
　第五节　手术疗法 ·· 54
　　一、截骨术 ·· 54
　　二、骨移植术 ·· 54
　第六节　练功疗法 ·· 54
　　一、练功疗法的作用 ·· 55
　　二、应用原则及注意事项 ······································ 55
　　三、锻炼方法 ·· 56

第二篇　各　　论 ·· 62
　第五章　骨折概论 ·· 62
　　第一节　骨折的病因病机 ······································ 62
　　　一、骨折的病因 ·· 62
　　　二、骨折的移位 ·· 63

第二节　骨折的分类 ………………………………………………………… 63
一、根据骨折处是否与外界相通分 ………………………………………… 63
二、根据骨折的损伤程度分 ………………………………………………… 63
三、根据骨折线的形态分（图5-2） ……………………………………… 64
四、根据骨折整复后的稳定程度分 ………………………………………… 65
五、根据骨折后就诊时间分 ………………………………………………… 65
六、根据受伤前骨质是否正常分 …………………………………………… 65

第三节　骨折的诊断 ………………………………………………………… 65
一、受伤史 …………………………………………………………………… 65
二、临床表现 ………………………………………………………………… 65
三、X线检查 ………………………………………………………………… 66

第四节　骨折的并发症 ……………………………………………………… 66
一、外伤性休克 ……………………………………………………………… 66
二、感染 ……………………………………………………………………… 67
三、内脏损伤 ………………………………………………………………… 67
四、重要动脉损伤 …………………………………………………………… 67
五、缺血性肌挛缩 …………………………………………………………… 67
六、脊髓损伤 ………………………………………………………………… 68
七、周围神经损伤 …………………………………………………………… 68
八、脂肪栓塞 ………………………………………………………………… 68
九、坠积性肺炎 ……………………………………………………………… 69
十、褥疮 ……………………………………………………………………… 69
十一、尿路感染及结石 ……………………………………………………… 69
十二、损伤性骨化（骨化性肌炎） ………………………………………… 69
十三、创伤性关节炎 ………………………………………………………… 70
十四、关节僵硬 ……………………………………………………………… 70
十五、缺血性骨坏死 ………………………………………………………… 70
十六、迟发性畸形 …………………………………………………………… 70

第五节　骨折的愈合过程 …………………………………………………… 70
一、血肿机化期 ……………………………………………………………… 70
二、原始骨痂期 ……………………………………………………………… 71
三、骨痂改造期 ……………………………………………………………… 71

第六节　骨折的临床愈合标准和骨性愈合标准 …………………………… 71
一、骨折的临床愈合标准 …………………………………………………… 71
二、骨折的骨性愈合标准 …………………………………………………… 72

第七节 响骨折愈合的因素 ·· 72
一、全身因素 ·· 72
二、局部因素 ·· 72

第八节 骨折的急救 ·· 73

第九节 骨折的治疗 ·· 73
一、复位 ·· 74
二、固定 ·· 75
三、练功活动 ·· 75
四、药物治疗 ·· 76

第十节 骨折畸形愈合、迟缓愈合、不愈合的处理原则 ·················· 76
一、骨折畸形愈合 ·· 76
二、骨折迟缓愈合 ·· 76
三、骨折不愈合 ·· 77

第六章 颅面部骨折 ·· 78

第一节 颌面骨骨折 ·· 78
一、病因病机 ·· 78
二、诊断要点 ·· 78
三、治疗方法 ·· 82

第二节 颅骨骨折 ·· 85
一、有明确的头部外伤史 ·· 87
二、临床表现 ·· 87
三、实验室及其他检查 ·· 88
四、鉴别诊断 ·· 88
五、危重指标 ·· 88

第七章 上肢骨折 ·· 91

第一节 锁骨骨折 ·· 91

第二节 肩胛骨骨折 ·· 93
一、肩胛体骨折 ·· 93
二、肩胛颈骨折 ·· 94
三、肩胛盂骨折 ·· 94
四、喙突骨折 ·· 94
五、肩峰骨折 ·· 94
六、肩胛冈骨折 ·· 95

第三节 肱骨外科颈骨折 ·· 97

第四节 肱骨干骨折 ·· 100

第五节　肱骨髁上骨折 ………………………………………………… 103
第六节　肱骨外髁骨折 ………………………………………………… 106
第七节　肱骨内上髁骨折 ……………………………………………… 108
第八节　尺骨鹰嘴骨折 ………………………………………………… 110
第九节　桡骨头骨折 …………………………………………………… 111
第十节　桡尺骨干双骨折 ……………………………………………… 113
第十一节　桡尺骨干单骨折 …………………………………………… 116
第十二节　尺骨上 1/3 骨折合并桡骨头脱位 ………………………… 117
第十三节　桡骨下 1/3 骨折合并桡尺关节脱位 ……………………… 119
第十四节　桡骨下端骨折 ……………………………………………… 122
第十五节　腕舟骨骨折 ………………………………………………… 124
第十六节　掌骨骨折 …………………………………………………… 125
第十七节　指骨骨折 …………………………………………………… 127

第八章　下肢骨折 …………………………………………………………… 130
第一节　股骨颈骨折 …………………………………………………… 130
第二节　股骨转子间骨折 ……………………………………………… 134
第三节　股骨干骨折 …………………………………………………… 136
第四节　股骨髁上骨折 ………………………………………………… 140
第五节　股骨髁间骨折 ………………………………………………… 141
第六节　髌骨骨折 ……………………………………………………… 142
第七节　胫骨髁骨折 …………………………………………………… 144
第八节　胫腓骨干骨折 ………………………………………………… 145
第九节　踝部骨折 ……………………………………………………… 149
第十节　距骨骨折 ……………………………………………………… 152
第十一节　跟骨骨折 …………………………………………………… 154
第十二节　跖骨骨折 …………………………………………………… 156
第十三节　趾骨骨折 …………………………………………………… 158

第九章　躯干骨折 …………………………………………………………… 159
第一节　肋骨骨折 ……………………………………………………… 159
第二节　脊柱骨折与脱位 ……………………………………………… 164
第三节　骨盆骨折 ……………………………………………………… 170

第十章　骨骺损伤 …………………………………………………………… 175

第十一章　脱位概念 ………………………………………………………… 180
一、脱位的病因 ………………………………………………………… 180
二、脱位的分类 ………………………………………………………… 180

三、脱位的诊断 …………………………………………………………………… 181
　　四、脱位的并发症 ………………………………………………………………… 181
　　五、脱位的治疗方法 ……………………………………………………………… 182
第十二章　上肢关节脱位 ……………………………………………………………… 184
　第一节　肩关节损伤 ………………………………………………………………… 184
　第二节　肘关节脱位 ………………………………………………………………… 186
　第三节　小儿桡骨头半脱位 ………………………………………………………… 188
　第四节　肩锁关节脱位 ……………………………………………………………… 189
　第五节　胸锁关节脱位 ……………………………………………………………… 191
　第六节　月骨脱位 …………………………………………………………………… 193
　第七节　掌指关节及指间关节脱位 ………………………………………………… 195
第十三章　下肢关节脱位 ……………………………………………………………… 198
　第一节　髋关节脱位 ………………………………………………………………… 198
　第二节　膝关节脱位 ………………………………………………………………… 200
　第三节　髌骨脱位 …………………………………………………………………… 205
　第四节　踝关节脱位 ………………………………………………………………… 207
　第五节　距骨脱位 …………………………………………………………………… 211
　第六节　跗跖关节脱位 ……………………………………………………………… 214
　第七节　跖趾关节及趾间关节脱位 ………………………………………………… 216
第十四章　躯干关节脱位 ……………………………………………………………… 219
　第一节　颞颌关节脱位 ……………………………………………………………… 219
　第二节　骶尾关节脱位 ……………………………………………………………… 220

总 论

第一章 发展简史

骨与关节学科是中医骨伤科的组成部分之一。随着现代工业、农业、交通等事业的飞速发展，人们在工作生活中的骨伤损害逐渐增多了，中医骨伤科显得越来越重要，我们必须对骨伤科的发展概况有一个总体的认识。在学习过程中，我们要以历史唯物主义思想为指导，了解中医骨伤科的渊源，发展和悠久的历史；以辨证唯物论指导骨伤科实践，坚持走继承、发展中国传统医学的道路。

骨伤科是中国临床医学的一大学科，与其他临床各科有着同样重要的地位。它是根据中医基础医学知识和临床医学的共同论据，来研究人体皮肉、筋骨、气血、脏腑、经络等由于外伤及其他原因所致的伤害和疾病，并系统地按理、法、方、药的辨证治疗原则以及手法、手术操作在骨伤科损伤方面的具体运用，从而使机体功能达到恢复正常目的的一门科学。首先我们了解一下中医骨伤科学的发展历史。

第一节 骨伤科的渊源与萌芽

一、骨伤科的渊源（远古～公元前21世纪）

早在170万年前已有"元谋猿人"，70万年前已有"北京猿人"，已能制造粗糙的石器工具和原始骨器，且已学会用火。20万年前"河套人"时期，已发明了人工取火，在烘火取暖和烧烤食物的同时，人们发现热物贴身，可以解除某些病痛；利用自然界的动、植物以及矿物粉外敷、包扎伤口，逐渐发现某些具有止血、止痛、消肿、排脓、生肌、敛疮作用的外用药。在使用工具中，发现尖状器不仅可刺伤野兽，也可刺破脓肿以除病，刮剥器或砭石不仅可以割剥动物，也可用来割治疮疡等。在与大自然的斗争中，人们创造了原始的劳动工具，也发明了原始的手术器械；经过长期积累，逐渐产生了原始的骨伤科的医药知识和最初的治疗方法。在新石器时代，古人已能制造一些较精细的工具，如砭刀、骨针、石镰等。

二、骨伤科的萌芽（公元前21世纪～公元前475年）

中国奴隶社会经历了夏、商、周三代。奴隶社会骨伤科开始萌芽，出现了骨伤科医生——"疡医"。据史载，夏代已发明了酿酒，酒是最早的兴奋剂和麻醉剂，这对处理创伤疾病，具有重要的意义。商代的伊尹创制了汤液，这是医药发展史上的一次跃进，标志着复合方剂的诞生，大大提高了药物疗效，对创伤施行内治具有广泛的作用。

商代，手工业生产已采用金属工具。青铜器的广泛使用，改进了医疗工具，砭石逐渐被金属的刀、针所代替，这是中国针术的萌芽，也是骨伤科应用原始医疗工具的开始。商代后期，从甲骨卜辞和器物铭文的文字中，可看出当时已懂得用器官位置定病名，其中骨伤科方面有疾手、疾肘、疾胫、疾止、疾骨等。

当然，甲骨文所记载的是极其有限的内容，而实际的骨伤科知识必然要比这丰富充实得多。

周代，社会分工已很明确，社会事务也已职业化。不仅出现了专门的医生职业，使医学从巫术中解脱出来而独立，医学本身也出现了分科专业化，每科都规定有详细的人员编制和所负责任以及考核制度、病历报告制度等等。这种医事制度在当时是十分进步的，对促进医药学的发展具有重要的意义。

《礼记·月令》载："命理瞻伤、察创、视折、审断，决狱讼必端平。"汉·蔡邕注："皮曰伤（皮肤损伤破裂），肉曰创（皮肤与肌肉损伤破裂），骨曰折（骨骼折断），骨肉皆绝曰断（皮、肉、筋、骨完全离断）"。说明当时已把损伤分成四种不同类型，同时采用"瞻"、"察"、"视"、"审"4种诊断方法，这既是法医学起源的记述，又反映了当时骨伤科的水平，开创骨伤病诊断之源。

开启了后世骨伤科骨与关节损伤学科的发展成长之路。

第二节 骨伤科的形成进步

一、骨伤科理论的初步形成（公元前475～公元221年）

战国、秦汉时代，中国从奴隶社会进入封建社会，学术思想十分活跃，出现"诸子蜂起，百家争鸣"的局面，促进了医学的发展，骨伤科基础理论亦初步形成。

据考古学家（1973年）在湖南长沙马王堆三号汉墓发掘的医学帛书，表明了当时骨伤科技术的进步。这套帛书有《足臂十一脉灸经》、《阴阳十一脉灸经》、《阴阳脉死候》、《五十二病方》和《帛画导引图》等，据专家考证系属战国时代的文献，保存了当时诊治骨折、创伤及骨病的丰富经验，包括手术、练功及方药等。《足臂十一脉灸经》记载了"折骨绝筋"（即闭合性骨折）；《阴阳脉死候》记载了"折骨列肤"（即开放性骨折）。《五十二病方》载有52种病，共103个病名，涉及内、外、骨伤、妇、儿五官诸科，描述了"伤痉"的临床表现："痉者，伤，风入伤，身信（伸）而不能诎（屈）"。这是对创伤后严重并发症——破伤风的最早记载。

《黄帝内经》是中国最早的一部医学典籍，较全面、系统地阐述了人体解剖、生理、病因、病机、诊断、治疗等基础理论，奠定了中医理论体系。《内经》已有系统的人体解剖学知识，如《灵枢·骨度》对人体头颅、躯干、四肢各部骨骼的长短、大小、广狭标记出测量的尺寸，《内经》对人体的骨、脉、筋、肉及气血的生理功能，都有精辟的论述。如《灵枢·经脉》曰："骨为干，脉为营，筋为刚，肉为墙"；人体外部皮肉筋骨与体内五脏六腑关系密切，《内经》阐发的肝主筋、肾主骨、肺主皮毛、脾主肌肉、心主血脉及气伤痛，形伤肿等基础理论，一直指导着骨伤科的临床实践。《内经》还阐述骨病的病因、病机，《灵枢·痈疽》："热盛则腐肉，肉腐则为脓。"《素问·痹论》："风寒湿三气杂至，合而为痹。"另外，《吕氏春秋·季春纪》认为："流水不腐，户枢不蠹，动也；形气亦然，形不动则不流，精不流则气郁。"主张用练功的方法治疗足部"痿躄"（肢体筋脉弛缓，软弱无力，行动不便的疾病），为后世骨伤科"动静结合"的理论奠定了基础。

秦汉时期，骨伤科临床医学得到发展。西汉初期，名医淳于意留下的"诊籍"记录了两例完整骨伤科病案：一则是堕马致伤；一则是举重致伤。西汉中期《居延汉简》的"折伤部"记载了创伤骨折的治疗医案。成书于东汉时期的《神农本草经》载有中药365种，其中应用于骨伤科的药物，约近一百种。汉代著名外伤科医家华佗，既能用方药、针灸治病，更擅长开刀手术，并注重养生练功。他发明了麻沸散；用以全身麻醉，施行剖腹术和刮骨术，还创立了五禽戏，指出体育疗法的作用和重要性。东汉末年杰出医学家张仲景总结了前人的医疗成就，并结合自己的临床经验著成《伤寒杂病论》，这是中国第一部临床医学巨著，创立了理、法、方、药结合的辨证论治法则。

二、骨伤科临床医学的进步（公元221～960年）

魏、晋、隋、唐、五代，医学的发展愈益趋向专科化，骨伤科在临床诊断和治疗技术方面，都有显著的进步和提高，并成为一门独立的学科。

晋·葛洪著《肘后救卒方》记载了颞颌关节脱位口腔内整复方法："令人两手牵其颐，暂推之，急出大指，或咋伤也。"这是世界上最早的颞颌关节脱位整复方法，直至现在还普遍沿用。他还首先记载使用竹片夹板固定骨折，指出固定后勿令转动，避免骨折再移位、夹缚松紧要适宜；对开放性损伤，指出创口早期处理的重要性；并首创了以口对口吹气法抢救卒死病人的复苏术。

南北朝时期，龚庆宣整理的《刘涓子鬼遗方》（公元483年）是中国现存最早的外伤科专书，对金疮和痈疽的诊治有较详尽的论述。

北魏太医署已有骨伤专科医师——折伤医。

隋·巢元方著《诸病源候论》（公元610年），探求诸病之源、九候之要，载列证候1720条，为中国第一部病理专著，该书已将骨伤科病，列为专章，对创伤骨折及其并发症的病源和证候，有较深入的论述，对骨折的处理提出了很多合理的治疗方法。指出软组织断裂伤、关节开放性损伤，必须在受伤后立即进行缝合，折断的骨骼亦可用线缝合固定，这是有关骨折治疗，施行内固定的最早记载。"金疮病诸候"还精辟地论述了金疮化脓感染的病因、病理，提出清创疗法四要点：清创要早、要彻底、要正确地分层缝合、要正确包扎，为后世清创手术奠定了理论基础。

唐·孙思邈著《备急千金要方》（公元640年），在骨伤科方面总结了补髓、生肌、坚筋、壮骨等类药物，介绍了人工呼吸复苏、止血、镇痛、补血、活血化瘀等疗法；记载了下颌关节脱位手法复位后采用蜡疗、热敷、针灸等外治法，丰富了骨伤科治疗的内容。

蔺道人著《仙授理伤续断秘方》（公元841~846年），是中国现存最早的一部骨伤科专著，分述骨折、脱位、内伤三大类证型；总结了一套诊疗骨折、脱位的手法，如"相度损处、拔伸、用力收入骨、捺正"等；提出了正确复位，夹板固定、内外用药和功能锻炼四大治疗原则；对筋骨并重、动静结合的理论也作了进一步阐述。对于难以手法复位的闭合性或开放性骨折，主张采用手术整复。该书首次记载了髋关节脱位，并将髋关节脱位分为前脱位与后脱位两种类型。采用手牵足蹬法治疗髋关节后脱位；利用杠杆原理，采用"椅背复位法"治疗肩关节脱位。对内伤症，提出了损伤按早、中、晚三期治疗的方案。体现了骨伤科内外兼治的整体观。

祖国医学骨伤科的蓬勃发展为人类健康事业做出了无比辉煌的贡献，同时也衍生出了骨与关节损伤学科这一研究骨与关节损伤的特色学科，让祖国医学更加丰富多彩，更加璀璨。

第二章 病因病机

一、病因

损伤的病因，是指引起人体损伤致病的原因，或称为发病的因素。历代多数医家认为损伤的致病因素就是内因和外因。

（一）外因

损伤的外因是指外界的致病因素作用于人体，而使机体造成损伤的各种原因，例如外力伤害、虫兽伤害、外感六淫、邪毒感染等。

1. 外力伤害：外来的各种暴力作用可引起人体皮肉筋骨的损伤。

（1）直接暴力：直接暴力所致的损伤发生在外力直接作用的部位，例如跌仆、坠堕、挤压、撞击、扭闪、击打等因素引起的某些损伤。

（2）间接暴力：间接暴力所致损伤发生在远离外力作用的部位，如传达暴力、扭转暴力、杠杆作用力等可引起相应部位的骨折、脱位及筋伤。

（3）肌肉强力牵拉：在运动或劳动等活动中，由于用力过猛，肌肉强力收缩，可造成筋腱断裂或骨折，如投掷手榴弹、标枪时肌肉强力收缩可发生肱骨干骨折等。

（4）慢性劳损：《素问·宣明五气论》指出："久视伤血，久卧伤气，久坐伤肉，久立伤骨，久行伤筋，是谓五劳所伤。"

2. 外感六淫：六淫是指风、寒、暑、湿、燥、火的六气太过而致病的因素。

春季多风邪，风邪伤人则气血凝滞，血不荣筋，可产生四肢皮肤感觉麻痹或四肢厥逆等。

冬季多寒邪，寒为阴邪，最易伤人阳气，所以感受寒邪，阳气受伤，气血失于鼓动而气滞血瘀，则可产生疼痛，寒主收引，筋脉失于温煦则可产生挛缩。

湿邪伤人可有三种：一为自然界中雨水雾露之湿；二是指居住湿地或水中作业之湿；三指脾虚运化不利，内生水湿。湿之为患可出现肢体肿胀麻木，腹痛腹胀，泄泻等症。

火（暑）热之邪，有外感和内生两种，火与热只是程度不同。火热燥邪均不同程度伤阴劫血，灼伤津液，而产生筋脉骨肉失去濡养而枯萎。

外感六淫之邪均可致筋骨、关节发生疾患，各种损伤可因风寒湿邪乘虚侵袭，而致经络阻塞，气机不通，发生肌肉挛缩或松弛无力，关节活动不利，肢体功能障碍等。感受风寒湿邪还可导致关节肿胀疼痛，称为痹证。

3. 邪毒感染：人体受伤后，若为开放性损伤，邪毒可从伤口侵入，引起感染，局部红肿热痛，重者肢体坏死；若邪毒内陷，火毒攻心而出现败血症。

4. 虫兽伤害：虫兽伤害包括毒虫、毒蛇、狂犬及猛兽伤害等。

（二）内因：内因是指人体内部影响造成损伤发病的各种因素。

1. 七情内伤：七情是指喜、怒、忧、思、悲、恐、惊的情感活动。其中任何一种太过，都可引起病变。如喜则气缓，怒则气上，思则气结，悲则气消，恐则气下，惊则气乱。

在损伤疾病中，病因与七情的变化也有密切的关系，如严重外伤患者的疼痛、恐惧、焦虑等都可造成"惊则气乱，恐则气下"。

2. 生理因素：某些机体生理内在因素对损伤疾患的发生及预后都有一定的影响。

（1）年龄：不同的年龄，其筋骨关节的发育与结构有所不同，故损伤的好发部位、损伤的性质及愈合过程亦有差异。

（2）体质：体质的强弱与损伤的发生有密切的关系。年轻人气血旺盛，肾精充实，筋骨坚强，不易发生损伤；老年人气血虚衰，肝肾亏损，筋骨脆弱，则易发生损害。

（3）解剖结构：损伤与其局部的解剖结构有一定的关系。一般情况下，损伤多发生在松质骨与密质骨临界处，静止与活动部位的交界处、解剖结构较薄弱部位或长期持续负重部位。

3. 病理因素：损伤的病因与组织的病变有密切关系。骨骼病变如骨髓炎、骨结核、骨肿瘤等可导致骨质破坏，先天性脆骨病、骨质疏松症等极易发生病理性骨折。

4. 职业工种：损伤的发生与职业、工作性质有一定关系。经常伏案工作的中年办公人员，打字员极易患颈椎病；持续负重操作的工作人员易发生腰肌劳损等。

损伤的致病原因比较复杂，多为内外因素综合作用的结果。因此，要正确理解外因与内因之间的辩证关系，才能深刻认识损伤疾患的发生与演变，从而采取有效的防治措施，提高治疗效果。

二、病机

人体是由脏腑、气血、经络、皮肉、筋骨与津液共同组成的统一的整体。机体的活动主要是脏腑功能的反映，其物质基础是气血、津液。故外力损伤不仅皮肉筋骨受损，也常导致脏腑、经络、气血的紊乱，而产生一系列的内外症状。

（一）皮肉与损伤的关系

1. 皮肉的生理功能：皮肉是人体的外壁，起着保护机体的作用。

2. 损伤与皮肉的病机

（1）腠理不固：腠理不固，犹如藩篱松散，外邪容易入侵，而导致营气阻滞，皮肉失荣，筋脉拘急。

（2）皮肉失荣：肌肉使机体维持正常的姿态和完成各种运动。若气血不足，津液亏耗，则肌肉萎弱，动作迟缓无力，常易发生损伤。

（3）皮肉瘀阻：外伤后，血溢脉外，瘀积不散，则局部为肿为痛，或皮下青紫瘀斑，且可郁久化热而出现身热口渴、尿赤便秘、烦躁不安或热盛肉腐，伤口溃破，脓血外溢等。

（4）皮肉破损：若损伤直接造成皮肉破损，则外邪易于入侵，尤其风邪的侵袭，故应防止形成破伤风疾患。

损伤的发生与发展与筋骨气血、脏腑经络等都有密切的关系。

（二）筋骨

1. 筋骨的生理功能：筋是筋膜、筋络及筋腱等的总称。《灵枢·经脉》中有："筋为刚。"说明筋坚劲刚强，可约束与联络骨骼。《素问·五脏生成》篇说："诸筋者，皆属于节。"指出人体的筋都附着在骨与节上，经筋相连以配合肌肉与骨骼完成各种运动功能。

骨为奇恒之府，其主要作用是支持人体，有支架作用；保护内脏。《素问·痿论》说："肾主身之骨髓。"指出骨内藏有精髓，肾藏精，精生髓，髓养骨，合骨者肾也，故肾气的充盈对骨的生长、发育、愈合有重要意义。肝主筋，肾主骨，肝血充盈，肾精充足，筋脉合顺，则筋劲骨强。

2. 筋骨与损伤的关系

（1）伤筋：凡闪挫扭捩、跌仆坠堕、筋受暴力作用而易发生扭挫伤。

①筋断碎裂：若暴力迫使筋急剧收缩或金刃所伤皆可致断裂，也可合并骨折、脱位，形成筋断骨错。

②筋纵弛软：是指筋软松弛乏力。

③筋挛拘急：正常时筋刚柔相济，则活动灵活协调；若筋失柔韧，可出现筋挛拘急。

（2）伤骨：骨伤多由坠堕、跌仆、撞击、压轧、刀刃等外来致伤因素引起，临床多见骨折与关节脱臼。

①骨骼折裂：此损伤常为暴力作用于骨骼，而使骨质断裂。因暴力的大小及性质不同，骨伤的程度及性质也不相同，或合并关节脱位等。

②骨骼错缝：骨缝是指骨与骨之间连接处的缝隙。外力可使骨与骨之间的接触面和位置发生改变，当骨关节接触面完全离位称为脱位；当其发生微小错位时则称骨骼错缝。

（三）气血与损伤的关系

1. 气血的生理功能

（1）气：人体的气源于与生俱来的肾之精气和从肺吸入的空气，以及脾胃化生的"水谷精气"。前者为先天之气，后者为后天之气。这两者结合而形成"真气"，是人体生命活动的原动力。气以"升降出入"为基本运动形式。气在全身周流不息，以维持脏腑经络的生理活动。其主要功能可有：推动、防御、温煦、固摄等。

（2）血：血由脾胃水谷精微所化生，血液的化生，还有营气的参与，而且营气是血液的重要组成部分。血的正常循行，是各脏共同作用的结果。心主血脉，心气的推动使血液布散全身，还有赖于脾气的统摄、肝藏血及疏泄功能的调节。血循于脉中，周流全身，内至五脏六腑，外达四肢百骸，故对人体各脏腑组织器官有濡养作用。

（2）气与血的关系：气与血关系极为密切，血的运行，靠气的推动，气也只有依附于血才能运行周身，故有"气为血帅，血为气母"之说。

2. 损伤后气血的病机

人体一切伤病的发生、发展无不与气血有关。损伤后气血不得流畅，皮肉筋骨与五脏六腑均失去濡养，而产生一系列病理变化。

（1）伤气

①气滞：损伤使人体的某一部位或某脏腑发生气机不利，气的流通发生障碍，都可出现气滞现象。气本无形，郁滞则气聚，聚则似有形而无实质，气机不通之处，则出现疼痛。

②气闭：多为损伤严重时，急骤导致气血错乱，气为血壅，气闭不宣。常出现一时性的晕厥，昏迷不醒，烦躁不安或昏睡困顿，甚者可发为厥证。

③气虚：气虚是指元气虚损，全身或某些脏腑功能衰退的病理状态。气虚的发生与气的生成与来源不足、过耗等有关。气虚则出现倦怠乏力、语声低微、少气懒言或气虚不摄津液、自汗或纳呆便溏等。

④气脱：气脱是气不内守，气随血脱而致的正气衰竭，见于损伤大出血之后。可出现神识昏沉、目闭口开、呼吸浅促、面汗出、四肢厥冷、二便失禁等。

（2）伤血

①血瘀：血瘀是指血液运行不畅，瘀积凝滞。血为有形之物，故血溢于肌肉之间多见肿胀；溢于肌肤之间则见瘀斑；瘀血阻滞，不通则痛，故局部多有疼痛，且痛如针刺，痛点固定不移；并可见面色晦暗、肌肤甲错、毛发不荣、唇舌青紫、脉细或涩等。

②血虚：血虚是指体内血液不足，不能濡养皮肉、筋骨、经络或脏腑而出现的病理改变。血虚的主要表现为：头晕目眩、面色苍白或萎黄、心悸怔忡、失眠健忘、筋弛不收、肢体麻木、关节不利、爪甲无华；若血虚并肝肾不足，骨失濡养，可见骨折迟缓愈合或不愈合等。

③血热：是指血分有热，多由损伤后积瘀化热，或金刃创伤、邪毒感染所致。血热的主要见症有发热、口苦、口渴、心烦、舌红苔黄、脉数等。

（3）气血同病：气血相互依存，气病可影响及血，血病可关联及气，故常见气血同病。

①气滞血瘀：多因跌仆闪挫、扭捩、压轧或伤后情志不舒等引起。气滞血瘀者，临床多见病损部位胀满疼痛，或痞块刺痛，或心烦急躁，舌质紫暗有瘀斑等症。

②气血两虚：多因久病气血两伤，或有失血，气随血耗，故多见于慢性病及严重损伤性疾患。其临床表现有：面色苍白或萎黄、头晕心悸、气短乏力、自汗、失眠、伤口经久不愈、舌淡嫩、脉细弱等。

③气不摄血：多因严重损伤或脏腑功能衰退导致气虚，而统摄无权以致血离经脉，故见失血。临床表现兼有气虚及吐血、衄血、便血、尿血等。

④气随血脱：多因损伤后大出血，血脱气无所主而随之外脱。临床表现为在大失血的同时有面色苍白、汗出如珠、四肢厥冷、甚至晕厥、脉细微或芤等。

（四）经络与损伤的关系

1. 经络的生理功能：经络是经脉与络脉的总称。其生理功能：

（1）沟通人体上下内外：经络如网络，纵横交错，十四经脉呈纵行分布，络脉虽横形走行，其浮络、孙络网络全身，经别沟通十二经脉，经筋联缀四肢百骸，经髓深入五脏六腑，手足诸阳经皆上头面，上达五官七窍，十二皮部遍及全身皮肤，使人体成为上下相连，内外相通的有机整体。

（2）运行气血，濡养全身：经络能周而复始、川流不息地将气血输布全身。

护卫机体，防御病邪　经络和皮毛是人体的外卫，是机体的第一道屏障，故有防止病邪入侵的作用。

2. 损伤后经络病理反应：损伤时首先引起局部经络阻塞，导致气血凝滞而发病，可出现"气伤痛，形伤肿"，"不通则痛"以及损伤部位运动障碍等证候。

第三章 临床检查与诊断

第一节 四诊

骨伤科的辨证,是在中医学理论指导下进行的。即通过望、闻、问、切四诊,以搜集到的临床资料为依据,按病因、部位、伤势等进行分类,并以脏腑、气血、经络、皮肉筋骨等理论为基础,根据其内在联系,加以综合分析,作出诊断。

在骨伤病的辨证过程中,既要有整体观念,重视全面的检查,又要注意结合骨伤科的特点,进行细致的局部检查,才能全面系统地了解病情,以便作出正确的诊断。

一、问诊

问诊在辨证诊断中是一个重要的环节,在四诊中占有重要地位。

骨伤科的问诊除应收集年龄、职业、工种等一般情况,以往病史以及中医诊断学中"十问"的内容外,还必须重点询问以下几个方面:

(一)主诉

骨伤科患者的主诉症状主要有疼痛、肿胀、麻木、功能障碍、畸形、挛缩及瘫痪等。

(二)发病时间

问明损伤日期或发病时间,以鉴别是新伤还是陈旧损伤;突然暴力外伤还是急骤发病;急性损伤与慢性损伤,劳损与其他骨病。

(三)发病过程

应详细询问受伤及发病的原因及情况,暴力的性质、强度及受伤时的体位,当时有无昏厥及昏厥时间长短,及醒后有无再昏厥,有无出血及出血多少,当场是否抢救,效果如何。目前还存在哪些症状及其程度。

(四)问伤情

即了解受伤的部位及局部的症状

1. 疼痛:问疼痛发生的部位、时间、范围、程度及性质等,是剧痛、胀痛、酸痛,还是刺痛;是持续性还是间歇性痛,疼痛加重与什么因素有关,是否有窜痛、放射痛及麻木等。

2. 肿胀:询问肿胀出现的时间、部位、程度、范围。

3. 肢体功能:是否有功能障碍。

4. 畸形：询问畸形发生的时间和演变过程。

5. 创口：了解创口形成的时间、受伤的环境、出血情况、处理经过以及是否使用破伤风抗毒血清等。

二、望诊

在诊察骨伤科患者时，望诊是必不可少的步骤。望诊时，要观察病人的全身状况，如神色、形态、舌象，以及分泌物、排泄物等，对损伤的局部及邻近部位应认真察看。

（一）望全身

1. 望神色：察神可判断正气的盛衰和损伤过程中的转化情况。一般说来，若神色无明显异常者，伤势较轻；若面容憔悴、神色萎靡，色泽晦暗者，是正气已伤，伤情较重。

2. 望姿态：肢体形态的改变，多为骨折、脱位或严重伤筋的表现。

（二）望局部

1. 望畸形：肢体常出现的畸形有：缩短、增长、旋转、成角、突起及凹陷等。畸形往往说明有骨折或脱位的存在。

2. 望肿胀、瘀斑：人体受损，多伤气血，而致气血凝滞，瘀积不散，瘀血滞于肌表，则为肿胀、疼痛及瘀斑。根据肿胀的程度及瘀斑的色泽，可判断损伤的性质。

3. 望伤口：有伤口者，须观察伤口的大小、深浅，创缘是否整齐，色泽鲜红、紫暗或苍白，创面分泌物或脓液多少，有无出血等。

4. 望肢体功能：通过肢体功能的观察，对诊治骨与关节的损伤与疾患有重要意义。

（三）望舌

望舌是骨伤科辨证中重要的部分，它能反映人体气血的盛衰，津液的盈亏，病情的进退，病邪的性质，病位的深浅，以及伤后机体的变化。

1.舌质

（1）淡白舌：正常人舌质一般为淡红色，如舌质淡白，为气血虚弱，或为阳气不足而伴有寒象。

（2）红绛色：舌质红绛为热证，或为阴证。多见于里热实证、感染发热、创伤或大手术后。

（3）青紫色：舌质青紫，多为伤后气血运行不畅，瘀血凝聚。

2.舌苔

正常舌苔为薄白而润滑。观察舌苔的变化，可鉴别病患是在表还是在里；舌苔的过多或过少则标志着正邪两方面的虚实。

（1）舌苔的厚薄：与邪气的盛衰成正比。舌苔过少或无苔表示脾胃虚弱。舌苔厚腻为湿浊内盛，舌红光剥无苔属胃气虚或阴液伤。

（2）苔白：舌苔厚白而滑为损伤伴有寒湿或寒痰等兼证；厚白而腻为湿浊；薄白而干燥表示湿邪化热、津液不足；厚白而干燥表示湿邪化燥；白如积粉为创伤感染、热毒内蕴之象。

（3）苔黄：黄苔一般主热证，或里热证，故在创伤感染、瘀血化热时多见。

三、闻诊

闻诊除注意患者的语言、呼吸、咳嗽、呻吟、呕吐物及伤口、二便或其他排泄物的气味等方面临床资料外，骨伤科闻诊还应注意以下几点：

（一）听骨擦音

骨擦音是骨折的特殊体征之一。所以当听到骨擦音时，可以判明骨折的存在，而且可以分析骨折的性质。

（二）听入臼声

关节脱位在整复成功时，常能听到"咯噔"一声，此声称为入臼声。当复位时听到此响声，说明已复位。

（三）听伤筋声

有一些伤筋在检查时可有特殊的摩擦音或弹响声，最常见的有以下几种：

1. 关节摩擦音：柔和的关节摩擦音可在一些慢性或亚急性关节疾患中出现；粗糙的关节摩擦音可在骨性关节炎时听到；当关节活动到某一角度，关节内出现尖细弹响音，则表示关节内有移位的软骨或游离体。

2. 腱鞘炎及肌腱周围炎的摩擦音：腱鞘炎伸屈活动时可有摩擦音。

肌腱周围炎在检查时，可以听到或触到如捻头发一样的声音，称为"捻发音"。

3. 关节弹响声：在膝关节半月板损伤或关节内有游离体时，可出现弹响声。

（四）听啼哭声

检查小儿患者时，注意啼哭声的变化，可以辨别受伤的部位。

（五）听创伤皮下气肿音

创伤后若有与创伤程度不相称的大片弥漫性肿胀时，应检查有无皮下气肿。当皮下组织中有气体存在时，就有一种特殊的捻发音或捻发感。

四、切诊

骨伤科常用的切诊包括脉诊和摸诊。其中脉诊主要是用来掌握内部气血、虚实、寒热等变化；摸诊主要是鉴别损伤轻重、深浅和性质。

损伤常见的脉象有以下几种：

1. 浮脉：一般在新伤瘀肿、疼痛剧烈或兼有表证时多见。

2. 沉脉：一般沉脉主病在里，伤科在内伤气血、腰脊损伤疼痛时常见。

3. 迟脉：一般迟脉主寒、主阳虚，在伤筋挛缩、瘀血凝滞等证中多见。

4. 数脉：数而有力，多为实热；虚数无力者多属虚热。损伤发热及邪毒感染脉数有力；损伤津涸，脉虚而细数。

5. 滑脉：主痰饮、食滞。妇女妊娠期常现此脉。伤病中胸部挫伤血实气壅时多见。

6. 涩脉：主气滞、血瘀、精血不足。损伤血亏津少不能濡润经络之虚证及气滞血瘀的实证多见。

7. 弦脉：主诸痛，主肝胆疾病，阴虚阳亢。在胸部损伤以及各种损伤剧烈疼痛时多见，还常见于伴有肝胆疾患、高血压、动脉硬化等症的损伤患者。

8. 濡脉：虚损劳伤、气血不足、久病虚弱时多见。

9. 洪脉：主热证，损伤邪热内壅，热邪炽盛，或血瘀化热之证多见。

10. 细脉：脉细如线多见于虚损患者，以阴血虚为主，亦见于气虚，损伤久病卧床体虚者亦多见，亦可见于虚脱或休克患者。

11. 芤脉：浮大中空，为失血之脉。在损伤出血过多时多见。

12. 结、代脉　间歇脉之统称。在损伤疼痛剧烈，脉气不衔接时多见。

第二节　损伤的分类与体征

中医骨伤科学是研究防治皮肉、筋骨、气血、脏腑及经络损伤疾患的科学。损伤是由于人体受外界各种致病因素的作用而使皮肉、筋骨、脏腑等组织遭到破坏的疾患。

损伤按其性质和特点可有如下几种：

①按损伤部位可分为外伤和内伤。外伤可具体分为骨折、脱位与筋伤；内伤是指脏腑损伤及损伤所引起的气血、脏腑、经络功能紊乱而出现的各种症状；

②按损伤的发生过程和外力作用的性质可分为急性损伤和慢性损伤；

③按受伤的时间可分为新伤与陈伤；

④根据受伤的皮肤或黏膜完整性受到破坏与否，可分为闭合性损伤与开放性损伤；

⑤按受伤的程度可分为轻伤与重伤；

⑥按致伤因素的职业特点可分为生活损伤、工业损伤、农业损伤、交通损伤、运动损伤等；

⑦按致伤因素的性质种类可分为物理损伤、化学损伤和生物损伤等。

损伤的主要范畴包括骨折、脱位。

一、骨折

骨折是指骨骼的连续性或完整性发生部分或完全的破坏。临床上可按骨折时间、是否与外界相通，骨折形状、程度等分为多种。骨折多伴有局部肿胀、疼痛、功能障碍、畸形、异常活动和骨擦音等。

二、脱位

古称脱臼或脱骱。即损伤后，造成关节内各骨关节面相互之间失去正常关系。多引起关节畸形、弹性固定、功能障碍等。根据关节失常的程度，可分为全脱位、半脱位、中心性脱位和骨错缝四种。

第三节 骨关节检查方法

一、各关节功能活动范围

人体各关节的功能活动范围，是指每个关节从中立位运动到各方位最大角度的范围。

1. 颈部 活动范围：前屈 35°～45°，后伸 35°～45°，左右侧屈各 45°，左右旋转各 60°～80°（图 3-1）。

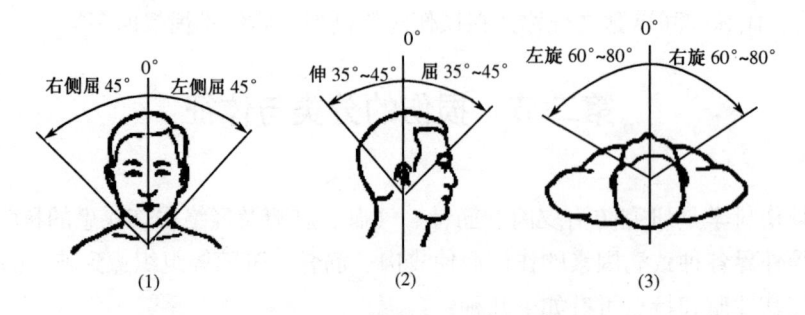

图 3-1 颈部活动范围

2. 腰部 活动范围：前屈 90°，后伸 30°，左右侧屈各 30°，左右旋转各 30°（图 3-2）。

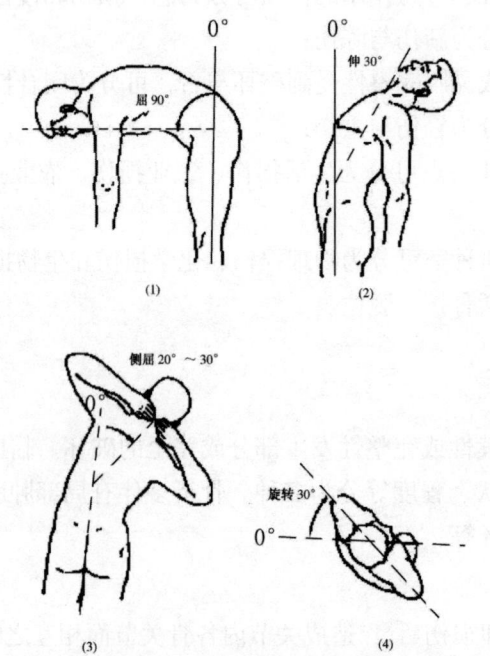

图 3-2 腰部活动范围

3. 肩关节 活动范围：前屈 90°，后伸 45°，外展 90°，内收 20°～40°，内旋 80°，外旋 30°，上举 90°（图 3-3）。

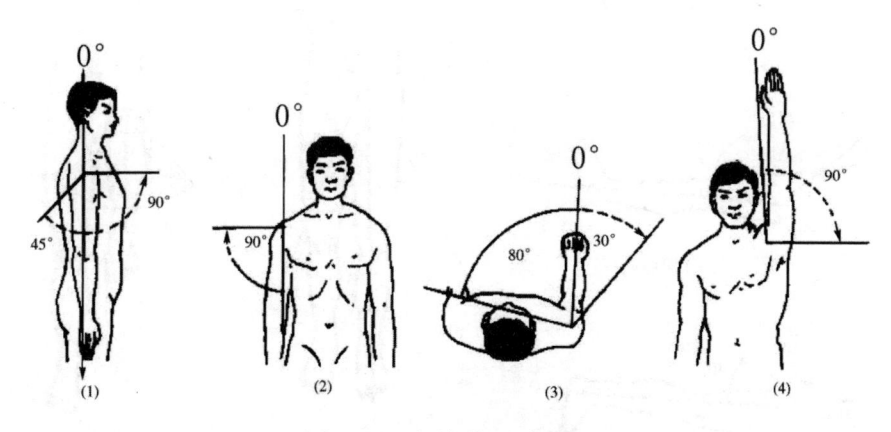

图 3-3　肩关节活动范围

4. 肘关节　活动范围：屈曲140°，过伸0°~10°，旋前90°，旋后90°（图3-4）。

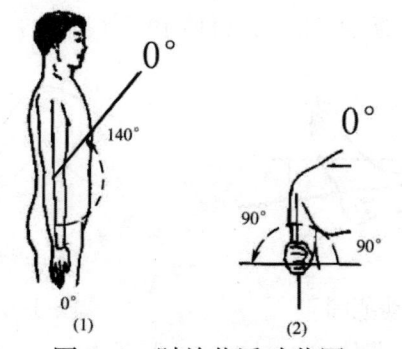

图 3-4　肘关节活动范围

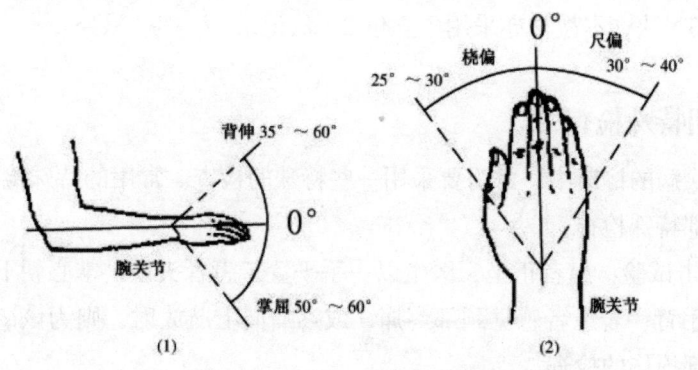

5. 腕关节　活动范围：背伸35°~60°，掌屈50°~60°，桡偏25°~30°，尺偏30°~40°（图3-5）。

图 3-5　腕关节活动范围

6. 髋关节　活动范围：屈曲145°，后伸40°，外展30°~45°，内收20°~30°，外旋40°，内旋40°（图3-6）。

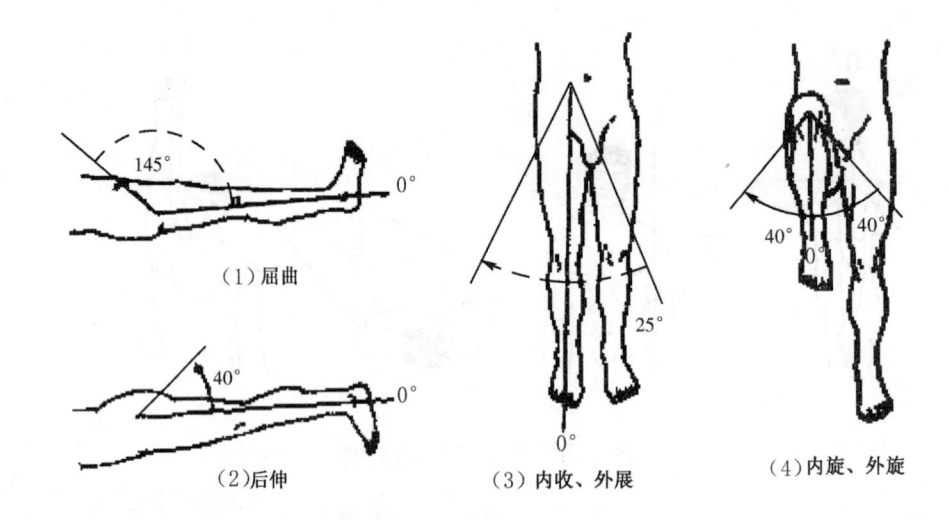

（1）屈曲　　（2）后伸　　（3）内收、外展　　（4）内旋、外旋

图 3-6　髋关节活动范围

7. 膝关节　活动范围：屈曲 145°，过伸 10°（图 3-7）。

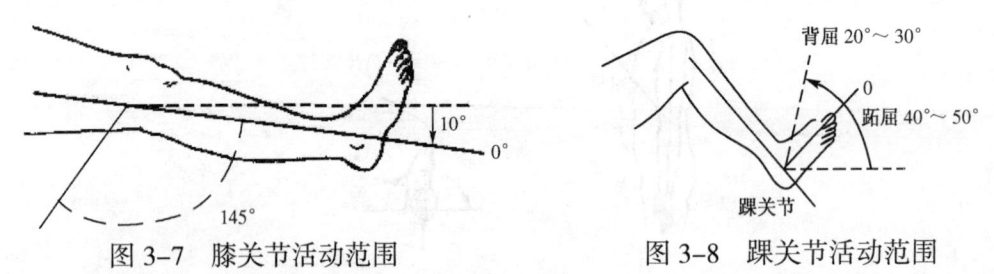

图 3-7　膝关节活动范围　　图 3-8　踝关节活动范围

8. 踝关节　活动范围：背伸 20°～30°，跖屈 40°～50°（图 3-8）。

关节的各方位活动度的记录方法，常用的有中立位 0°法，（即以每个关节的中立位为 0°计算）和邻肢夹角法（关节相邻肢段所构成的夹角计算）两种。目前国际上通用的方法为中立位 0°法，本教材亦采用中立位 0°法记录。

二、常用特殊检查

在骨伤科疾病的诊断中，常需要采用一些特殊的检查。常用的特殊检查有：

（一）颈部特殊检查

1. 头部叩击试验：患者正坐，医生以一手平置于患者头顶，掌心朝下，另一手握拳叩击头顶部的手背。若患者感觉颈部疼痛，或疼痛向上肢放射，则为该试验阳性。多用于颈椎病或颈部损伤的检查。

2. 椎间孔挤压试验：患者正坐，头稍向患侧的侧后方倾斜。医生立于患者后方，双手交叉放于患者头顶向下施加压力，使椎间孔变小，若出现颈部疼痛，并向患侧上肢放射痛则为阳性征。常见于颈椎病（图 3-9）。

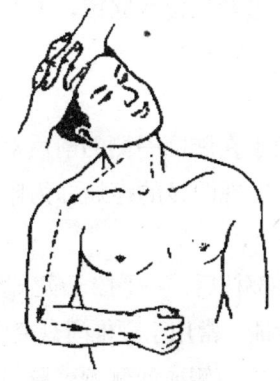

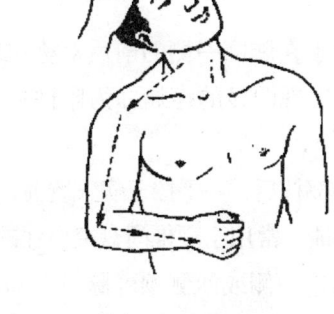

图 3-9　椎间孔挤压试验　　　　图 3-10　臂丛神经牵拉试验

（3）臂丛神经牵拉试验：患者正坐，头颈偏向健侧，医生一手放于患侧头部，另一手握住患侧腕部使上肢外展，向相反方向牵拉。若出现颈部疼痛加重，患肢疼痛、麻木则为阳性征。常见于颈椎病，说明神经根受压（图3-10）。

4. 深呼吸试验：又称艾德森（Adson）试验，用于前斜角肌综合征的检查。患者正坐，两手臂放在膝上，深吸气后屏住呼吸，仰头并将下颌转向患侧，医生一手下压患侧肩部，另一手摸患侧桡动脉。若出现桡动脉搏动明显减弱或消失，疼痛增加，即为阳性征（图3-11）。

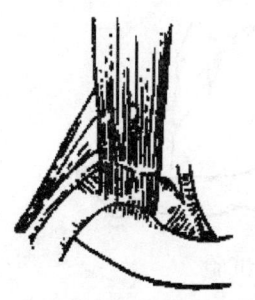

(1) 前斜角肌肥大或痉挛压迫臂丛神经及锁骨下动脉　　(2) 切断前斜角肌

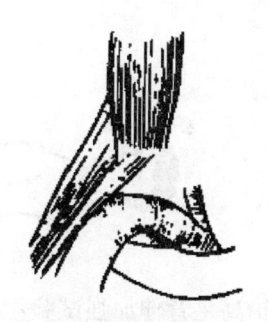

图 3-11　前斜角肌综合征

5. 挺胸试验：用于肋锁综合征的检查，患者立正位挺胸，两臂向后伸，若桡动脉搏动减弱或消失，手臂部麻木或刺痛即为阳性征（图3-12）。

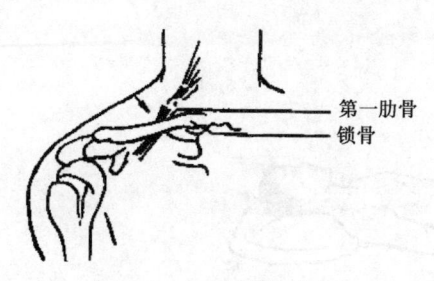

图 3-12　肋锁综合征　　　　图 3-13　超外展试验

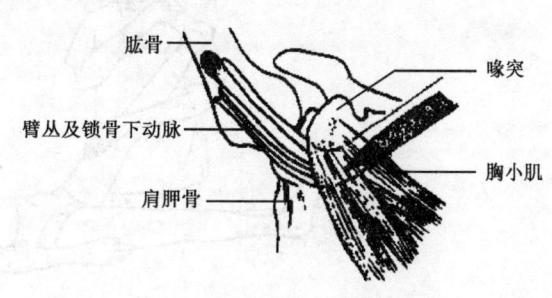

6. 超外展试验：用于超外展综合征的检查，患者坐位或立位，上肢从侧方被动外展高举过头，桡动脉搏动减弱或消失，即为阳性征（图3-13）。

（二）胸腰部特殊检查

1. 胸廓挤压试验：患者坐位或站位，医生两手在胸廓一侧的前后对称位或胸廓两侧的左右对称位作轻轻挤压胸廓动作，若损伤部位出现明显的疼痛即为阳性征，提示有肋骨的骨折。

2. 屈颈试验：患者仰卧，医生一手托于病人头部枕后，一手按于病人胸前，然后缓慢将患者头部前屈，若出现腰痛及坐骨神经痛即为阳性征。常用于腰椎间盘突出症的检查。

3. 颈静脉压迫试验：患者仰卧，医生用手压迫一侧或两侧颈静脉1~3min。发生坐骨神经放射痛，即为阳性征，说明病变在椎管内。

4. 直腿抬高试验：患者仰卧，双下肢伸直位，医生一手托患者足跟，另一手保持膝关节伸直位，作一侧下肢的抬高动作。正常两下肢抬高80°以上角度并无疼痛感。若高举不能达到正常角度且沿坐骨神经有放射性疼痛或麻木者为阳性，说明有坐骨神经根受压现象，记录直腿抬高度数（图3-14）。

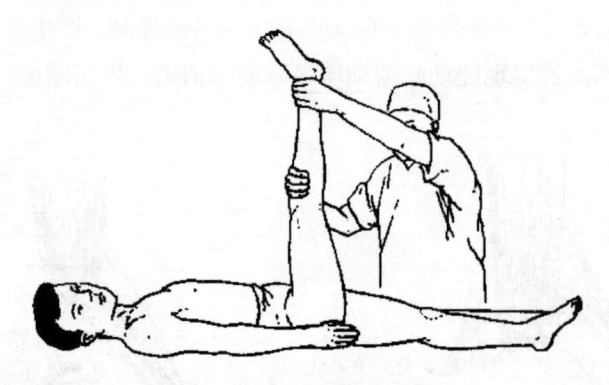

图3-14 直腿抬高试验

5. 直腿抬高足背伸加强试验：在作直腿抬高试验时，抬腿到最大限度引起疼痛时，稍放低缓解疼痛，然后突然将足背伸，使坐骨神经受到牵拉引起放射性疼痛，即为阳性（图3-15）。

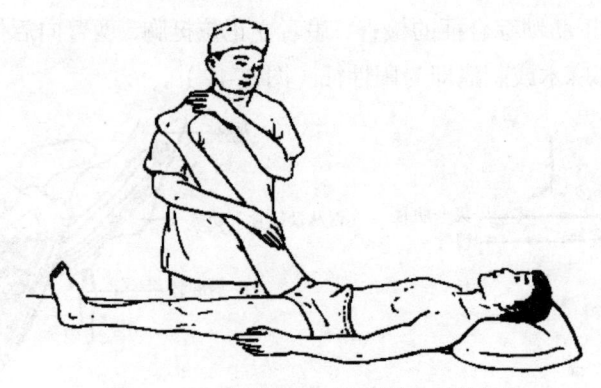

图3-15 直腿抬高足背伸加强试验

6. 股神经牵拉试验：患者俯卧，下肢伸直，医生提起患肢向后过度伸展，若腰 3、4 椎间盘突出，压迫腰 2~4 神经根，引起沿股神经区放射性疼痛，为阳性征（图 3-16）。

7. 屈髋伸膝试验：患者仰卧，医生使患侧下肢髋、膝关节尽量屈曲，然后再逐渐伸直膝关节。若出现坐骨神经痛即为阳性。

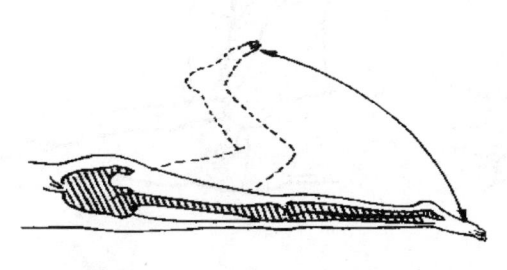

图 3-16　股神经牵拉试验　　　　图 3-17　拾物试验

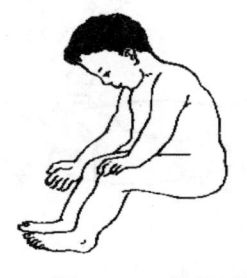

8. 拾物试验：通过小儿拾取一件放在地上的物品，观察脊柱运动是否正常。当腰椎有病变时，小儿下蹲拾物时必须屈曲两侧髋关节，而腰仍是挺直的，且常用手放在膝部作支撑蹲下，则为阳性征（图 3-17）。常见于小儿腰椎结核及其他腰椎疾病。

9. 脊柱被动伸展试验：小儿俯卧，医生将其双下肢向后上方提起，观察小儿腰部伸展是否正常。若有腰部僵硬现象为阳性征，提示腰椎病变（图 3-18）。

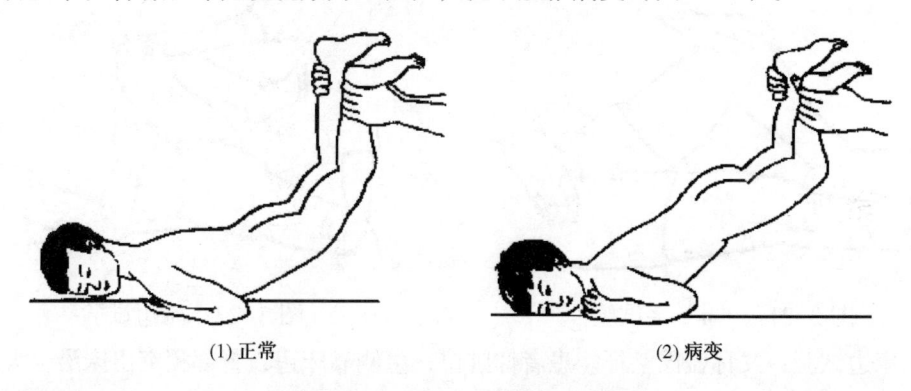

(1) 正常　　　　　　　　　　(2) 病变

图 3-18　脊柱被动伸展试验

10. 腰骶关节试验：又称骨盆回旋试验。患者仰卧位，医生使患者极度屈曲两侧髋、膝关节。使臀部离床，腰部被动前屈，若腰骶部出现疼痛则为阳性征。常见于下腰部的软组织劳损及腰骶椎的病变。而腰椎间盘突出病人常表现为阴性（图 3-19）。

（三）骨盆部特殊检查

1. **骨盆挤压与分离试验**　患者仰卧位，医生用两手分别压在骨盆的两侧髂前上棘位置，向内相对挤压为挤压试验；两手分别压在骨盆的两侧髂嵴内侧，向外下方作分离按压称为分离试验。若引起损伤部位疼

图 3-19　腰骶关节试验

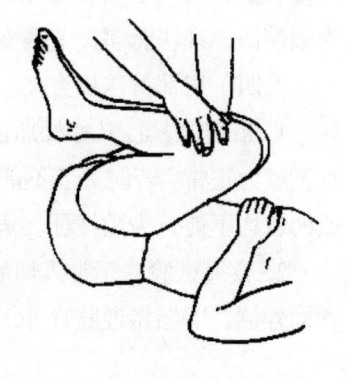

痛加剧则为阳性征，常见于骨盆环的骨折（图3-20）。

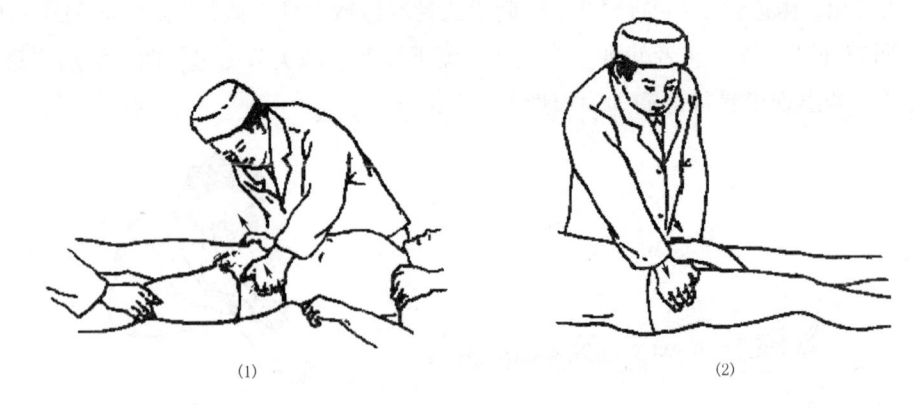

图3-20　骨盆挤压及分离试验

2. 骶髂关节分离试验：又称"4"字试验。患者仰卧位，患侧下肢屈膝屈髋，将患侧下肢外踝放于对侧膝上，作盘腿状。医生一手扶住对侧髂嵴部，另一手将患侧的膝部向外侧挤压，若骶髂关节有病变，则出现该处的疼痛，为阳性征。同样的方法再检查对侧（图3-21）。

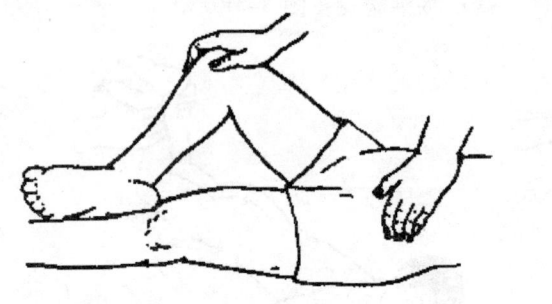

图3-21　"4"字试验　　　　　图3-22　床边试验

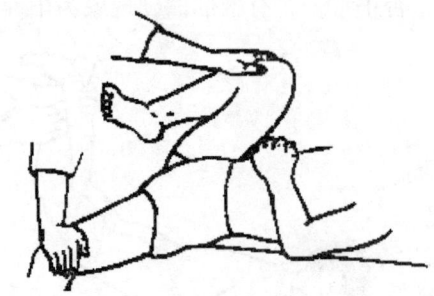

3. 床边试验：又称盖氏兰征。患者仰卧位，患侧靠床边，臀部稍突出床沿，大腿下垂。健侧下肢屈膝屈髋，贴近腹壁，患者双手抱膝以固定腰椎。医生一手扶住髂骨棘以固定骨盆，另一手用力下压于床边的大腿，使髋关节尽量后伸。若骶髂关节发生疼痛则为阳性征，说明骶髂关节病变（图3-22）。

（四）肩部特殊检查

1. 搭肩试验：又称杜加征。将患肢肘关节屈曲，患肢手搭在对侧肩部，肘关节能贴近胸壁为正常。若肘关节不能靠近胸壁或肘关节贴近胸壁时而患肢手不能搭在对侧肩部，或两者均不能，为阳性征。表示肩关节脱位（图3-23）。

2. 直尺试验：正常人肩峰位于肱骨外上髁与肱骨大结节连线的内侧。用直尺贴在上臂的外侧，下端靠近肱骨外上髁，上端如能与肩峰接触，则为阳性征，表示肩关节脱位。

(1)　　　　　　　　　　　　　(2)

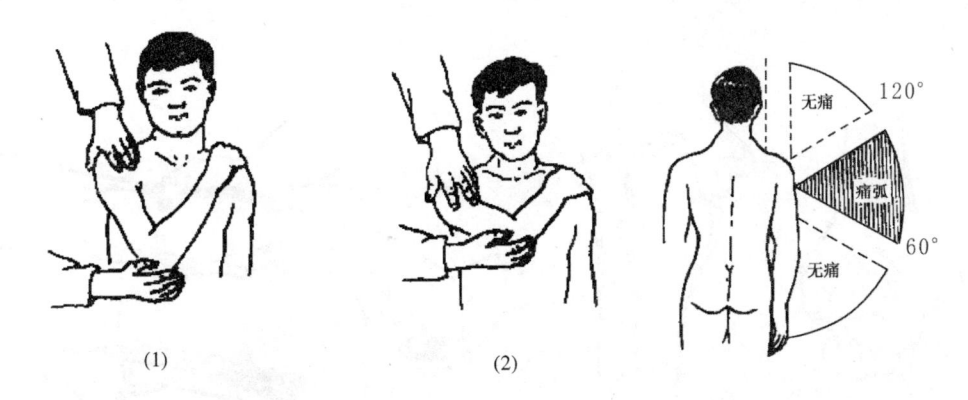

图 3-23　搭肩试验　　　　　　　　　图 3-24　肩外展疼痛弧试验

3. 肩外展疼痛弧试验：在肩外展 60°～120°范围内时，因冈上肌腱与肩峰下摩擦，肩部出现疼痛为阳性征，这一特定区域内的疼痛称为疼痛弧。见于冈上肌腱炎（图 3-24）。

4. 冈上肌腱断裂试验：在肩外展 30°～60°范围内时，三角肌用力收缩，但不能外展举起上臂，越外展用力，肩越高耸。但被动外展到此范围以上，患者能主动举起上臂。最初主动外展障碍为阳性征，提示冈上肌腱断裂（图 3-25）。

5. 肱二头肌腱抗阻试验：患者屈肘作前臂抗阻力旋后动作，引起肱骨结节间沟部位疼痛为阳性征。见于肱二头肌长头腱鞘炎。

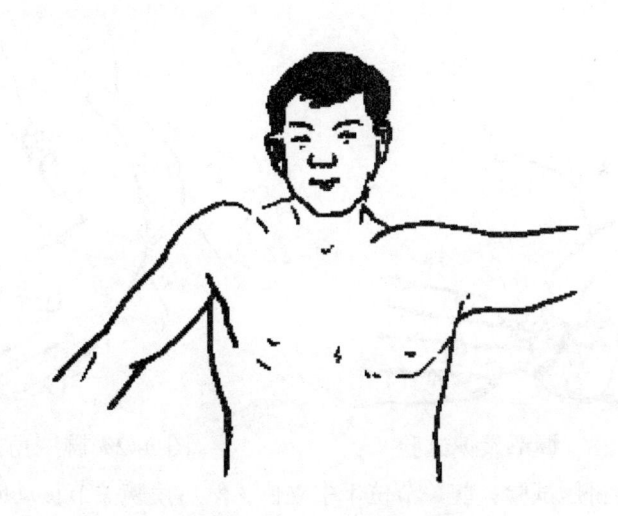

图 3-25　冈上肌腱断裂试验

（五）肘部特殊检查

1. 肘三角：正常的肘关节在完全伸直时，肱骨外上髁、内上髁和尺骨鹰嘴在一条直线上。肘关节屈曲 90°时，三个骨突形成一个等腰三角形，称为肘三角（图 3-26）。当肘关节脱位时，此三角点关系改变。用于肘关节脱位的检查，和肘关节脱位与肱骨髁上骨折的鉴别。

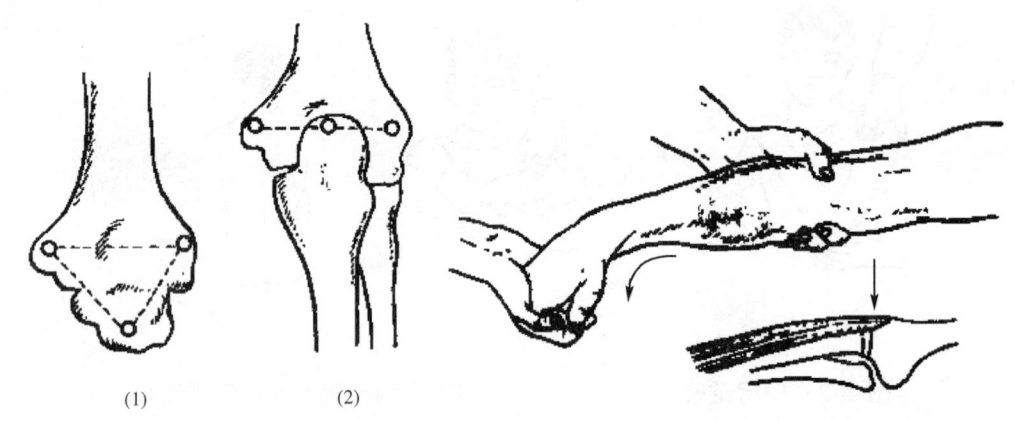

图 3-26 肘三角及肘直线　　　　图 3-27 腕伸肌紧张试验

2. 腕伸肌紧张试验：患者肘关节伸直，前臂旋前位，作腕关节的被动屈曲，引起肱骨外上髁处疼痛者为阳性征，见于肱骨外上髁炎（图 3-27）。

（六）腕部特殊检查

1. 握拳尺偏试验：又称芬克斯坦征。患者拇指屈曲握拳，将拇指握于掌心内，然后使腕关节被动尺偏，引起桡骨茎突处明显疼痛为阳性征，见于桡骨茎突狭窄性腱鞘炎（图 3-28）。

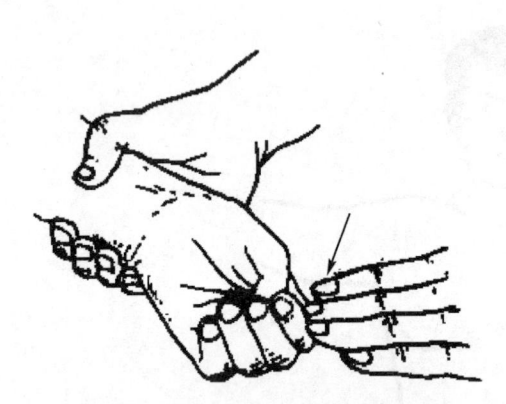

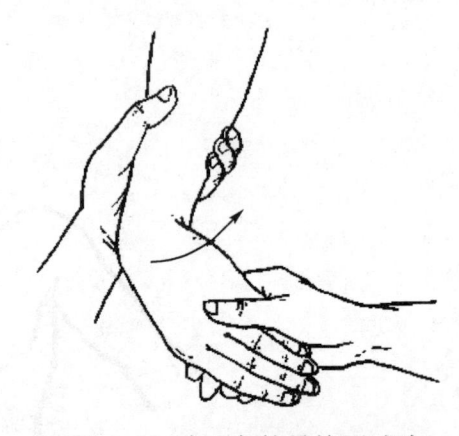

图 3-28 握拳尺偏试验　　　　图 3-29 腕三角软骨挤压试验

2. 腕三角软骨挤压试验：腕关节位于中立位，然后使腕关节被动向尺侧偏斜并纵向挤压，若出现下尺桡关节疼痛为阳性征（图 3-29）。见于腕三角软骨损伤、尺骨茎突骨折。

（七）髋部特殊检查

1. 髋关节屈曲挛缩试验：又称托马斯征。患者仰卧，将健侧髋膝关节尽量屈曲，大腿贴近腹壁，使腰部接触床面，以消除腰前凸增加的代偿作用。再让其伸直患侧下肢，若患肢随之跷起而不能伸直平放于床面，即为阳性征。说明该髋关节有屈曲挛缩畸形，并记录其屈曲畸形角度（图 3-30）。

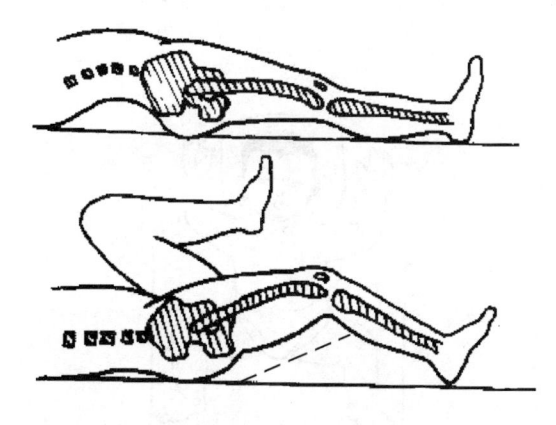

图 3-30　髋关节屈曲挛缩试验　　　　　图 3-31　髋关节过伸试验

2. 髋关节过伸试验：又称腰大肌挛缩试验。患者俯卧位，患侧膝关节屈曲 90°，医生一手握其踝部将下肢提起，使髋关节过伸。若骨盆亦随之抬起，即为阳性征。说明髋关节不能过伸。腰大肌脓肿及早期髋关节结核可有此体征（图 3-31）。

3. 单腿独立试验：又称屈德伦堡征。此试验是检查髋关节承重功能。先让患者健侧下肢单腿独立，患侧腿抬起，患侧臀皱襞（骨盆）上升为阴性。再让患侧下肢单腿独立，健侧腿抬高，则可见健侧臀皱襞（骨盆）下降，为阳性征。表明持重侧的髋关节不稳或臀中、小肌无力。任何使臀中肌无力的疾病均可出现阳性征（图 3-32）。

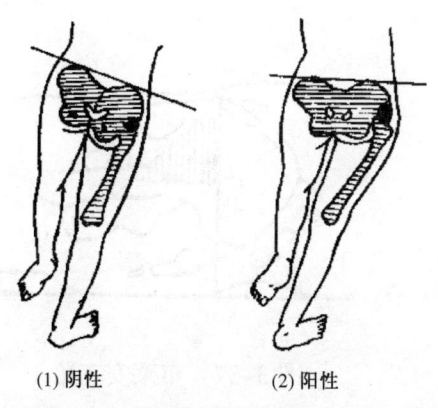

(1) 阴性　　(2) 阳性

图 3-32　单腿独立试验　　　　　图 3-33　下肢短缩试验

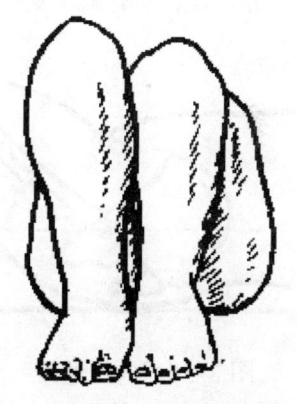

4. 下肢短缩试验：又称艾利斯征。患者仰卧，双侧髋、膝关节屈曲，足跟平放于床面上，正常两侧膝顶点等高，若一侧较另一侧低即为阳性征。表明股骨或胫腓骨短缩或髋关节脱位（图 3-33）。

5. 望远镜试验：又称套迭征。患者仰卧位，医生一手固定骨盆，另一手握患侧腘窝部，使髋关节稍屈曲，将大腿纵向上下推拉，若患肢有上下移动感即为阳性征。表明髋关节不稳或有脱位，常用于小儿髋关节先天性脱位的检查（图 3-34）。

图 3-34　髋关节望远镜试验　　　　图 3-35　蛙式试验

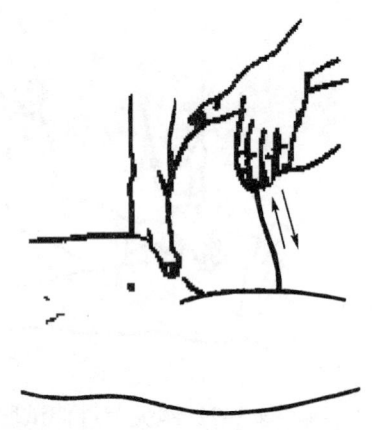

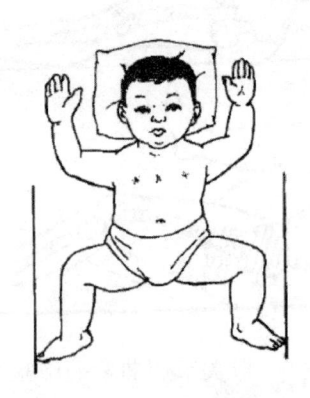

6. 蛙式试验：患儿仰卧，将双侧髋膝关节屈曲 90° 位，再作双髋外展外旋动作，呈蛙式位。若一侧或双侧大腿不能平落于床面，即为阳性征，表明髋关节外展受限。用于小儿先天性髋脱位的检查（图 3-35）。

（八）股骨头大粗隆位置的测量

1. 内拉通线：内拉通线又称髂坐结节联线。患者仰卧位，髋关节屈曲 45°～60°，由髂前上棘至坐骨结节划一联线，正常时此线通过大粗隆顶部。若大粗隆顶部在该线的上方或下方，都表明有病理变化（图 3-36）。

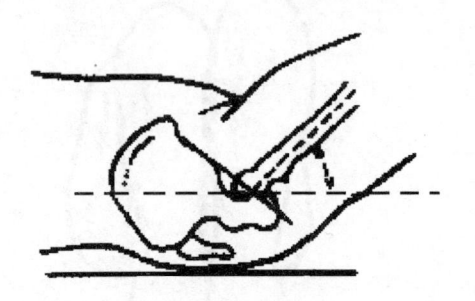

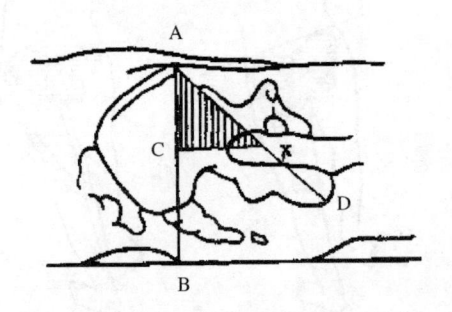

图 3-36　内拉通线　　　　图 3-37　布莱安三角

2. 布莱安三角：患者仰卧位，自髂前上棘与床面作一垂线，自大粗隆顶点与垂直线作一水平线，再自髂前上棘与大粗隆顶点之间连一直线，构成一直角三角形。对比两侧三角形的底边长度，若一侧变短，表明该侧大粗隆向上移位（图 3-37）。

3. 休梅克线：患者仰卧位，双下肢伸直于中立位，两侧髂前上棘在一平面，自两侧髂前上棘与大粗隆顶点分别连一直线，正常时两线延长交于脐或脐上；若一侧大粗隆上移，则延长线相交于脐下且偏离中线（图 3-38）。

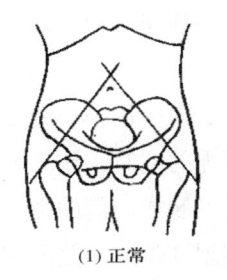

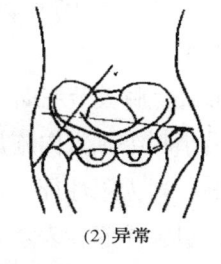

图 3-38　休梅克线　　　　　　　　图 3-39　浮髌试验

(1) 正常　　(2) 异常

（九）膝部特殊检查

1. 浮髌试验：患肢伸直，医生一手虎口对着髌骨上方，手掌压在髌上囊，使液体流入关节腔，另一手示指以垂直方向按压髌骨。若感觉髌骨浮动，并有撞击股骨髁部的感觉，即为阳性征，表明关节内有积液（图 3-39）。

2. 膝关节侧向挤压试验　又称膝关节分离试验。患者仰卧，膝关节伸直，医生一手按住股骨下端外侧，将膝向内侧推压，一手握住踝关节向外拉，使内侧副韧带承受外展张力，若有疼痛或有侧方活动，为阳性征，表明内侧副韧带损伤（图 3-40）。

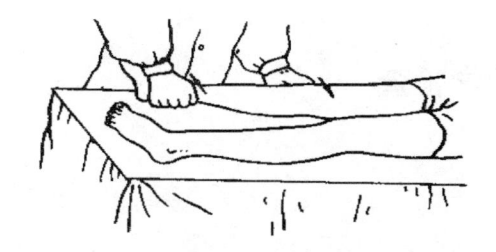

图 3-40　膝关节侧向挤压试验　　　　　图 3-41　抽屉试验

3. 抽屉试验：又称推拉试验。患者仰卧，屈膝 90°，足平放于床上，医生坐于患肢足前方，双手握住小腿作前后推拉动作。向前活动度增大表明前交叉韧带损伤，向后活动度增大表明后交叉韧带损伤，可作两侧对比检查（图 3-41）。

4. 挺髌试验：患侧下肢伸直，医生用拇指、示指将髌骨向远端推压，嘱病人用力收缩股四头肌，若引起髌骨部疼痛为阳性征。常见于髌骨软骨软化症。

图 3-42　回旋研磨试验　　　　　　图 3-43　研磨提拉试验

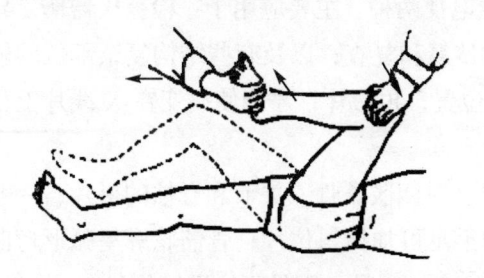

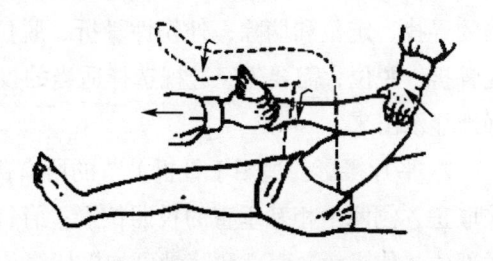

5. 回旋研磨试验：又称麦克马瑞征。患者仰卧，患腿屈曲。医生一手按在膝上部，另一手握住踝部，使膝关节极度屈曲，然后作小腿外展、内旋，同时伸直膝关节，若有

弹响和疼痛为阳性征，表明外侧半月板损伤；反之，作小腿内收、外旋同时伸直膝关节出现弹响和疼痛，表明内侧半月板损伤（图3-42）。

6. 研磨提拉试验：又称阿波来征。患者仰卧，膝关节屈曲90°，医生用一小腿压在患者大腿下端后侧作固定，在双手握住足跟沿小腿纵轴方向施加压力的同时，作小腿的外展外旋或内收内旋活动，若有疼痛或有弹响，即为阳性征，表明外侧或内侧的半月板损伤；提起小腿作外展外旋或内收内旋活动而引起疼痛，表示外侧副韧带或内侧副韧带损伤（图3-43）。

7. 侧卧屈伸试验：又称重力试验。患者侧卧，被检查肢体在上，医生托住病人的大腿，让其膝关节作伸屈活动，若出现弹响，表明内侧半月板损伤；若膝关节外侧疼痛，表示外侧副韧带损伤。同样的方法，被检查的肢体在下作伸屈活动，出现弹响为外侧半月板损伤，出现膝关节内侧疼痛为内侧副韧带损伤。

（十）踝部特殊检查

足内、外翻试验：将踝关节内翻引起外侧疼痛，表示外侧副韧带损伤；踝关节外翻引起内侧疼痛，表示内侧副韧带损伤。

第四节　影像学检查

一、X线检查

X线检查是骨伤科临床疾病检查、诊断的重要手段之一，为其临床提供重要的依据。通过X线检查，可以明确有无骨折、脱位，以及骨折、脱位的部位、类型、程度，和治疗的情况；可以观察到骨、关节有无实质的病变，明确病变的性质、部位、范围和程度，及与周围软组织的关系等。

骨、关节系统的X线检查方法可以分为一般X线检查法和特殊X线检查法两大类。

（一）一般X线检查法

1. X线透视：X线透视有荧光透视和X线电视两种。主要应用于：检查火器伤，异物的寻找、定位和摘除；外伤性骨折、脱位的整复和复查；以及有些结构复杂部位的轻度骨折、脱位，需要先经透视选择适当的投照位置，再摄片，才能使病变在X线片上正确地显示出来。

2. 平片摄影：适用于骨折关节的所有部位。对四肢长骨、关节和脊柱的摄片，一般采取正、侧两个相互垂直的投照位置；脊柱和手足可加摄斜位片；骨骼轮廓呈弧形弯曲的部位，如头颅、面部和肋骨可加摄切线片；颅底、髌骨、跟骨可加摄轴位片。

（二）特殊X线检查法

X线的特殊检查，是指在普通X线摄片的基础上，通过某些特殊装置或特殊摄影技术，使骨、关节及其周围的软组织能显示出来。

1. 体层摄影：体层摄影又称断层或分层摄影。它可以使人体内部的任何一层组织在X线片上显影，而其他各层影像模糊不清，因此可以显示出小的病灶、正确地确定病变的深度，从而达到诊断的目的。

2. 立体摄影：立体摄影可以使人体某些局部组织或结构显示出前后远近的空间关系，获得一个立体概念，并可观察厚部病变的深度及范围。

二、CT检查

CT即电子计算机放射线断层扫描的简称，它是一项比较先进的诊断技术。CT断层扫描能准确地检测出某一平面各种不同组织之间的微小差异，并以完全不同于X线照片的方式，构成被检查部位的横断层面图像。它能从横断层面了解脊椎、骨盆、四肢骨关节的病变，尤其是通过CT横断扫描，可发现椎体、椎管侧隐窝、小关节突、骨盆、长管骨髓腔等处的病变。对腰椎间盘突出症、腰椎管狭窄症等疾病的检查，可直接了解到椎管内腔情况，做出更为确切的诊断。

三、MRI检查

磁共振成像术在医学诊断中的应用，是在CT后放射学领域中的又一重大成就。核磁成像的物理基础是核磁共振，简称NMR或MR。经过MRI成像具有参数多，软组织分辨能力高，并可随意取得横断面、冠状面、矢状面断层图像，且无辐射损害等独特优点。目前已应用于除消化道及肺周边部分以外全身各部位的检查。在骨伤科领域，用于椎间盘病变及累及骨髓腔的松质骨病变的检查效果尤为优良。

四、放射性核素检查

放射性核素检查骨与关节疾病，主要是利用能被骨骼和关节浓聚的放射性核素或标记化合物注入人体内，由扫描仪或照像仪探测，使骨骼和关节在体外显影成像的一种诊断新技术。

放射性核素骨与关节显像在骨与关节疾病早期诊断上具有重要价值，其最主要的优点在于发现骨和关节病变有很高的灵敏性，能在X线检查或酶试验出现异常前就能早期显示病变的存在。

五、超声检查

声波频率高于2000Hz的称为超声。超声检查是一门新兴的诊断学科。超声检查可分为A型超声诊断法，M型超声诊断法，B型超声诊断法，D型超声诊断法。

超声诊断是一个无损伤的检查法，用于各科的多种疾病的检查。在骨伤科疾病的诊断方面，可用于对椎管的肿痛、黄韧带肥厚、腰椎间盘突出症等疾病的检查。也用于四肢骨和软组织的肿瘤、脓肿、损伤的检查诊断。

第四章 治疗方法

骨伤科疾病的治疗原则，是在中医整体观念的指导下，以辨证施治为基础，结合伤病的特点而制定的。它体现了骨伤科疾病治疗的整体性和特殊性，具体可归纳为"固定与活动统一"（动静结合）、"骨与软组织并重"（筋骨并重）、"局部与整体兼顾"（内外兼治）、"医疗措施与患者的主观能动性密切配合"（医患合作）。

骨伤科治疗方法可分为内治法和外治法两大类，临床应根据病情有针对性地选用。

内治法是通过内服药物以达到全身性治疗的方法，故亦可称为药物内治法。在诊治过程中，应从整体观点出发，对气血筋骨、脏腑经络等之间的生理病理关系加以分析，才能把握伤病的本质，实施正确的治疗。

外治法是对伤病局部进行治疗的方法，它在骨伤科治疗中占有十分重要的地位。其方法较多，常与内治法配合运用，它与内治法一样，强调辨证施治的原则，强调综合应用。外治法可分为药物外治法、外固定疗法、牵引疗法、练功疗法及手术疗法等，可根据病情选择运用。

第一节 内治法

一、攻下逐瘀法

1. 适应症：跌打损伤初期皮肉筋骨或脏腑经络受伤而致气滞血瘀，恶血留内，壅塞经络，或胸、胁、腰、腹伤的蓄瘀证。

2. 选方用药：胸部伤蓄瘀者常用大成汤加减；胁肋伤蓄瘀者用复元活血汤加减；腹部伤蓄瘀者用鸡鸣散加减。

3. 提示：攻下逐瘀法属下法，常用苦寒泻下之品，以攻逐瘀血，药性较为猛烈。故对老年体衰、气血虚弱、内伤重症、失血过多、慢性劳损、妇女妊娠、月经期间的患者不适用。

二、行气活血法

1. 适应症：伤后气滞血瘀肿痛并见或瘀血内停，但无严重的实热闭结之症。

2. 选方用药：以伤气为主者常选择以行气为主的柴胡疏肝散、复元通气散等加减。若伤血为主者，常选择复元活血汤、桃红四物汤加减。若行气活血并用，胸胁伤用血府逐瘀汤；腹部伤用膈下逐瘀汤；腰及少腹伤用少腹逐瘀汤。

3. 提示：本法临床使用极为普遍，此类方剂一般并不峻猛，但过用亦会耗伤气血，凡损伤者气血虚弱及妇女月经、产后期不能使用破散者必须禁用或慎用。

三、清热凉血法

1. 适应症：跌打损伤而引起的错经妄行，创伤感染，火毒内攻，热邪蕴结或壅聚成毒等证。本法适应症的特点是失血、血热、火毒内盛而无明显瘀血者。

2. 选方用药：临床常用的清热凉血方有加味犀角地黄汤、清心汤等；清热解毒方有五味消毒饮、黄连解毒汤等；凉血止血方剂有十灰散、小蓟饮子等。

3. 提示：应用本法时应注意防止寒凉太过，引起瘀血内停。所以在治疗一般性出血时常与消瘀和营之药合用。出血过多时则辅以补气摄血之法，以防气随血脱，常用独参汤、当归补血汤等。

四、清热解毒法

1. 适应症：本法主要适用于骨痈疽，热毒蕴结于筋骨或内攻营血诸症。

2. 选方用药：骨痈疽早期可用仙方活命饮或五味消毒饮加味，如热毒盛加黄连、黄柏、生山栀、丹参等。热毒在血分的实证，可加用生地黄、牡丹皮、水牛角等。

3. 提示：本法是用寒凉的药物使内蕴之热毒清泄，因寒凉太过易使气血凝滞，如气虚而邪气实者，宜用扶正托毒之法，以免毒邪内陷。

五、和营止痛法

1. 适应症：伤病中期，瘀凝、气滞、肿痛尚未尽除，但继用攻消之法又恐伤正气的患者。

2. 选方用药：常用方剂有和营止痛汤、定痛和血汤、七厘散等。

3. 提示：本法与行气活血法不同，其意不在消散而在调和，故一般无特殊禁忌症。

六、接骨续筋法

1. 适应症：伤病中期，筋已理顺，骨位已正，瘀肿渐消，筋骨已有连接但未坚实，尚有瘀血未去的患者。

2. 选方用药：常用方剂有续骨活血汤、新伤续断汤、接骨丹等。

3. 提示：本法根据瘀血不去则新血不生，新血不生则骨不能合、筋不能续的原理选药组方。

七、舒筋活络法

1. 适应症：伤病中期仍有瘀血凝滞，筋膜粘连，或兼风湿，筋络发生挛缩、强直，关节屈伸不利者。

2. 选方用药：若以活血理气为主，通络为辅，可选用舒筋活血汤；若以舒筋通络为主，活血为辅，则用舒筋活络丸、舒筋活血片等。

3. 提示：舒筋活络法是在行气活血法的基础上发展而来的，即用活血化瘀之剂配伍舒筋活络之品组成，并佐以理气药宣通气血，消除凝滞，加强活血舒筋的功效。

八、补气养血法

1. 适应症：内伤气血，外伤筋骨，以及长期卧床不能活动，日久导致体质虚弱而出现各种气血亏损征象的患者。

2. 选方用药：伤病后期以气虚为主者，可用四君子汤；以血虚为主者，可用四物汤；气血两虚者，可用八珍汤或十全大补汤。

3. 提示：补气、补血虽各有重点，但不可截然分开，故在治疗上常补气养血并用。

九、补益脾胃法

1. 适应症：伤病日久，脾胃虚弱，运化失职，饮食不消而见四肢疲乏无力，形体虚赢，肌肉萎缩，筋骨损伤，修复缓慢，脉象虚弱无力等。

2. 选方用药：常用方剂有参苓白术散、健脾养胃汤、归脾汤等。

3. 提示：补益脾胃可促进气血生化，充养四肢百骸，本法即通过助生化之源而加速损伤筋骨修复，为损伤后期常用的调理之法。

十、补益肝肾法

1. 适应症：伤病后期出现肝肾虚衰之象的患者。

2. 选方用药：肝虚而肾阴不足，或久不复原，常以补血养肝为主，滋肾为辅，选用壮筋养血汤、生血补髓汤；肾阴虚为主选择左归丸合四物汤；肾阳虚为主用右归丸合四物汤；筋骨软弱，疲乏衰弱者，选择健步虎潜丸、续断紫金丹等。

3. 提示：临床应用本法时，虽要区分肾阴虚或肾阳虚，但肾阴肾阳相互依存。因此，临证时既要看到它们之间的区别，又要看到它们之间的联系。

十一、温经通络法

1. 适应症：损伤后气血运行不畅，或因阳气不足，腠理空虚，风寒湿邪乘虚侵袭经络；或筋骨损伤日久失治，气血凝滞，风寒湿邪滞留者。

2. 选方用药：常用方剂有麻桂温经汤、大红丸、大活络丸等。

3. 提示：本法使用温性、热性的祛风、散寒、除湿药物，并佐以调和营卫或补益肝肾之药，以求达到驱除留注于骨节经络之风寒湿邪，使血活筋舒、关节滑利、经络通畅。

十二、滋阴清热法

1. 适应症：本法主要用于伤病后期或肢节病痛患者有阴液耗损、邪毒留于阴分症状者。

2. 选方用药：滋阴清热法主要用青蒿、鳖甲、地骨皮、银柴胡、秦艽、龟板等，代表方剂如青蒿鳖甲汤、知柏地黄丸等。

3. 提示：滋阴清热法内的药物多滋腻，所以对湿阻脏腑经络者，注意选用滋阴而不碍湿的药物组方或在滋阴方中加用一定的化湿药物。

第二节 外治法

一、药物外治法

骨伤科外用药物种类较多，内容丰富，其临床应用剂型主要有敷贴药、涂擦湿敷药、熏洗药、热熨药四大剂型。

（一）敷贴药

敷贴药是将药物制剂直接敷贴在局部，使药力经皮肤发挥作用。常用的有药膏、膏药、药散三种。

1. 药膏（敷药、软膏）：将药物碾成细末，然后选用饴糖、蜂蜜、香油、酒、醋、水、鲜药汁或凡士林等，调和均匀如厚糊状，按损伤部位的大小摊平在相应的棉垫或桑皮纸上敷于患处。

药膏的换药时间一般根据伤情的变化、肿胀消退的程度及季节气温情况而定，一般2~4d换药一次，后期患者亦可酌情延长。

2. 膏药（薄贴）：是中医学外用药物中的一种特有剂型。是将药物碾成细末配合香油（芝麻油）等基质炼制而成。一般多用于筋伤、骨折的后期，但新伤初期如无明显肿胀亦可使用。一般3~5d换药一次。膏药由较多的药物组成，适合治疗多种疾患。用于治疗损伤，可坚骨壮筋、舒筋活络。用于治疗寒湿，可祛风、散寒、除湿；用于溃疡伤口，可祛腐拔毒。

3. 药散（掺药）：将处方药物碾成极细的粉末，可直接撒于伤口上也可加在药膏或膏药上使用。根据临床需要常配制成止血收口类、祛腐拔毒类、生肌长肉类等。

（二）涂擦湿敷药

1.涂搽药：系指直接涂搽于患处或在施行治筋手法时配合作推拿介质应用的制剂，一般有两类：①酒剂：指外用药酒或外用伤药水，是将药物浸于白酒及米醋中制成，常用的有活血酒、舒筋药水、正骨水、舒筋止痛水等，具有活血止痛、舒筋活络、追风祛寒的作用。②油剂与油膏：用药物与香油熬煎去渣后即可制成油剂，如加黄蜡收膏则可制成油膏。具有温经通络、消散瘀血的作用，适用于关节筋络寒湿冷痛等症。

2. 湿敷药（溻渍）：指用干净的纱布蘸药水渍洗患处，现在临床上常把药物制成水溶液，供创口或感染伤口湿敷洗涤用。

（三）熏洗药（淋拓、淋渫）

将处方药物置于锅或盆中加水煮沸后，先用热气熏蒸患处，候水温稍减后用药水浸洗患处。每次熏洗时间 15～30min，每日 2～3 次。

熏洗药具有舒利关节筋络、疏导腠理、流通气血、活血止痛的作用。适用于关节强直拘挛、酸痛麻木或损伤日久夹风夹湿者。常用的方药如海桐皮汤、上下肢损伤洗方等。

（四）热熨药

该药是一种借助物理热疗促进药物吸收的局部治疗方法，适用于腰背部及躯干等不便熏洗的部位。热熨药具有温经散寒、活血祛瘀、行气止痛、通经活络的作用。临床多用于风寒湿痹痛、陈旧损伤以及脘腹胀痛，尿潴留等疾患。

1. 熨药（腾药）：将一剂处方药物用白酒或醋浸透后，分置于两个布袋中扎口入锅内，用蒸气加热（10～20min）后腾熨患处。两药袋交替使用，每次 30～60min，每日 2～3 次。

2. 坎离砂（风寒砂）：用铁砂加热后与醋水煎成的药汁搅拌后制成。临床应用时，将坎离砂倒入治疗碗内，加醋少许和匀后装入布袋，数分钟自行发热，即可热熨患处至不热为止。

3. 简便热熨药：民间常用粗盐、米糠、麸皮、吴茱萸等炒热后装入布袋中热敷患处，简便有效。

第三节　手法疗法的分类、作用和注意事项

手法是指医者用指、掌、腕、臂或身体其他部位的劲力，结合器械，随症运用各种手法技巧，作用于病人患部及穴位，通过经络的传导作用由表入里，以达到治病疗伤、整骨正位、强壮身体的一种治疗方法。

手法应用必须遵循辨证施治的原则，在操作时要求做到及时、稳妥、准确、轻巧。

一、手法的适应症与禁忌症

1. 手法适应症

（1）骨折：大多数骨折可用手法整复。如肱骨外科颈骨折。

（2）脱位：各部位关节脱位可用手法复位。如肘关节脱位、肩关节脱位等。

（3）筋伤：全身各处软组织不同程度的损伤都适宜手法治疗，如落枕、急性腰扭伤等。

（4）损伤后遗症：如骨折后关节僵硬、关节挛缩等。

（5）劳损性疾患：如腰肌劳损。

（6）内伤：如胸胁迸伤岔气。

2. 手法禁忌症

（1）急性传染病、高热、恶性肿瘤、骨关节结核、脓肿、骨髓炎、血友病等。

（2）诊断不明确的急性脊柱损伤或伴有脊髓压迫症状，不稳定型脊柱骨折或有脊柱重度滑脱的患者。

（3）肌腱、韧带完全断裂或大部分断裂。

（4）施行手法后疼痛加重或出现异常反应者，不能继续手法治疗，应进一步查明原因。

（5）妊娠3个月左右妇女患急、慢性腰痛者。

（6）手法区域有皮肤病或化脓性感染的患者。

（7）精神病患者，患骨伤疾患而对手法治疗不合作者。

（8）其他，如患有严重内科疾病等。

二、正骨手法

正骨手法在骨伤科治疗中占有重要地位，是骨折四大治疗方法（整复、固定、药物、功能锻炼）之一。

（一）正骨手法注意事项

1. 准确把握骨折整复的时机：从理论上讲，骨折整复愈早愈好，早期复位，技术操作容易，且易获得成功。但是，骨折的整复受诸多因素的影响，如患者的全身情况，患肢肿胀程度等。因此，应全面权衡，在消除不利因素的基础上，把握骨折整复的最佳时机。

2 选择适当的麻醉方法：根据病人具体情况，选择有效的止痛或麻醉方法，伤后时间不长，骨折又不复杂，可用 0.5%~2% 普鲁卡因局部浸润麻醉；如果伤后时间较长，骨折较为复杂，上肢采用臂丛神经阻滞麻醉，下肢采用腰麻或坐骨神经阻滞麻醉。

3. 手摸心会，准确了解骨折的移位情况：手摸心会是手法整复前的必要步骤，亦应将其运用于整复过程中。X 线检查虽能清楚显示骨折的移位情况，但它毕竟是平面的静止的信息，并不能替代施术者的亲手触摸手感。因此，必须认真地检查患肢局部的实际情况，触摸时宜先轻后重，由浅及深，从远到近，两头相对，边摸边想，根据触摸所得，结合X线片所见，在施术者大脑"屏幕"上构成一个骨折移位的动态立体图像，此即为"手摸心会"。

4. 合理利用X线检查：X线检查不仅有助于骨折的进一步诊断，而且对骨折整复也有具体的指导意义。但应尽量避免在X线透视下进行整复和固定，以减少X线对患者和术者的损害，尽可能缩短透视时间。然而，在整复后拍摄常规投照位或特殊投照位片复查，以了解整复、固定效果却是必要的。

准备用具及物品　在制订切实可行的手法整复计划之后，要准备好一切所需的用具及物品，如夹板、压垫、绑带、牵引架、牵引弓、牵引砣，或石膏、外固器等。

（二）正骨基本手法

1. 拔伸牵引：该法是正骨手法中的重要步骤，也是整复骨折、脱位的基本方法。主要作用是矫正骨折的重叠移位及成角移位，把持骨折两侧断端或调整力线，以配合其他手法的施行。根据"欲合先离，离而复合"的原则，由远近骨折两端，作对抗持续牵引，牵引开始时，应沿骨折原始畸形的方向进行拔伸，即顺畸形位牵引，然后，依据骨折远段对准近段（以子求母）的原则，将骨折远段置于与骨折近段纵轴一致的方向进行牵引。在施行牵引手法时，须注意下列问题：

（1）牵引的方法及力度必须根据损伤部位的不同及患者年龄、体质的差异而有区别，整复上肢骨折时，由两名施术者分别把持骨折的近段和远段，向相反方向拔伸牵引（图4-1；而整复下肢骨折时，常须用肘窝勾托患肢腘窝或采用骑跨式拔伸牵引，适应下肢肌肉丰厚的特点。当所需牵引力较大或牵引时间较长时，可利用固定在墙钩上的宽布带套于躯干或患肢近端作对抗牵引来解决（图4-2）。所施牵引力的大小应视患者的肌肉丰厚程度及骨折的部位而不同。

（2）牵引是手法复位的基础，应贯彻在复位的始终，多须维持至骨折妥善固定后。

（3）在矫正骨折的背向移位、旋转移位以及施行分骨手法时，牵引的目的不是矫正重叠，而是把持骨折两侧断端或调整力线。

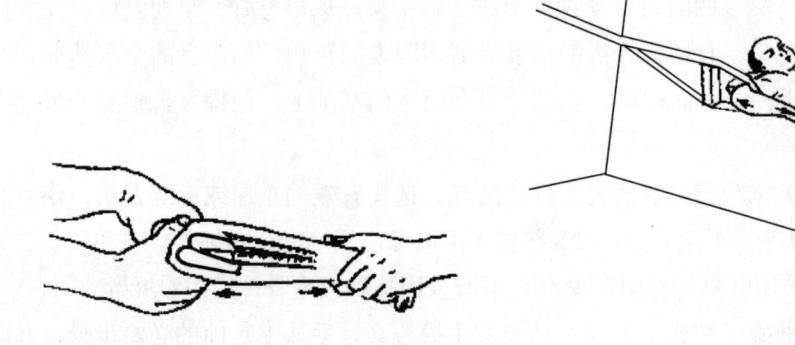

图4-1　拔伸牵引法　　　　　　图4-2　布带固定法

2. 旋转：旋转手法的作用是整复骨折的旋转移位，使螺旋形骨折断面扣紧。操作时，在适度牵引的前提下，助手固定骨折近段不动，术者把持骨折远段，依据骨折远段旋转移位的方向，逆向旋转骨折远段，以矫正骨折的旋转移位或使骨折断面扣紧（图4-3）。

骨折的旋转移位多由于旋转肌肉牵拉或远段肢体体位因素所引起，骨折近段与躯干相连，其旋转角度难以改变，而骨折远段的旋转则可以控制。因此，旋转手法均为将骨折远段旋转至与骨折近段相同的轴位来达到矫正旋转的目的，必须指出，矫正旋转移位虽在牵引手法的基础上施行，但并不意味着应先矫正重叠移位，再矫正旋转移位，恰恰相反，在大多数情况下，旋转移位往往需要首先矫正，否则其他形式的移位不易矫正。

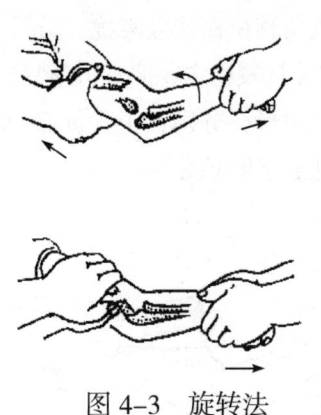

图4-3　旋转法

图4-4　回旋法

3. 回旋：回旋手法的作用是矫正螺旋形骨折、斜形骨折的背向移位，或解脱两骨折断端间嵌夹的软组织。操作时，术者一手固定骨折近段，另一手持骨折远段，根据"逆损伤机制施行手法"的原理，按原来骨折移位方向逆向回转（图4-4）。回绕时，两骨折段应紧密相贴，以免缠绕软组织，遇有阻力，说明系回绕方向判断不准，应即时改变方向，切不可施用暴力强行复位，否则将造成骨膜广泛撕脱和血管神经损伤。施行回绕手法时，应减少或基本不用牵引力，此时牵引仅起维持两骨折段对线的作用，如牵引力过大，会影响回绕手法的施行。

4. 折顶：折顶手法又称成角折顶。主要用于矫正重叠移位明显的横形或

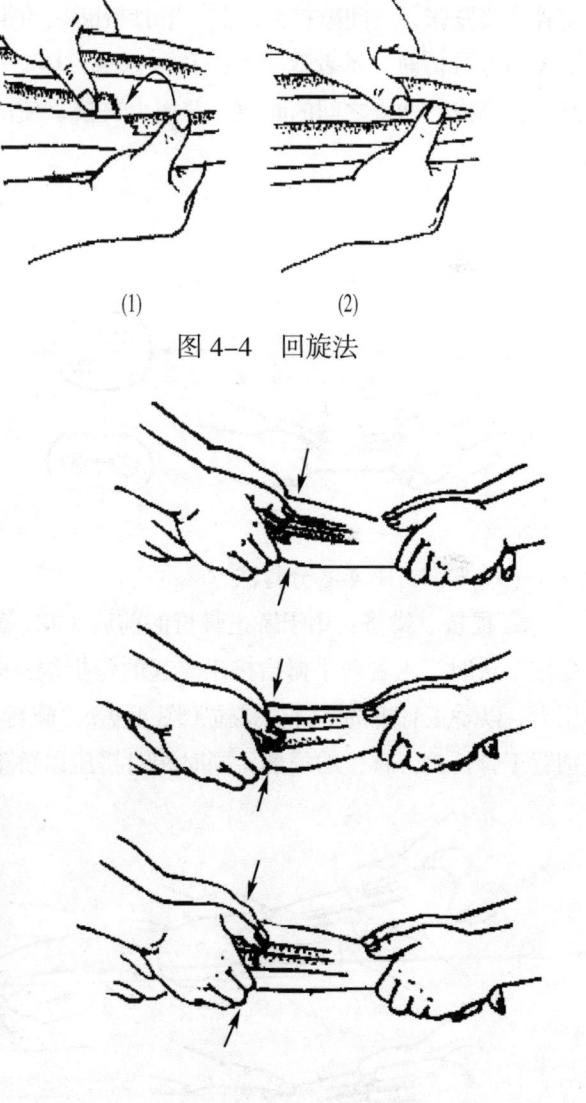

图4-5　折顶法

锯齿形骨折，单靠手力牵引难以纠正者。折顶手法尚可简化复位步骤。用于肱骨干横断骨折，还可避免因大力牵引造成骨折后期出现分离移位的不良后果。操作时，医者双手

四指环抱下陷的骨折端，两拇指抵压于突出的骨折端，在持续牵引的基础上加大原有成角，凭借拇指的感觉，当骨折远近两端的凹侧皮质已相互触顶时，拇指按住成角处不动，将四指环抱的远骨折段反折伸直（矫正成角），使两骨折端对正（图4-5）。施行折顶手法时，要向骨折原成角方向即凸侧加大成角，因为凸侧骨膜多已断裂，成角容易，不可向凹侧（骨膜软组织合页侧）成角，否则不仅不能加大成角，而且有损伤软组织合页之弊。在有血管、神经的部位，要避免折端尖锐的骨锋刺伤重要的血管和神经。

5. 分骨：用于整复两骨或两骨以上并列部位的骨折，如尺桡骨、掌骨及跖骨骨折，由于暴力作用和肌肉或骨间膜牵拉造成骨折端侧方或成角移位而相互靠拢。分骨手法可使骨间膜紧张，骨间隙扩大，上、下骨折断端的距离相等且较稳定，使骨折整复较容易。整复前臂骨折时，术者双手拇指和食、中、环三指形成钳形，分别置于骨折部的掌、背侧相互靠拢的两骨之间的间隙，并用力夹挤，使两骨相互分开（图4-6）。

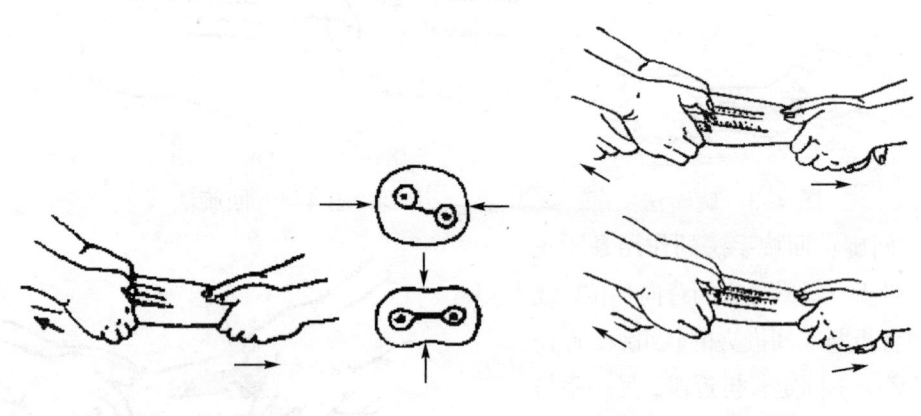

图4-6 分骨法　　　　　图4-7 提按法

6. 提按、横挤：用于矫正骨折的前后（掌、背）或内外（左、右）侧方移位。施行提按手法时，术者两手拇指按于突起的骨折端，余指合抱（托提）下陷的骨折端，相对用力，以矫正骨折的掌背侧移位（图4-7）。施行横挤手法时，术者用两手掌或两拇指分别置于骨折侧方移位的局部，同时相对挤压以矫正骨折的侧方移位（图4-8）。

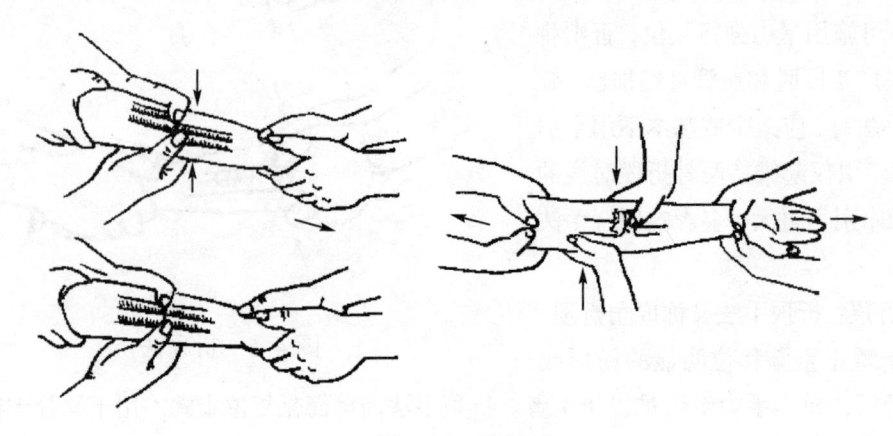

图4-8 横挤法

7. 屈伸、收展：用于配合提按或横挤手法矫正骨折的成角移位或侧方移位；亦可用于配合提按手法整复关节脱位。操作时，在牵引的基础上，远端助手将关节屈曲（或伸直）、内收（或外展），以配合术者的手法，协助矫正骨折的成角或侧方移位。施行屈、伸或收、展手法时，术者与助手之间要密切配合协调。如矫正伸直型肱骨髁上骨折

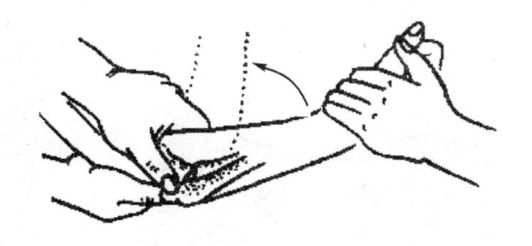

图 4-9 屈伸法

前后移位时，术者提按骨折远近端的同时，由助手慢慢屈曲肘关节，并超过 90°（图 4-9）；反之，屈曲型骨折，常须将肘关节伸直。整复肱骨外科颈外展型骨折向内成角移位，常须内收患肢（图 4-10）。

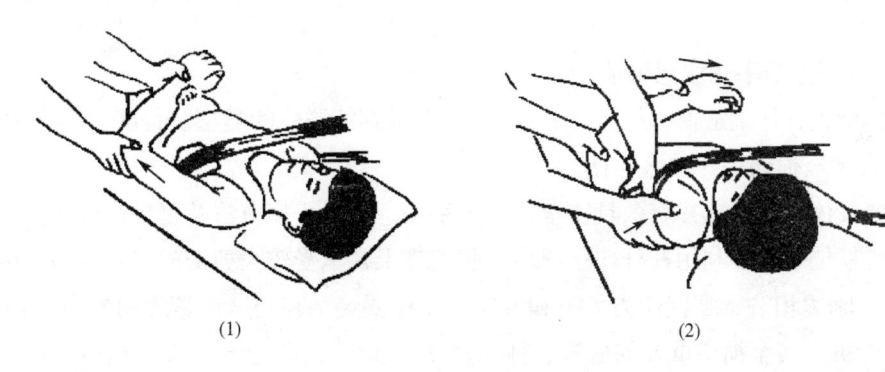

(1)　　　　　　　　　　　　(2)

图 4-10 收展法

8. 摇摆：用于横形、短斜形和锯齿形骨折。经手法整复后，对位对线虽可，但因骨折面交错不平而未完全吻合，仍存在间隙者。操作时，术者两手环抱骨折部固定断端，令助手在维持牵引下将骨折远段轻轻作内外或前后方向摇摆（图 4-11）。施行摇摆手法时，要妥善固定好骨折部，摇摆骨折远段时幅度一定要小，且必须在一定力量的牵引下施行方可成功。不稳定骨折忌用此手法。

9. 叩挤：纵向叩挤法用于矫正横形骨折的纵向分离移位或使干骺骨折端紧密嵌合。横向叩挤法用于矫正骨端"T"、"Y"型骨折或粉碎性骨折的横向分离移位。纵向叩挤法用于矫正横形骨折的纵向分离移位或使干骺骨折端紧密嵌合。横向叩挤法用于矫正骨端"T"、"Y"型骨折或粉碎性骨折的横向分离移位。施行纵向叩挤法时，术者两手环抱骨折部肢体或外固定夹板，由助手用掌根或拳叩击肢体末端或屈曲关节后，叩击关节部位（图 4-12），使两骨折端分离消失，嵌合紧密。施行横向叩挤法时，术者双手交叉，手掌或拇指分别置于骨折部的两侧，向中心相对叩挤，使之贴合，如肱骨髁间骨折的抱髁手法（图 4-13）。

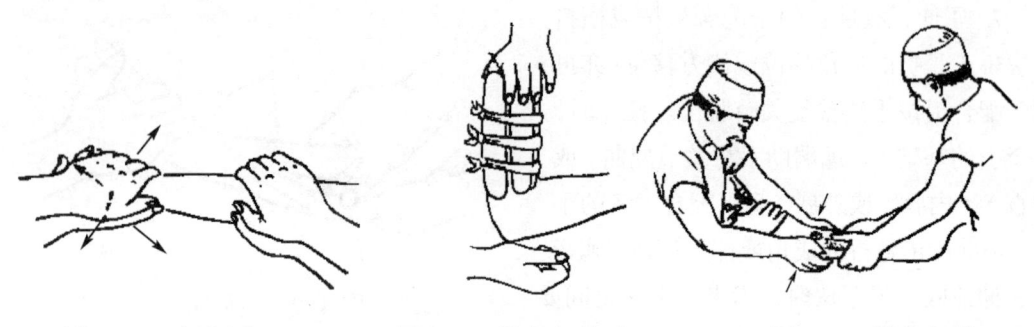

图 4-11 摇摆法　　　　图 4-12 纵向扣挤法　　　　图 4-13 横向扣挤法

三、上骱手法

上骱手法属治骨手法的一个组成部分，系对关节脱位进行复位的手法，故又称脱位复位手法。

（一）施行上骱手法注意事项

1. 认真检查、仔细触摸，结合 X 线所见，准确判断脱位的类型及程度，并注意有无骨折、血管神经损伤等并发症存在。

2. 根据具体病情，选择有效且安全的复位手法、麻醉止痛方法及复位最佳体位。

3. 脱位复位手法多利用杠杆作用原理，脱位骨干常承受较大剪切或扭转应力，因此，手法操作要刚柔相济，掌握用力大小和方向，动作要灵活轻巧。严禁使用暴力，否则可造成患肢骨折，甚至损伤重要的血管、神经。

4. 脱位如并发骨折，一般宜先整复脱位，后整复骨折。

5. 对陈旧性脱位，需先用药物熏洗，并结合手法按摩或牵引 1~2 周后，再施行手法复位。

（二）上骱基本手法

1. 拔伸牵引：是整复脱位的基本手法。在四肢关节脱位中，骨端关节头从臼中脱出，关节附近的有关肌肉和韧带受到牵拉而紧张，同时肌肉由于疼痛引起反射性痉挛，这些紧张痉挛的肌肉和韧带使脱位的骨端关节头弹性固定在异常的位置。因此，要使脱位的关节复位，必须进行拔伸牵引，以克服肌肉的痉挛性收缩。操作时，助手固定脱位关节的近端，术者握住伤肢远端作对抗牵引，牵引的方向和力量要根据脱位的部位、类型、程度，以及患肢肌肉丰厚及紧张程度而定。可使用宽布带及墙钩作对抗牵引。

2. 屈伸收展与旋转回绕：

（1）联合运用：系上述数种手法的有机结合，其操作系同时在三个轴位上被动运动脱位关节。故适用于肩、髋等关节脱位的整复。临床上，当脱位的骨端关节头被关节囊、肌腱、韧带等软组织卡锁住时，手法牵引往往加剧其紧张，以致复位困难。此时，应联合使用屈伸收展与旋转回绕手法，促使脱位的关节头循原路复位。如肩关节前脱位时，先在牵引下外展外旋患肢，然后逐渐使之内收内旋，利用杠杆作用力促使关节复位。

（2）单独运用：屈曲、伸直、内收、外展、旋转等手法，可单独与牵引手法结合使用整复关节脱位，如应用拔伸屈肘的手法整复肘关节后脱位。

3. 端正、捺正：本法是端、提、捺正（挤、按）法的综合应用，或单用其中一法。适用于各种脱位，常与拔伸牵引配合使用。如肩关节前下脱位，用手端托肱骨头使其复位；

4. 足蹬膝顶：运用足蹬、膝顶两法，可以加大牵引力量，减少操作人员。①足蹬法：常用于肩关节和髋关节前脱位。以肩关节前脱位为例，患者仰卧，术者立于患侧，双手握住伤肢腕部，将患肢伸直并外展；术者脱去鞋子，用同侧足跟部蹬于患侧腋下，然后足蹬手拉，缓慢用力拔伸牵引，并在此基础上使患肢外旋、内收，同是足跟轻轻用力向外支撑肱骨头，使之复位。②膝顶法：多用于肩、肘关节脱位。如整复肘关节后脱位时，患者取坐位，术者立于患侧，两手分别握住患肢上臂和腕部，然后将一侧足蹬于患者的座椅上，同时将膝屈曲并置于患肢肘前，向下顶压，握腕之手沿前臂方向用力牵引并屈曲肘关节，使之复位。

5. 杠杆支撑：系利用木棍、立柱、椅背或软木块等作为杠杆支撑点，以增大复位的杠杆支撬作用力，多用于难以整复的肩关节脱位或陈旧性脱位及下颌关节脱位等。以肩关节脱位的卧位杠杆复位法为例，患者取仰卧位，在复位床旁竖立一木棍（中间部位以棉垫裹好），使之恰在患侧腋下；第一助手用宽布带套住患者胸廓向健侧牵引；第二助手一手扶住木棍，另一手固定健侧肩部；第三助手握患肢远端徐徐牵引并外展至120°左右，术者双手环抱肱骨上端，三个助手协调配合用力，在第三助手慢慢内收患肢时，术者双手向外上方拉肱骨上端，利用木棍形成的杠杆支点，迫使肱骨头复位。

综上所述，关节脱位复位的机制有二：一是解除软组织的紧张痉挛；二是利用杠杆原理，以施术者的手足或器具为支点，通过屈伸回旋、端提捺正等手法使脱位关节得以复位。

四、理筋手法

（一）理筋手法的功效

1. 活血散瘀、消肿止痛：肢体被外力所伤，必有不同程度的血管破裂，血离经脉，组织液渗出，积聚而成血肿，进而壅塞经脉，阻碍气血流通，导致气滞血瘀，而为肿为痛。手法按摩可以促进血液循环和淋巴回流，使气血通畅，加速局部瘀血的吸收，从而达到活血散瘀、消肿止痛的目的。

2. 解除痉挛、放松肌肉：肢体损伤后所产生的疼痛，可以反射性地引起局部肌肉等软组织痉挛。肌肉的痉挛，又可以加剧疼痛，影响患肢功能活动。手法穴位按摩具有镇静作用，直接作用于痉挛的肌肉组织，可起舒展放松的效应。从而为恢复肢体的功能活动创造了良好的条件。

3. 理顺筋络、整复错位：肢体受外力的牵拉、扭转作用，可造成筋络组织纤维的扭曲、撕裂或肌腱的滑脱，亦可造成关节的细微错位或关节软骨板损伤、脱出，进而引起关节功能的障碍。理筋手法可理顺扭曲、抚平撕裂、整复错缝的关节和回纳脱出的软骨板，从而恢复关节的正常活动。

4. 松解粘连、通利关节：急性损伤后期或慢性筋伤，由于局部血肿机化或局部损伤性炎症产生，加之肢体长期制动，往往造成损伤局部组织间形成粘连、纤维化和疤痕化，致使肢体关节功能活动障碍。运用舒筋和关节活络手法，可以软化疤痕、松解粘连、通利关节，使关节功能逐步恢复正常。

5. 调和气血、散寒除痹：肢体损伤日久或慢性劳损，往往正气虚弱、抗力不足，风寒湿邪易乘虚侵袭肢体，以致经络不通、气血不和，造成损痹并病，出现肢体麻木疼痛等症。通过手法刺激穴位得气或反复用强手法刺激局部等措施，可以起调和气血、温通经络、散寒除痹的作用，进而促使肢体功能的恢复。

（二）理筋基本手法

理筋手法由推拿按摩手法组成。分舒筋通络手法和活络关节手法。

五、舒筋通络法

（一）推法

具有疏通经络，理筋活血，消瘀散结，缓解痉挛的作用。

操作时，用指、掌、肘或拳背近侧指间关节背侧等部（图4-14），着力于治疗部位，作单方向直线移动。推法的动作要领是指、掌或肘要紧贴体表，用力要稳，速度要缓慢而均匀（图4-15）。用手掌由肢体近端向远端推动的手法亦可称为捋法（图4-16）。即所谓的"推上去，捋下来"，其手法及劲力与推法相同，仅有向心和离心方向上的区别。

推法是临床常用手法之一。用指称指推法，用掌称掌推法，用肘称肘推法，用拳背称拳推法，临床多用于腰背及四肢部，常用于治疗风湿痛、各种慢性劳损、筋肉拘急、感觉迟钝等症。

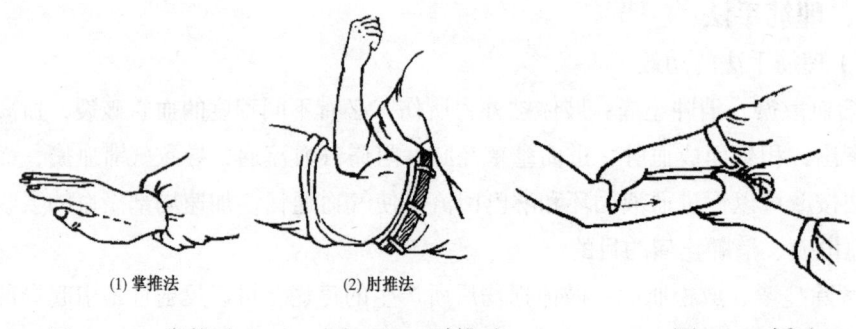

(1) 掌推法　　　(2) 肘推法

图 4-14 掌推法　　图 4-15 肘推法　　图 4-16 捋法

（二）摩法

具有镇静止痛，消瘀退肿，缓解紧张的作用。

操作时，用食、中、环三指指腹或手掌面附着于一定的部位上，作以腕关节为中心的环形而有节奏的抚摩（图4-17）。其动作要领为肘关节自然屈曲，腕部放松，指掌自然伸直，动作要缓和而协调。摩法多用于胸、腹、背、腰部作为结束阶段的手法，以缓和强手法的刺激。

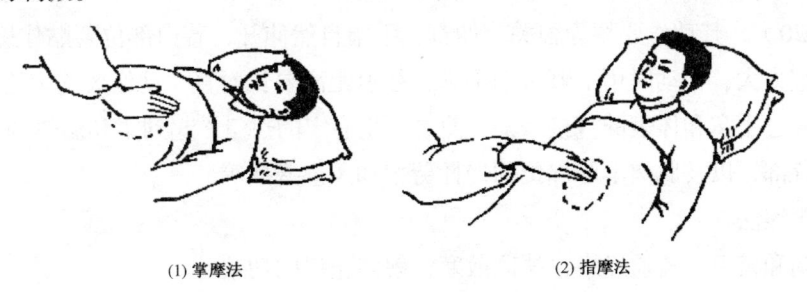

(1) 掌摩法　　　　　　　　　(2) 指摩法

图4-17　摩法

（三）揉法

具有活血祛瘀，消肿止痛，放松肌肉，缓解痉挛的作用。

操作时用手指指腹、大鱼际或掌根吸定于体表，作轻柔缓和回旋活动（图4-18），其动作要领是腕部放松，以前臂带动腕和掌指活动，着力部位一般不移开接触的皮肤，仅使该处的皮下组织随手指或手掌的揉动而滑动。

(1) 鱼际揉　　　　　　　　　(2) 掌揉

图4-18　揉法

临床常用于缓和强手法刺激及治疗外伤肿痛、慢性劳损、风湿痹痛等。

（四）按压法（按法、压法）

具有松弛肌肉，开通闭塞，活血止痛，温经散寒功效。

施行按法时用拇指端、指腹、掌根、鱼际、全掌或双掌重叠按压体表一定部位（图4-19），着力部位要紧贴体表，不可移动，用力要由轻而重，不可用暴力猛然按压。

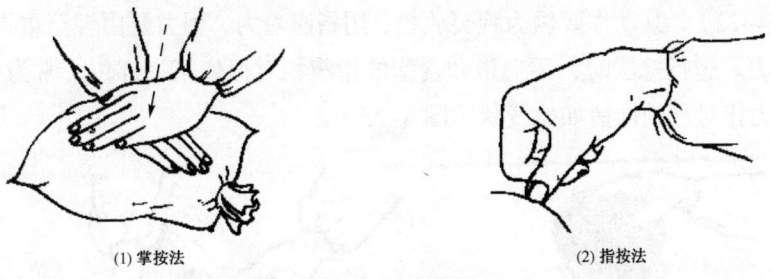

(1) 掌按法　　　　　　　　　(2) 指按法

图4-19　按压法

拇指按压法适用于全身各部穴位；手掌按压法常用于腰背和胸腹部；肘压法仅适用于肌肉丰厚的部位，如腰臀部。按压法临床常用于治疗急慢性腰腿痛，肌肉痉挛，筋脉拘紧等症。

（五）擦法

具有活血散瘀，消肿止痛，温经通络，松解粘连，软化疤痕的功效。

施行擦法时应用大、小鱼际或全掌附着在体表一定部位，做上下或左右直线往返摩擦（图4-20）。其动作要领为腕关节伸直，手指自然伸开，着力部位要贴住患者体表，但压力不宜太大，移动时用上臂带动手掌，往返距离要长而直，动作要均匀连续。

本法通过手掌和体表的直接摩擦，使之产生一定的热量，起到柔和温热的刺激作用。适用于腰背部，以及肌肉丰厚部位的慢性劳损和风湿痹痛等。

（六）滚法

具有调和营卫，疏通经络，祛风散寒，解痉止痛的功效。

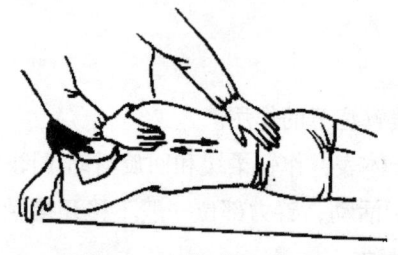

图4-20 擦法 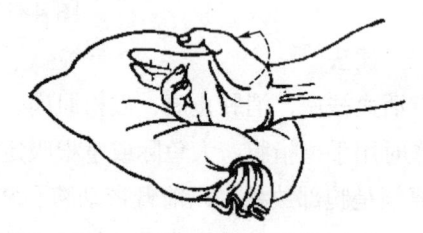　　　　　图4-21 滚法

操作时，肩臂要放松，肘部微屈，手呈半握拳状，以小鱼际尺侧缘及第3～5掌指关节的背侧贴附于患处，通过腕关节的屈伸和前臂旋转，做复合的连续往返运动（前臂旋后时屈腕并用力下压；前臂旋前时伸腕压力减轻）。滚动时手背部要紧贴体表，使产生的压力轻重交替而持续不断地作用于治疗部位，不可跳动或拖拉摩擦。滚动幅度控制在120°左右（图4-21）。

本法临床可运用于肩背、腰臀、四肢等肌肉丰厚的部位，可用于因陈伤、劳损引起的筋骨酸痛，麻木不仁、肢体瘫痪等症。

（七）拿捏法

具有缓解肌肉痉挛、松解粘连、活血消肿、祛瘀止痛的功效。

施行拿捏法时，用拇指与其余手指形成钳形，相对用力一紧一松挤捏肌肉、韧带等软组织（图4-22），其动作要领为腕要放松，用指腹着力，用力要由轻至重再由重至轻，不可突然用力。施行捻法时，用拇指和食指的指腹相对捏住某一部位（常为手指等小关节），稍用力作对称的揉搓如捻线状（图4-23）。

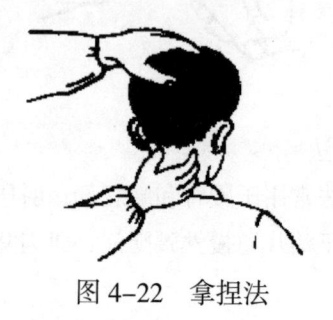

图4-22 拿捏法 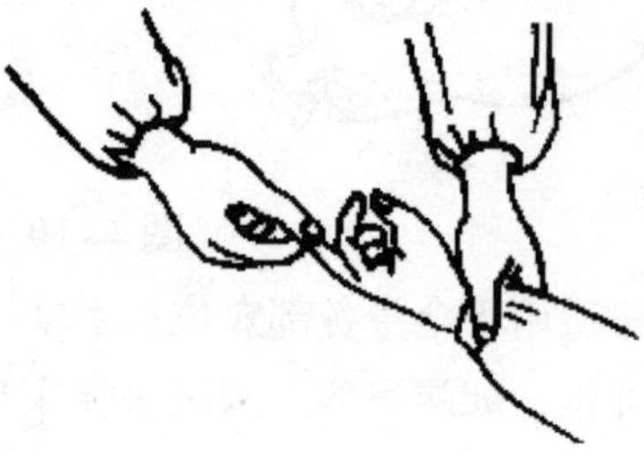　　　　　图4-23 捻法

第四章　治疗方法

（八）弹筋法

缓解肌肉痉挛，剥离粘连，活血祛瘀，消肿止痛，促使萎缩肌肉恢复功效。

操作方法为用拇指和食指、中指指腹相对将肌束、肌腱等组织捏紧并用力提拉，然后迅速放开，象射箭时拉弓放弦样动作，使其弹回（图4-24）。操作时动作要迅速有力，快提快放。从弹筋法的劲力上看，有提、弹两种劲力，故又称为提弹法。

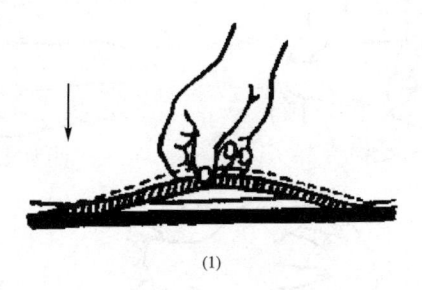

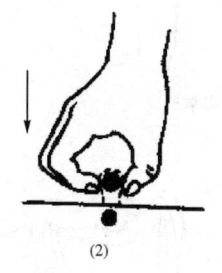

图4-24　弹筋法

本法临床适用于急慢性筋伤所致的肌肉痉挛、疼痛或粘连者。常用部位为颈项、腰部及四肢。

（九）拨络法

具有缓解痉挛、松解粘连、振奋经络功效。

操作方法为以拇指或其余四指的指尖或指腹紧按于患处，取与肌束、肌腱、韧带垂直的方向，做单向或往复揉拨动作（图4-25）。施法时宜加大劲力，使指上有肌腱、肌束、韧带等被牵拉又滑弹的感觉，而不可在皮肤上来回磨蹭。

临床适用于急慢性筋伤而至挛缩或粘连者。常用于腰背、四肢部。

（十）拍击法

用虚掌拍打体表为拍打法；用拳背、掌根小鱼际尺侧、指尖或桑枝棒击打体表为击法又可分别称为拳击法、掌击法、侧击法、指尖击法和棒击法，具有疏通气血，舒筋通络，祛风散寒的功效。

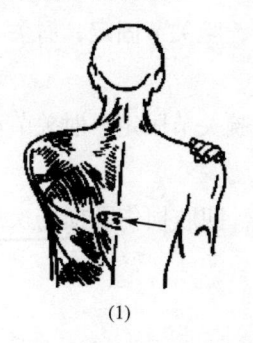

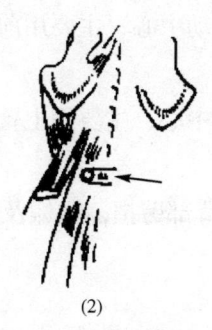

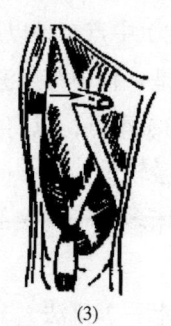

图4-25　拨络法

拍击时要求蓄劲收提，即用力轻巧而有反弹感，以免产生震痛感。动作要有节奏，快慢适中，不能有拖抽动作（图4-26）。拳击时，手握空拳，腕伸直，用拳背平击；掌击时，手指自然松开，腕伸直，用掌根叩击；侧击时，手指自然伸直，腕略背伸，用单手或双手的小鱼际部击打；指尖击时，手指轻屈腕放松，运用腕关节的屈伸，以指端击打；棒击时，棒与体表的着力面要大，主要以棒前半段击打。

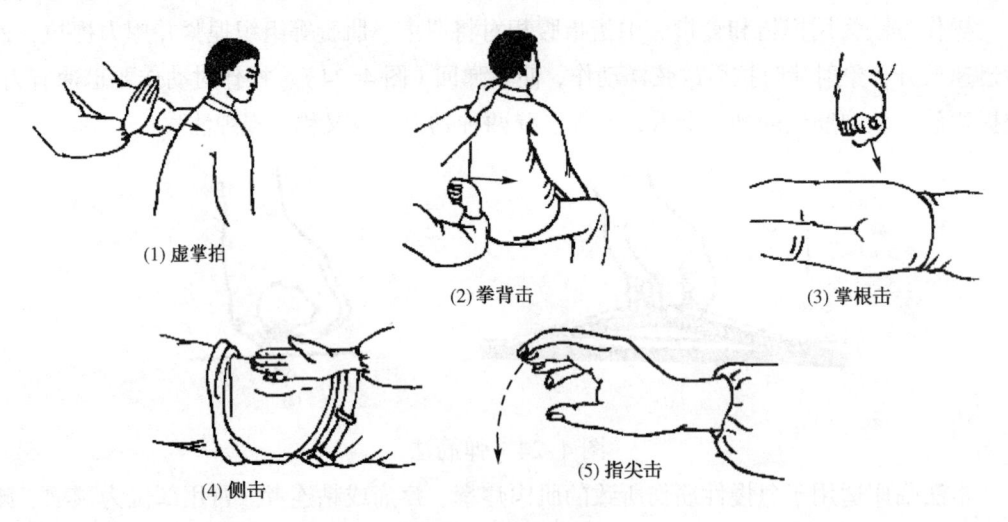

(1) 虚掌拍　　(2) 拳背击　　(3) 掌根击

(4) 侧击　　(5) 指尖击

图 4-26　拍击法

拍打法常用于肩背、腰臀及下肢部。

1. 点压法（点穴法）：是根据经络循行路线，选择适当穴位，用手指在经穴上点穴按摩，又称穴位按摩。点压法的取穴基本与针灸学相同，在治疗外伤时，除以痛为腧的取穴方法外还可以循经取穴。点压法具有疏通经络、宣通气血、调和脏腑、平衡阴阳的作用。

操作方法有用中指为主的一指点法，或用拇、食、中三指点法，或用五指捏在一起，组成梅花状的五指点法。应用点压法治疗时，应将自身的气力运到指上，为增强指力，指与患者的皮肤成 $60°\sim 90°$。用力大小可分轻、中、重三种。

（1）轻点，是以腕关节为活动中心，主要以腕部的力量，与肘和肩关节活动协调配合。其力轻而有弹性，是一种轻刺激手法。

（2）中点，是以肘关节为活动中心，主要用前臂的力量，腕关节固定，肩关节协调配合，是一种中等刺激手法。

（3）重点，以肩关节为活动中心，主要用上臂的力量，腕关节固定，肘关节协调配合，刺激较重。

临床多用于胸腹部内伤，腰背部劳损。截瘫及神经损伤，四肢损伤及损伤疾患伴有内证者。

（十一）抖法

具有松弛肌肉、关节，减轻手法反应，增进患肢舒适感的功效。

操作方法为双手握住患者上肢或下肢远端，稍用力作连续的小幅度上下快速抖动（图4-27）。操作时，抖动幅度要小，频率要快，用劲要巧。嘱患者放松肌肉。多用于四肢关节，以上肢为常用，可作为治疗的结束手法。

第四章 治疗方法

（十二）搓法

具有调和气血，舒筋活络，放松肌肉的作用。

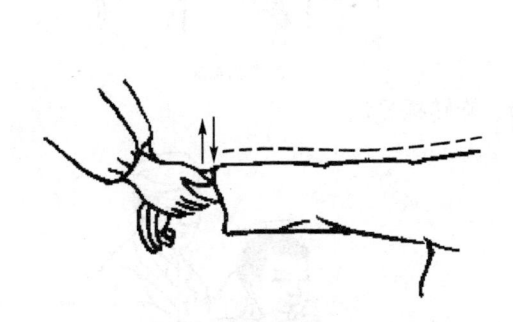

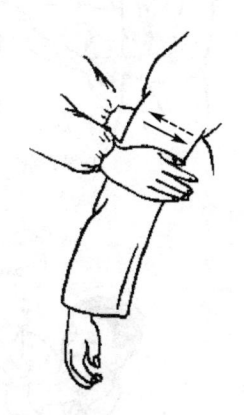

图 4-27 抖法　　　　图 4-28 搓法

操作方法为用双手掌面挟住肢体两侧，用力作快速前后或内外方向的搓揉，并同时作上下往返移动。操作时双手用力要对称，搓动要快，移动要慢（图 4-28）。多运用于腰背、胁肋及四肢部，以上肢最为常用。用于理筋手法的结束阶段。

（十三）活络关节法

活络关节法是对关节作被动性活动的一类手法。针对损伤后组织粘连、挛缩、关节活动受限及骨节错缝等症。在运动过程中排除粘连、挛缩、错缝等障碍。活络关节法一般是在施行舒筋手法的基础上再应用的。

1. 屈伸收展法：本法是针对四肢关节有伸屈、收展功能活动障碍，使关节作屈曲、伸直或内收、外展活动的一种手法。具有舒筋活络、松解粘连、滑利关节的作用。

操作方法为一手握关节远端肢体，一手固定关节近端，然后缓慢、均匀、持续有力地将关节作适度的屈曲，伸直或内收、外展活动。活动幅度可逐步增加，以克服粘连及挛缩。

本法多用于膝、踝、肩、肘等关节伤后筋络挛缩粘连所致的关节屈伸、收展活动障碍。

2. 旋转摇晃法：本法是针对关节旋转功能障碍，使关节作被动旋转摇晃活动的一种方法，常与屈伸法配合应用。可起松解粘连，滑利关节，促进关节活动功能恢复的作用。

操作方法根据应用部位不同，而有较大的区别：

（1）四肢旋转摇晃法为用一手握住关节近端，另一手握关节远端的肢体，作来回旋转及摇晃动作（图 4-29）。操作时，旋转摇晃幅度必须由小到大，动作要缓和，用力要稳。幅度的大小应根据关节功能活动的范围及关节功能障碍程度而定；

（2）颈部旋转法为一手托住下颌，另一手扶住头后向上轻轻托起，作颈部缓慢的回旋环转运动（图 4-30）；

（3）腰部旋转法为令患者取坐位，腰部放松，助手固定患者下肢，医者抱住患者躯干，作回旋环转运动（图 4-31）。

(1) 握手摇法　　　　　　　　　　　　　　　　　　(2) 托肘摇法

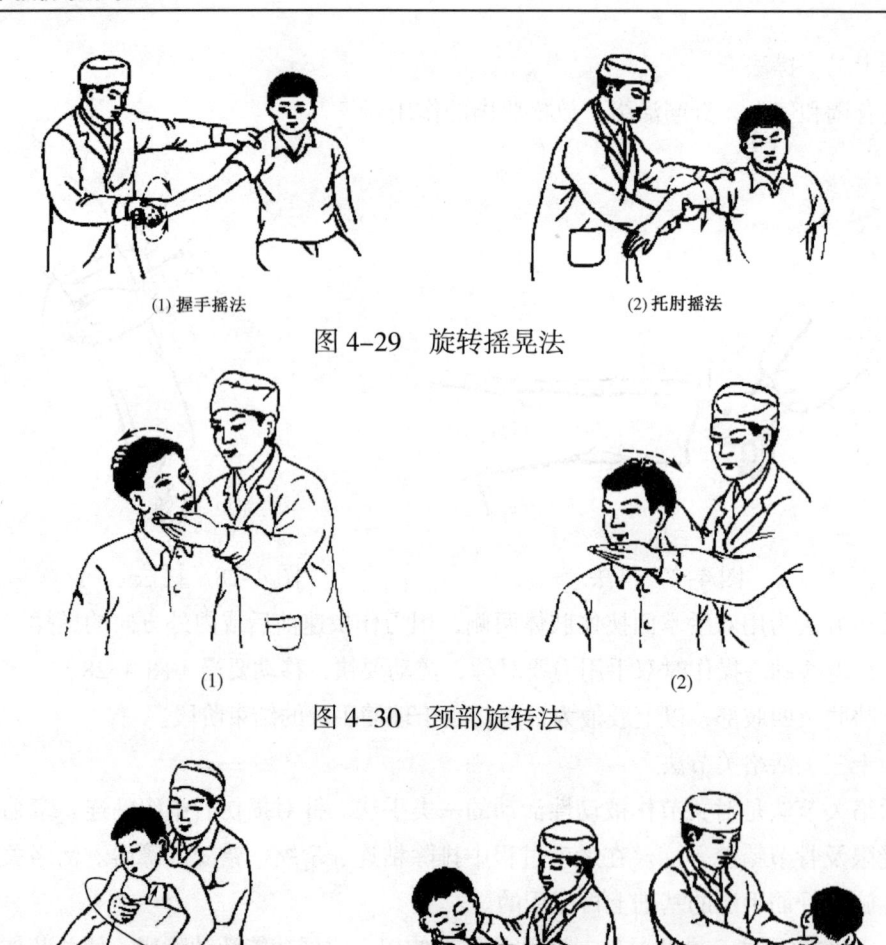

图 4-29　旋转摇晃法

(1)　　　　　　　　　　　　　　　　　　(2)

图 4-30　颈部旋转法

(1)　　　　　　　　(2)

图 4-31　腰部旋转法　　　　　图 4-32　颈椎旋转扳法

旋转摇晃法临床适用于四肢关节及颈、腰椎的关节僵硬、活动障碍。

3. 颈椎旋转扳法（颈椎旋转复位法）：具有调正骨缝、整复错位、滑利关节的功效。操作方法：

（1）定位旋转复位法：以向左旋转复位为例，患者坐位，颈前屈20°～30°，医者站其身后左侧，右手拇指顶住患椎棘突，左手托住患者面颊部，使头部慢慢向左侧旋转，当旋转至有阻力时，左手随即用力作一个有控制的短暂而快速的旋转扳动，右手拇指同时使颈向对侧推压，两手协调动作（图4-32）。此时常可闻及"喀"的声响，同时拇指下有棘突"跳动"感，说明复位成功。

（2）快速旋转复位法：患者坐位，医者立其后，一手扶住其后枕部，另一手托住下颌部，两手轻轻上提，环转摇晃颈部数次，待感到患者颈部肌肉已完全放松后，使其头部向一侧慢慢旋转至有阻力位置时，稍作停顿后，随即两手交错用力作一个有控制的短暂而快速的旋转扳动。此时常可闻及多个椎体的"喀喀"声,左右可各旋转一次。

颈椎旋转扳法主要用于颈椎后关节错缝、颈椎病及落枕等。

4. 腰部旋转扳法:具有调正骨缝,整复错位,滑利关节的作用。

操作方法有二:

(1)腰椎斜扳法:病人侧卧位,患侧下肢在上,屈髋屈膝各90°,健肢伸直,腰部放松。医者面对患者(或立其身后),两手(或两肘部)分别扳推患者的肩前部及臀上部,先轻轻使腰部扭转数次,然后两手交错扳推,待感到旋转有明显阻力时,再突然施加一个增大旋转幅度的猛推(图4-33),此时常可闻及"喀嗒"声,显示手法成功。

(2)腰椎旋转复位法:患者坐于方凳上,腰部放松,两足分开与肩同宽。以向右侧旋转为例,助手面对患者站立,用两腿夹住患者大腿,双手按住大腿根部。医生坐(或弯腰站立)于患者右后侧,右手自患者右腋下穿过,绕至颈后,以手掌扶住其颈项,左手拇指向左顶椎偏歪的棘突,然后先使患者腰椎慢慢前屈至一特定角度(拇指下有棘突活动感)时,右手用力将腰椎向右侧屈旋转,左手拇指同时用力顶椎棘突(图4-34)。常可闻及"喀嗒"声和感到拇指下有棘突跳动感,提示复位成功。

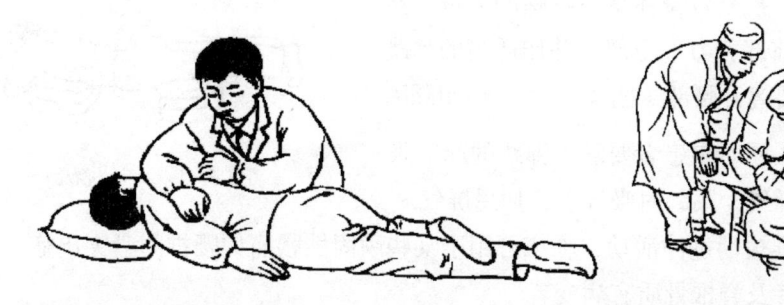

图4-33 腰椎斜扳法　　　　　　　　图4-34 腰椎旋转复位法

腰椎旋转扳法临床可用于腰部扭伤、腰椎后关节紊乱及腰椎间盘突出症。

5. 腰部背伸法:具有松弛腰肌,调正骨缝,牵伸脊椎的功效。

操作方法有二:

(1)立位法:医者与患者背与背紧贴站立,并与患者双肘屈曲相互反扣,然后医者屈膝、弯腰挺臀,将患者反背起,使其双足离地,先作上下或左右晃动,待感到患者腰部放松时,随即着力作一快速的伸膝挺臀动作,使患者脊椎被牵拉过伸(图4-35)。

(2)卧位法:患者俯卧或侧卧,医者一手按压其腰部,另一手托住双侧或一侧下肢快速用力向后扳拉,两手协调动作,使腰部过伸(图4-36)。

图 4-35　立位法 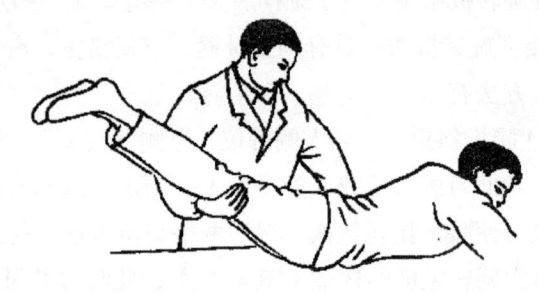　　　　　　　　　图 4-36　卧位法

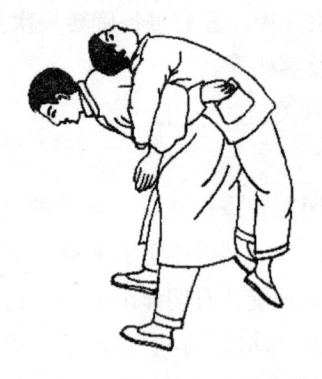

腰部背伸法临床可用于急性腰扭伤，腰椎后关节紊乱，腰椎间盘突出症等。

6. 踩跷法：具有通络止痛、放松肌肉、松解粘连的作用。

操作方法为患者俯卧，在胸部及大腿部各垫枕头数只，使腰（腹）部悬空。医者双手扶住预先设置好的横木架上，控制自身体重及踩踏的力量，然后以单足或双足前部着力于患部，并作适当的弹跳动作，弹足尖不要离开腰部（图 4-37）。控制踩踏力量及弹跳幅度，同时嘱患者要随着弹跳的起落张口呼吸（踩踏时呼气，跳起时吸气），切忌屏气。

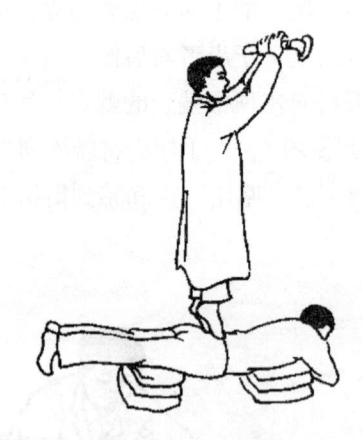

图 4-37　踩跷法

本法可使腰椎被动过伸活动，临床可用于某些顽固性腰痛如腰椎间盘突出症。临床忌用于体质虚弱者及脊椎骨质有病变者。

第四节　固定方法

固定是治疗骨伤科疾病的一种重要手段。损伤（骨折、脱位及筋伤断裂）经手法或手术整复后，为了维持其功能位置，防止（骨折、脱位）再移位，保证损伤愈合，必须予以固定。固定通常分为外固定和内固定两大类。

一、外固定

常用的外固定方法有：夹板固定、石膏固定、牵引固定及外固定器固定。

（一）夹板固定

采用合适的材料（如柳木、杉树皮、竹片等），根据肢体形态加工制成适用于各部

位的夹板，并用布带扎缚，以固定垫配合保持骨折复位后的位置，这种固定方法称夹板固定。

1. 夹板固定的作用原理

（1）扎带约束下的夹板、压垫的外部作用力　捆绑扎带有一定的约束作用力，作用力通过夹板、固定垫和软组织传导至骨折部，维持已整复骨折的位置，防止骨折发生。

（2）肌肉收缩、舒张活动的内在动力　夹板固定一般不超过骨折上下关节，不妨碍肌肉收缩和关节早期活动。肌肉收缩产生的纵向效应，可使骨折断端间产生纵向压力，利于骨折稳定和骨折愈合。

夹板固定后，必须将肢体置于骨折稳定的位置（与移位倾向相反的位置）。如肱骨髁上伸直型骨折应将肘关节固定于屈曲位，使其后方的肱骨头等软组织合页处于紧张状态，以限制骨折远端向后上移位。

2. 夹板的材料性能：

（1）可塑性：可弯曲成各种形状，以适应肢体各部位的外形及生理弧度。

（2）韧性：具备足够的支持力，固定过程中不致弯曲劈裂或折断。

（3）弹性：能适应肌肉收缩时所产生的肢体内部压力变化，发挥持续均衡加压的作用。

（4）易透性：能被 X 线穿透，便于复查。

（5）吸附性及通透性：便于体表汗液散发及皮肤散热，不致发生皮炎和毛囊炎。

3. 夹板规格及制作要求

（1）规格：夹板的大小、厚薄要适宜。①夹板固定一般用 4 块或 5 块，总宽度为所固定肢体周径的 4/5～5/6，各夹板间应留 1~1.5cm 间隙。②夹板的厚度以具备足够的支持力为原则，一般为 1.5～4mm，当长度增加时，厚度亦应相应增加。③夹板的长度应根据患肢的长度、骨折的部位决定，固定方法分不超关节与超关节两种。不超关节固定适用于骨干部骨夹板的长度等于或接近骨折段肢体的长度，以不妨碍上下关节活动为度；超关节固定适用于关节内及近关节骨折，其夹板通常超出关节 2～3cm，以能绑缚扎带为度。

（2）制作要求：夹板的形状要根据骨折的部位和类型，制作成适宜的尺寸和形状，夹板的四角要圆滑，以免夹坏皮肤，需要塑形者，用热水浸泡后再用火烘烤，弯成各种需要的形状，内层附毡垫，外套纱织套备用。

4. 固定垫（压垫）

（1）作用：利用固定垫所产生的压力或杠杆力，以维持骨折整复后的良好的位置，并有轻度矫正残余移位的作用。

（2）材料性能：固定垫的材料应质地柔软，有一定的韧性和弹性，能维持一定的形态，有一定的支持力，能吸水，可散热，对皮肤无刺激，如棉毡、毛头纸等。固定垫内可置金属纱网或金属丝，便于 X 线检查识别其位置。

（3）尺寸：固定垫的大小及厚薄必须根据骨折再移位的倾向及其放置部位而定。

（4）种类：常用的固定垫有以下几种（图4-38）：

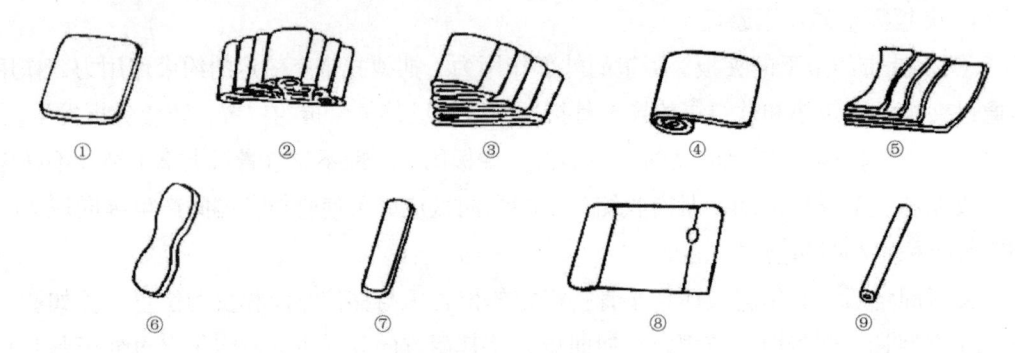

图 4-38 固定垫种类

①平垫；②塔形垫；③梯形垫；④高低垫；⑤抱骨垫；⑥葫芦垫；⑦横垫；⑧合骨垫；⑨分骨垫

①平垫：适用四肢长骨干骨折、肢体平坦处。

②塔形垫：多用于肢体关节凹陷处，如肘关节后侧等。

③梯形垫：适用于肢体斜坡处，如肘关节后侧。

④高低垫：适用于锁骨骨折。

⑤抱骨垫：适用于髌骨骨折及尺骨鹰嘴骨折，呈半月形。

⑥葫芦垫：适用于桡骨头脱位或骨折，呈两头大，中间小的葫芦形。

⑦横垫：适用于桡骨远端骨折。

⑧合骨垫：适用于下尺桡关节脱位。

⑨分骨垫：适用于尺桡骨干、掌、跖骨骨折。

⑩空心垫：适用于踝部内、外踝骨折。

⑪大头垫（蘑菇垫）：适用于肱骨外科颈骨折。

（5）使用方法：使用固定垫时，应根据骨折的类型、移位情况来选用适当的固定垫。常用的固定垫放置法有三种。

①一垫固定法：直接压迫骨折片或骨折部位。多用于移位倾向较强的撕脱性骨折分离移位，或较大的骨折片，如：肱骨内上髁骨折，外髁骨折（空心垫）。

②二垫固定法：将两垫分别置于两骨端原有移位的一侧，以骨折线为界，不能超过骨折线。适用于有侧方移位倾向或残余侧方移位的骨折。

③三垫固定法：一垫置于骨折成角移位的角尖处，另两垫置于尽量靠近骨干两端的对侧，三垫形成加压杠杆力。用于有成角移位倾向或残余成角移位的骨折（图4-39）。压垫的作用仅限于防止骨折再发生侧方移位或成角移位，及矫正残余侧方或成角移位。临床不可依赖压垫进行复位。

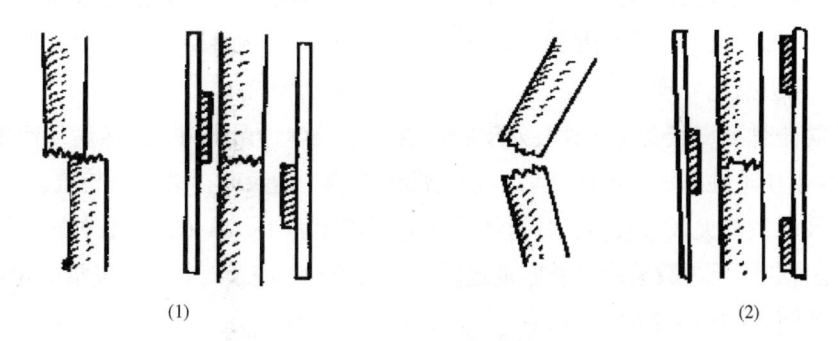

图 4-39　固定垫放置法

（1）两点固定法；（2）三点固定法

5. 扎带

（1）绑扎松紧度：扎带的约束力是夹板外固定力的来源，绑扎的松紧度要适当，过紧可加剧肿胀，压伤皮肤，甚至造成肢体缺血；过松则不起固定作用。扎带绑扎好后，以能不费力地拉动扎带，在夹板上面上下移动1cm为宜（约800g的拉力）。

（2）方法：扎带通常采用宽1.5～2.0cm的布带或使用绷带。原则上应先绑中间的一条或两条，然后绑扎远端的一条，最后绑扎近端的一条。为加强摩擦力，防止松滑，第一结可仿照外科结的打法，第二结打活结。

6. 夹板固定的包扎方法　固定时，应根据骨折部位及类型，患肢的长度及周径选用合适的夹板和压垫，必要时可临时改制，不能勉强凑合应用。夹板固定的包扎方法有简单包扎法及续增包扎法。

（1）续增包扎法：在骨折局部外敷药物并盖上敷料，然后从肢体远端向近端松松地包扎1～2层绷带（固定外敷药物及敷料，使无夹板部位的肢体受压均匀）；放置固定垫，并放置两块起主要作用的夹板，以绷带包扎2周，再放置其他夹板亦用绷带包扎，最后绑缚扎带3～4条。续增包扎法的优点是夹板不易移动，肢体受压均匀，固定较为牢靠。

（2）简单包扎法：敷药、放置压垫等步骤同续增包扎法，只是在安放夹板时是一次将所有夹板等距放置于肢体的四周，然后用扎带3～4条绑扎。必须指出，局部外敷药仅用于稳定性骨折，如用于不稳定性骨折，换药时可导致骨折错位。

7. 夹板固定的适应症和禁忌症

（1）适应症：四肢闭合性骨折（包括关节内和近关节骨折经手法整复成功者），四肢开放性骨折，创面小或经处理创口闭合者。

（2）禁忌症：较严重的开放性骨折；难以整复的关节内骨折；固定不牢靠部位的骨折。

8. 夹板固定后的注意事项

（1）抬高患肢以利消肿：抬高的原则是患部高于心脏水平，其远侧高于患部。如怀疑患肢有可能发生骨筋膜室综合征者，则不宜抬高。

（2）密切观察伤肢血运：固定后1~4d尤应密切观察。主要观察患肢末端脉搏、颜色、感觉、肿胀程度、手指或足趾活动等。如发现有缺血的早期表现，应立即拆开外固定，并采取相应措施处理。

（3）防止骨突皮肤受压：骨突处皮肤因皮下组织少，无肌肉，受压后易产生血运受阻，甚至发生压迫性溃疡，如固定后，骨突部位疼痛，应及时拆开夹板检查。

（4）及时调整夹板松紧度：骨折经整复夹板固定后1~2d内，患肢肿胀加剧，此时应及时放松扎带；反之数天后当肿胀消退时，夹板松动，应及时扎紧。夹板固定后的7~10d内，应每天检查1~2次。

（5）定期进行X线检查：骨折固定后，2周内因骨折尚无纤维连接，故应勤作X线检查（每周2次），如发现骨折移位应及时整复。

及时指导患者练功：应将上述注意事项向患者及家属交待清楚，并将练功的目的意义向患者说明，教会并督促其执行正确的功能锻炼。练功必须主动练习为主，循序渐进。

（二）石膏固定

利用熟石膏遇水可重新结晶而硬化的特性将其做成石膏绷带包绕在肢体上起固定作用，这种固定方法称为石膏固定。临床分为石膏托、石膏板和管型石膏。

石膏固定的优点是能够根据肢体的形状而塑形，干后十分坚固，固定作用确定可靠，便于搬动和护理，不需经常更换。其缺点是，干固定形后，如接触水分可软化变形而失去固定作用。固定后无弹性，难以适应肢体在创伤后的进行性肿胀，容易发生过紧现象，而肢体一旦消肿，又易发生过松现象，且其固定范围较大，固定期内无法进行功能锻炼，易遗留关节僵硬等后遗症。

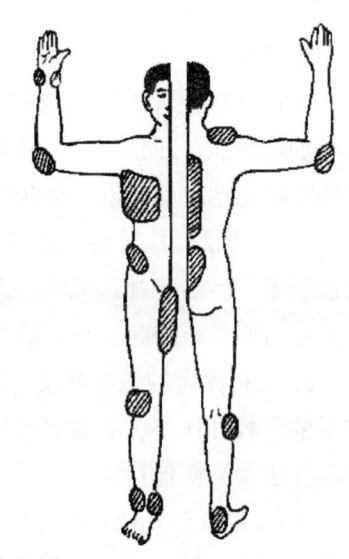

图4-40 衬垫放置部位

1. 操作技术及步骤

（1）体位：将患肢置于功能位（或特殊要求的体位）进行固定，并由专人扶持或用石膏床牵引架维持。

（2）放置衬垫：按有垫或无垫石膏的要求放置。一般用棉卷或棉纸卷缠绕骨突部位或整个肢体（图4-40）。

（3）制作石膏条：用干石膏绷带，按要求铺展，折叠数层，制成干石膏条，然后折好，捏住其两端放入水中浸泡，取出挤去多余水分后应用。

（4）石膏绷带的浸泡及去水：将石膏卷或折叠好的石膏条轻轻平放于30~40℃的温水桶内，根据操作速度，每次放入1~2个，待气泡出尽后取出，以手握其两端，挤去多余水分，即可使用（图4-41）。

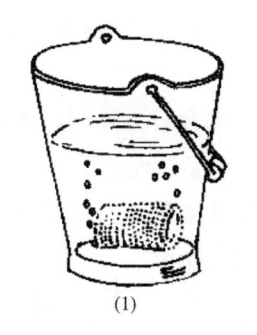

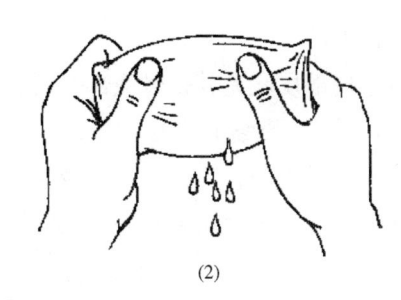

图4-41 石膏绷带的浸泡与挤水

（5）包扎石膏绷带的基本方法及注意事项：

①一般由上而下顺序包缠，要将石膏卷贴着肢体向前滚动，使下圈绷带盖住上圈的1/3，并注意保持石膏绷带的平整。

②在躯干及肢体的曲线明显，粗细不等之处，当需向上、下移动绷带时，要提起绷带的松弛部分拉回打折，使绷带贴合体表，不能采用翻转石膏卷的办法消除绷带的松弛部分，否则，可在石膏绷带的内层形成皱褶而压迫皮肤（图4-42）。

③操作要迅速、敏捷、准确，两手相互配合，即一手缠绕绷带，另一手朝相反方向抹平。

④整个石膏的厚度以不折裂为原则，一般为8～12层。

⑤石膏干固前，不能变动患肢的体位，否则会使石膏折裂而失去固定作用，助手在托扶石膏时只能用手掌，而不可用手指抓握，因其同样会造成石膏内凸而压迫患肢。

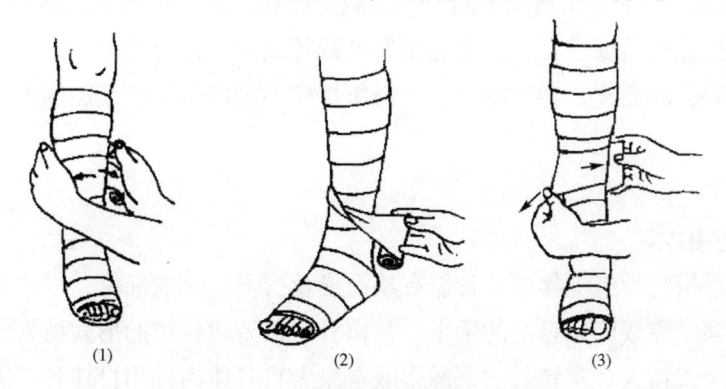

图4-42 包扎石膏绷带的方法

（6）塑捏成形、修整及标记：当石膏绷带包至一定厚度尚未硬固时，可用手掌在一定部分施加适当均匀，平面性的压力，使石膏能与肢体的轮廓相符（须在数分钟内完成），以增强石膏的固定性能，如足弓的塑形。

2. 固定后注意事项

（1）石膏固定完成后，要维持其体位直至完全干固，以防折裂。

（2）抬高患肢，以利消肿，下肢可用软枕垫高，上肢可用输液架悬挂。

（3）患者应卧木板床，并须用软垫垫好石膏。

（4）寒冷季节应注意患肢外露部分保暖。炎热季节，对包扎大型石膏的病人，要注意通风，防止中暑。

（5）防止局部皮肤尤其是骨突部受压，并注意患肢血液循环有无障碍，如有肢体受压现象，应及时将石膏纵行全层剖开松解，进行检查，并作相应处理。

（6）石膏固定期间，应指导患者及时进行未固定关节的功能锻炼，及石膏内肌肉收缩活动，并定期进行X线摄片检查。必须固定于肢体关节的功能位。

第五节　手术疗法

自古以来，手术疗法一直是中医治疗疾病的重要手段之一。骨伤手术在隋唐时期已开展，唐·蔺道人《仙授理伤续断秘方》载："凡皮破骨出差爻，拔伸不入，搏捺相近，争一二分，用快刀割些捺入骨"。至元代，手术与麻醉技术有所发展，危亦林《世医得效方·正骨兼金镞科》有麻醉下进行骨伤手术的记载。手术疗法可用以弥补其他疗法的不足。

一、截骨术

截骨术的目的是截断骨骼，改变其方位、角度、长度等，并重新对合，以矫正畸形，改变负重力线。截骨术有楔形截骨术，旋转截骨术及移位截骨术三种。

行截骨术前，须根据X线片准确地测定截骨位置，方向和角度。操作时，应根据术前确定的截骨位置和角度，在骨面准确刻划出截骨线后，再行截骨。截骨位置应尽量选择在血液供给好，断面宽，容易愈合，含松质骨较多的部位（如干骺端）；或选择在畸形最明显的部位。

二、骨移植术

骨移植术是指将骨组织移植至骨骼有缺损或骨折不愈合的部位，以达到填充缺损，促进愈合及加强支撑或固定目的的手术。移植骨可以游离骨块的形式植入，亦可以带肌蒂或血管蒂的形式植入。移植骨的来源多取自患者自身体内称为自体骨，因其不存在免疫排斥反应的问题，故成功率较高。

第六节　练功疗法

练功疗法古称导引，它是通过肢体运动的方法来防治某些伤病，促使肢体功能加速恢复的一种方法。张介宾在《类经》注解中说："导引，谓摇筋骨，动肢节，以行气血也"，"病在肢节，故用此法"。

1. 徒手锻炼

（1）患肢自主锻炼：指患者在医生的指导下，进行患肢的自主锻炼，以促使功能尽快恢复，防治关节僵硬、肌肉萎缩等并发症。其主要形式有：患肢肌肉的等长收缩，伤病早期未固定关节的活动以及后期受累关节的锻炼等。

（2）全身锻炼：指患者在医生的指导下，进行全身锻炼，可促进血液循环，提高整体脏腑组织器官的功能，促进伤病恢复。

2. 器械锻炼：即采用器械辅助锻炼，其主要目的是加强伤肢的负荷，弥补徒手锻炼的不足，以尽快恢复伤肢的肌肉力量和关节功能。蹬车、手拉滑车、握搓健身球、足蹬滚棒等。

一、练功疗法的作用

1. 活血化瘀、消肿定痛：损伤后瘀血凝滞，络道阻塞不通而致疼痛肿胀。
2. 濡养筋络、滑利关节：损伤后局部气血不充，筋失所养，酸痛麻木。
3. 防治肌肉萎缩：骨折、脱位及严重筋伤往往因制动而致肢体废用，必然导致某种程度的肌肉萎缩。
4. 防治关节粘连和骨质疏松：关节粘连和骨质疏松的原因是多方面的，但其最主要的原因是患肢长期固定和缺乏活动锻炼。
5. 促进骨折愈合：功能锻炼能促进气血循行，起祛瘀生新之效而有利于接骨续损。
6. 促进功能恢复：损伤可致全身气血脏腑功能失调，并能由此而致风寒湿邪侵袭。

二、应用原则及注意事项

1. 根据患肢损伤的具体情况及不同阶段指导患者进行针对性锻炼，并督促患者执行。
2. 将功能锻炼的目的、意义及必要性向患者说明，充分发挥其主观作用，增强其信心和耐心。

（1）上肢练功的主要目标是恢复手的运用功能。

（2）下肢练功的主要目标是恢复负重和行走功能。

3. 以主动锻炼为主，辅以被动活动：骨关节损伤的治疗目的主要是恢复患肢功能，而功能的恢复必须通过患者的主动锻炼才能取得，任何治疗都无法代替而只能辅助或促进主动锻炼。

4. 加强有利的活动，避免不利的活动：如在骨折的功能锻炼中，凡与骨折原始移位方向相反的活动，因其有助于维持骨折的对位，防止再移位（如屈曲型胸腰椎椎体压缩性骨折的腰背肌功能锻炼，外展型肱骨外科颈骨折的内收活动等），故属于有利的活动，应得到加强；反之，与骨折移位方向一致的活动，可造成骨折的再移位或不利于骨折的愈合，故应予避免。应经常检查患者的锻炼方式是否得当，锻炼效果是否良好，并及时纠正错误。

5. 循序渐进，持之以恒：功能锻炼不可急于求成，而应严格掌握循序渐进的原则，锻炼的力度由弱至强，动作的幅度由小渐大，次数由少到多，时间由短至长，尤其重要的是练功的方式应适应创伤修复各个阶段的病理特点。

三、锻炼方法

（一）颈部锻炼方法

1. 前屈后伸法：坐或站立位，双足分开与肩等宽，吸气时头部后仰，使颈部充分后伸，呼气时颈部尽量前屈。

2. 颈部侧屈法：吸气时头部向左侧屈，呼气时头部回归正中位，随后再如法作右侧屈及回归动作。

3. 颈部左右旋转法：吸气时，头颈向右后转，眼看右后方，呼气时回归中位；后如法向左后转及回归动作。

4. 颈部前伸旋转法：吸气时头部前伸并侧转向右前下方，眼看右前下方；呼气时头颈回归正中位，随后如法作头颈前伸向左前下方及回归动作（图4-43）。

5. 颈部后伸旋转法：吸气时头颈尽力转向后上方，眼看右后上方，呼气时回归正中位；随后如法作头颈部向左后上方转及回归动作。

6. 颈部环转法：头颈部向左右各环转数次，此法实为上述活动的综合。

（二）腰部锻炼方法

1. 前屈后伸法：站立位，两足分开与肩等宽，双下肢保持伸直，腰部前屈手掌尽量着地；后仰时双下肢仍保持伸直位，腰部尽量过伸，上半身后仰。

2. 侧屈法：姿势同前腰部向左或向右作充分侧屈活动，每次均应达到最大限度。

图4-43 颈部前伸旋转法   图4-44 腰部旋转法

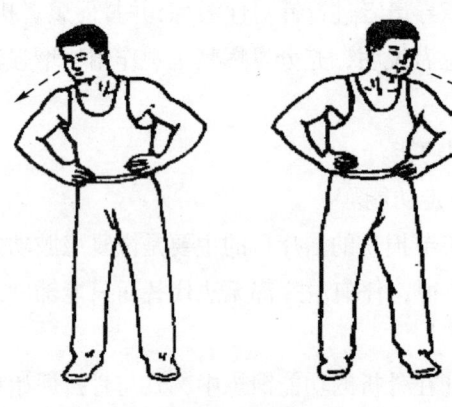

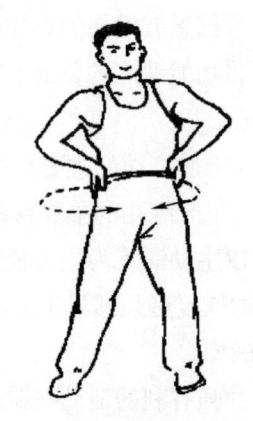

3. 旋转法：姿势同前，两肩外展，双肘屈曲，上半身向左或向右作转身活动，每次均应达到最大限度，眼睛的视线亦应随之转向左后方或右后方（图4-44）。

4. 回旋法：姿势同前，两腿伸直，上身正直，两手托护腰部，作腰部向左或向右作大回旋运动（自左向前，右后作回旋动作及自右向前、左后回旋），此法实为上述三法动作的综合（图4-45）。

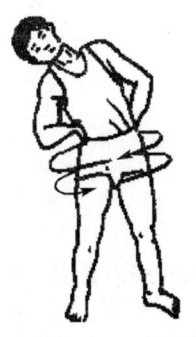

图4-45　腰部回旋法　　　　　　　　图4-46　五点支撑法

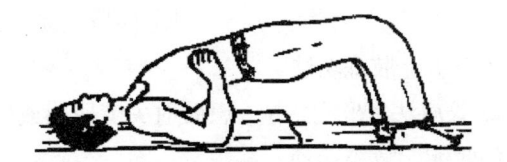

5. 仰卧起坐法：患者仰卧于硬板床上，两上肢向前伸直的同时逐渐坐起，弯腰直至两手触及足尖。

6. 仰卧位腰背肌锻炼之一（五点支撑法）：患者仰卧，先屈肘伸肩，后屈膝伸髋，同时收缩腰背肌，以两肘、两足和头枕部五点支重，使身体背腰部离开床面，维持一定时间然后恢复原位（图4-46）。

7. 仰卧位腰背肌锻炼之二（三点支撑法）：患者仰卧，两肘屈曲贴胸以两足头顶二点支重，使整个身体离开床面（图4-47）。

8. 仰卧位腰背肌锻炼之三（拱桥式支撑法）：患者仰卧，两臂后伸，两腕极度背伸，两脚和两手用力将身体完全撑起，呈拱桥式悬空（图4-48）。

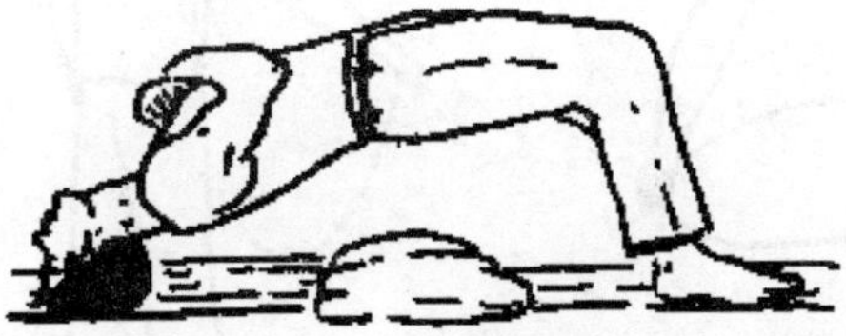

图4-47　三点支撑法 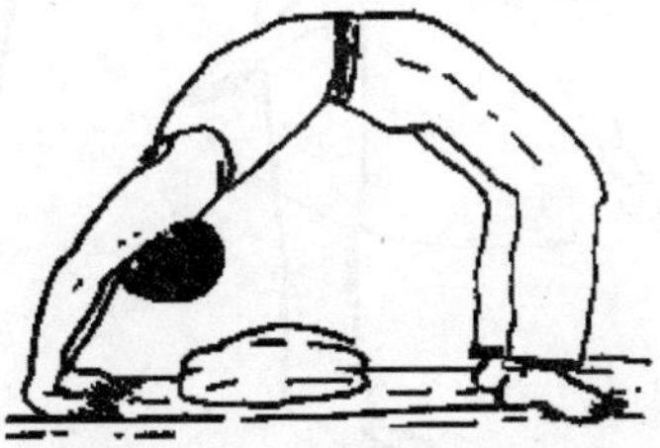　　　　　　　　图4-48　拱桥式支撑法

9. 俯卧位腰背肌锻炼法（图4-49）：准备姿势为患者俯卧，头转向一侧；两腿交替向后作过伸动作；两下肢同时向后作过伸动作；两腿不动，两上肢后伸，头颅抬起，使胸部离开床面；头胸和两下肢同时离开床面，仅腹部与床面接触。

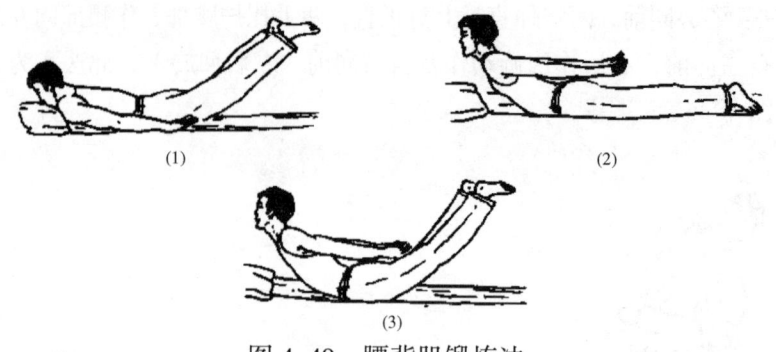

图 4-49 腰背肌锻炼法

（三）上肢练功法

1. 耸肩法：坐或站位，患肢肘关节屈曲或轻屈，以健手扶托患肢前臂，患肩作向上、向下的收缩、放松运动。

2. 前后摆臂法：站立两足分开与肩同宽，弯腰，两上肢交替前后摆动，幅度由小至大，直至最大幅度（图4-50）。

3. 弯腰划圈法：站立，两足分开，与肩同宽，向前弯腰90°，患侧上肢下垂，作顺、逆时针划圈回环动作，幅度由小至大，速度由慢到快（图4-51）。

4. 肩臂回旋法：站立，姿势同上，健手叉腰，患肢外展90°握拳，先向前作回环旋转，再向后作回环旋转，速度由慢到快，幅度由小至大（图4-52）。

5. 手指爬墙法：面对或侧身向墙站立，用患侧手指沿墙徐徐向上爬行，使上肢高举到最大限度，然后沿墙下移回归原位（图4-53）。

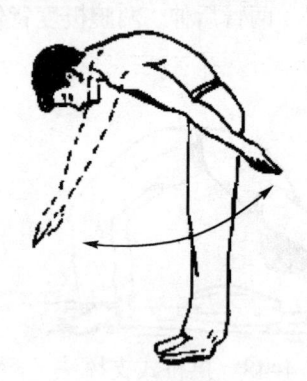

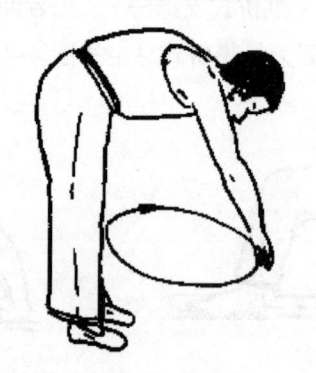

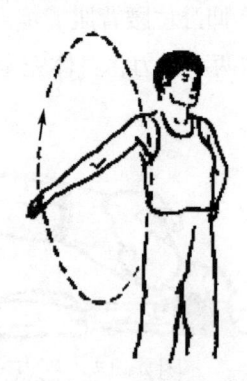

图 4-50 前后摆臂法　　图 4-51 弯腰画圆法　　图 4-52 肩臂回旋法

6. 推肘收肩法：患肘屈曲，腕部尽可能搭在健肩上，健手托住患肘，将患臂尽量内收向健侧，然后回归原位。

图 4-53　手指爬墙法　　　　　　　图 4-54　反臂拉手法

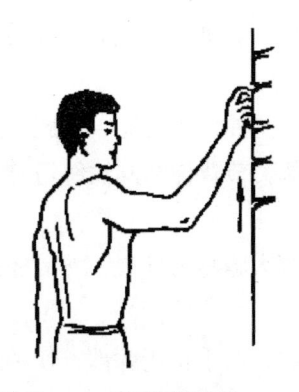

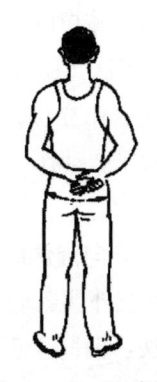

7. 反臂拉手法：患肩后伸内旋，腕背贴于腰部，然后健手从背后将患手拉向健侧肩胛骨（图 4-54）。

8. 手拉滑车法：坐或站立于滑车下，两手持绳的两端。健手用力牵拉带动患肢来回拉动，幅度可逐渐增大。

9. 反掌上举法：站立，两足分开与肩同宽，两手放在胸前手指交叉，掌心向上，反掌向上抬举上肢，同时眼看手指，然后还原。可由健肢用力帮助患臂上举，高度逐渐增加。

10. 肘部屈伸法：坐位，患肢上臂平放于台面，前臂旋后，握拳，健手握患肢前臂，并带动患肘作屈曲伸直锻炼，尽力活动至最大范围。

11. 前臂旋转法：坐或立位，屈肘 90°，作前臂旋前、旋后活动，旋前时握拳，旋后时还原变掌；或旋后时握拳，旋前时还原变掌。

12. 腕屈伸法：患肢腕关节用力作背伸、掌屈的动作或采用合掌压腕法：屈肘、前臂贴于胸前，两手掌或手背相贴，然后用力压腕。

13. 腕侧偏法：坐或立位，屈肘前臂中立位，患肢腕关节用力作尺偏及桡偏运动，尽力达到最大限度。

（四）下肢练功法

1. 直腿抬高法：仰卧位，两下肢伸直，患肢用力伸直后慢慢屈髋，将整个下肢抬高，然后再逐渐放回原位，两下肢可交替进行，反复多次（图 4-55）。

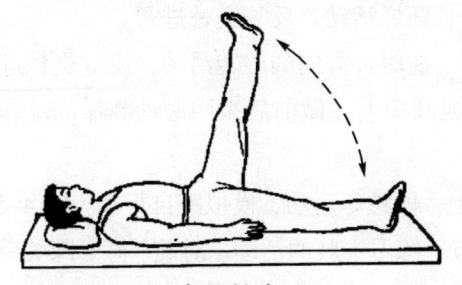

图 4-55　直腿抬高法　　　　　　　图 4-56　举屈蹬空法

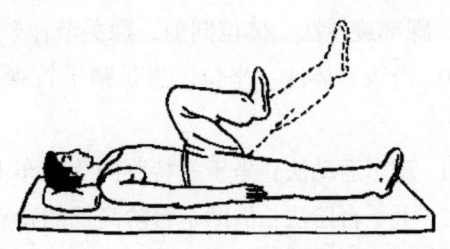

2. 举屈蹬空法：体位同上；将患肢直腿抬高45°时，屈髋、屈膝，然后用力伸直向外上方蹬出，反复多次（图4-56）。

3. 箭步压腿法：站立位，患腿向前迈出一大步，呈屈曲前弓态，健腿在后伸直，双手扶住患侧大腿做压腿动作，尽量使膝关节屈曲，踝关节背伸，同法练习健腿，两腿交替练习多次。

4. 侧卧展腿法：向健侧卧位，下肢伸直，将患侧大腿尽力外展，然后还原；继之向患侧卧位做健侧下肢外展运动。

5. 半蹲转膝法：两脚立正，足跟并拢，两膝微屈，两手扶于膝部，使两膝作顺、逆时针方向回旋动作。

6. 屈膝下蹲法：两足开立，与肩同宽，足尖着地，足跟轻提，两臂伸直平举，或两手扶住固定物，随后两腿下蹲，尽可能使臀部触及足跟。

7. 四面摆踢法：双下肢并立，两手叉腰四指在前，然后做下列动作：患肢大腿保持原位，小腿向后提起，然后患足向前踢出，足部尽量跖屈，还原；患侧小腿向后踢，尽量使足跟触及臀部，还原；患侧下肢抬起屈膝，患足向里横踢（髋外旋）像踢键子一样，还原；患侧下肢抬起屈膝，患腿向外横踢（髋内旋）；继之换健侧下肢做同样动作。必要时，双手可扶住床架稳定身体，然后练习。（图4-57 四面摆踢法）

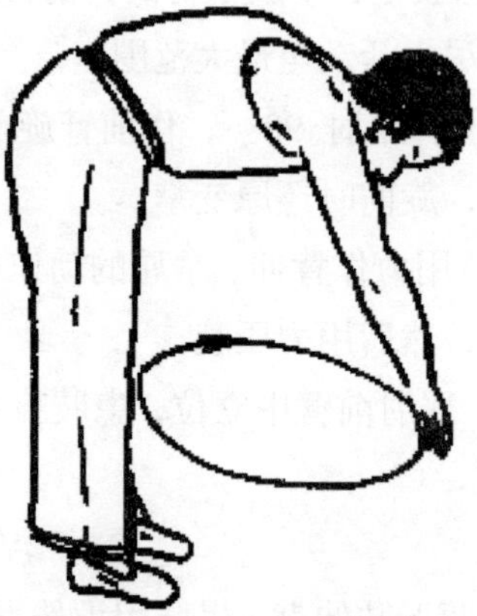

图4-57 四面摆踢法

8. 踝部屈伸法：仰卧或坐位，足作背伸、跖屈活动，反复交替进行。

9. 踝部旋转法：体位同前，踝关节作顺、逆时针方向的旋转活动，反复交替进行。

10. 蹬滚木棒法：坐位，患足踏于竹管或圆棒上，做前后来回滚动圆棒的动作（图4-58）。

11. 蹬车运动法：坐于一特制的练功车上，做蹬车运动，模拟踏自行车（图4-59）。

12. 上下台阶法：借助于台阶高低的特点，练习下肢的活动。对髋、膝、踝关节的功能恢复均有帮助。

13. 负重伸膝法：坐位，患肢足部负一小沙袋，然后慢慢伸直膝关节，再慢慢屈膝，反复多次。

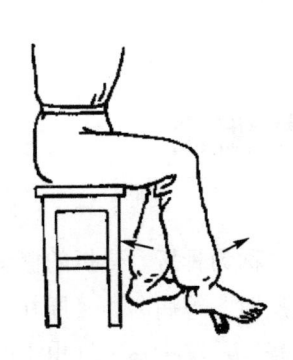

图 4-58 蹬滚木棒法　　图 4-59 蹬车运动法

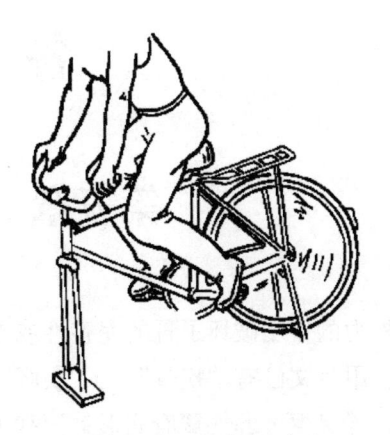

各 论

第五章 骨折概论

由于外力的作用破坏了骨的完整性或连续性，称为骨折。骨折的概念，古人很早就有所认识，甲骨文已有"疾骨"、"疾胫"、"疾肘"等病名；《周礼·天官》记载了"折疡"；《灵枢·邪气藏府病形》记载了"折脊"；汉·马王堆出土的医籍也记载了"折骨"；骨折这一病名，出自唐·王焘《外台秘要》。

第一节 骨折的病因病机

一、骨折的病因

（一）外因

1. 直接暴力：骨折发生于外来暴力直接作用的部位，如打伤、压伤、枪伤、炸伤及撞击伤等。这类骨折多为横断骨折或粉碎性骨折，骨折处的软组织损伤较严重。若发生在前臂或小腿，两骨骨折部位多在同一平面。如为开放性骨折，则因打击物由外向内穿破皮肤，故感染率较高。

2. 间接暴力：发生于远离于外来暴力作用的部位。间接暴力包括传达暴力、扭转暴力等。多在骨质较弱处造成斜形骨折或螺旋形骨折，骨折处的软组织损伤较轻。若发生在前臂或小腿，则两骨骨折的部位多不在同一平面。如为开放性骨折，则多因骨折断端由内向外穿破皮肤，故感染率较低。

3. 肌肉牵拉力：由于筋肉急骤的收缩和牵拉可发生骨折，如跌倒时股四头肌剧烈收缩可导致髌骨骨折。

4. 累积性力：持续性劳损骨骼长期反复受到震动或形变，外力的积累，可造成慢性损伤的疲劳骨折。多发生于长途跋涉后或行军途中，以第二、三跖骨及腓骨干下 1/3 疲劳骨折为多见。这种骨折多无移位，但愈合缓慢。

（二）内因

1. 年龄和健康状况。

2. 骨的解剖部位和结构状况。

3. 骨骼的病变：如先天性脆骨病、营养不良、佝偻病、甲状旁腺功能亢进症、骨囊肿、骨结核、化脓性骨髓炎、原发性或转移性骨肿瘤等，骨骼本身已有病变或骨质已遭破坏，若遭受轻微的外力，就能导致骨折。这类骨折是原发疾病发展的必然结果，而骨折往往是这些疾病使人注意的首要症状。

二、骨折的移位

骨折移位方式有下列 5 种（图 5-1）：

(1)成角移位　(2)侧方移位　(3)缩短移位　(4)分离移位　(5)旋转移位

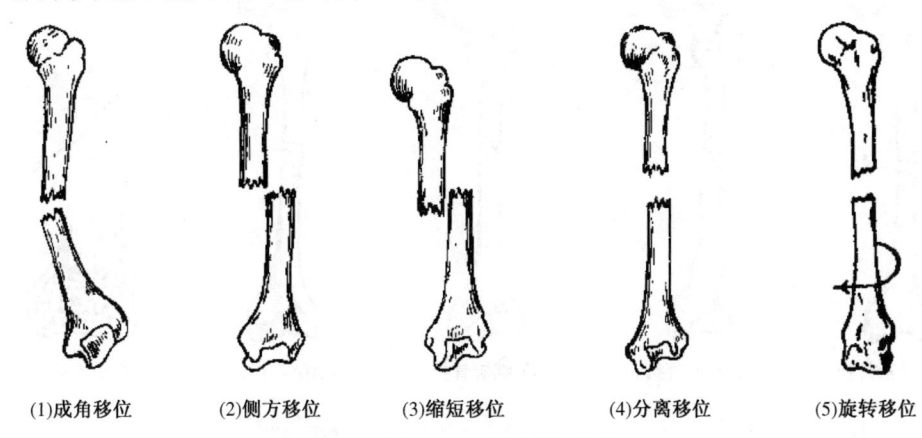

图 5-1　骨折的移位

1.成角移位：两骨折段之轴线交叉成角，以角顶的方向称为向前、向后、向内或向外成角。

2.侧方移位：两骨折端移向侧方，四肢按骨折远段的移位方向称为向前、向后、向内或向外侧方移位；脊柱则以上位椎体移位方向来分。

3.缩短移位：两骨折端互相重叠或嵌插，骨的长度因而缩短。

4.分离移位：两骨折端互相分离，骨的长度增加。

5.旋转移位：骨折段围绕骨之纵轴而旋转。

第二节　骨折的分类

一、根据骨折处是否与外界相通分

1. 闭合骨折：骨折断端不与外界相通者。
2. 开放骨折：有皮肤或黏膜破裂，骨折处与外界相通者。

二、根据骨折的损伤程度分

1. 单纯骨折：无并发神经、重要血管、肌腱或脏器损伤者。
2. 复杂骨折：并发神经、重要血管、肌腱或脏器损伤者。

3. 不完全骨折：骨小梁的连续性仅有部分中断者。

4. 完全骨折：骨小梁的连续性中断者。管状骨骨折后形成远近两个或两个以上的骨折段。

三、根据骨折线的形态分（图5-2）

(1)横断骨折　　(2)斜形骨折　　(3)螺旋骨折　　(4)粉碎骨折　　(5)嵌插骨折

(6)压缩骨折　　(7)裂缝骨折　　(8)青枝骨折　　(9)骨骺骨折

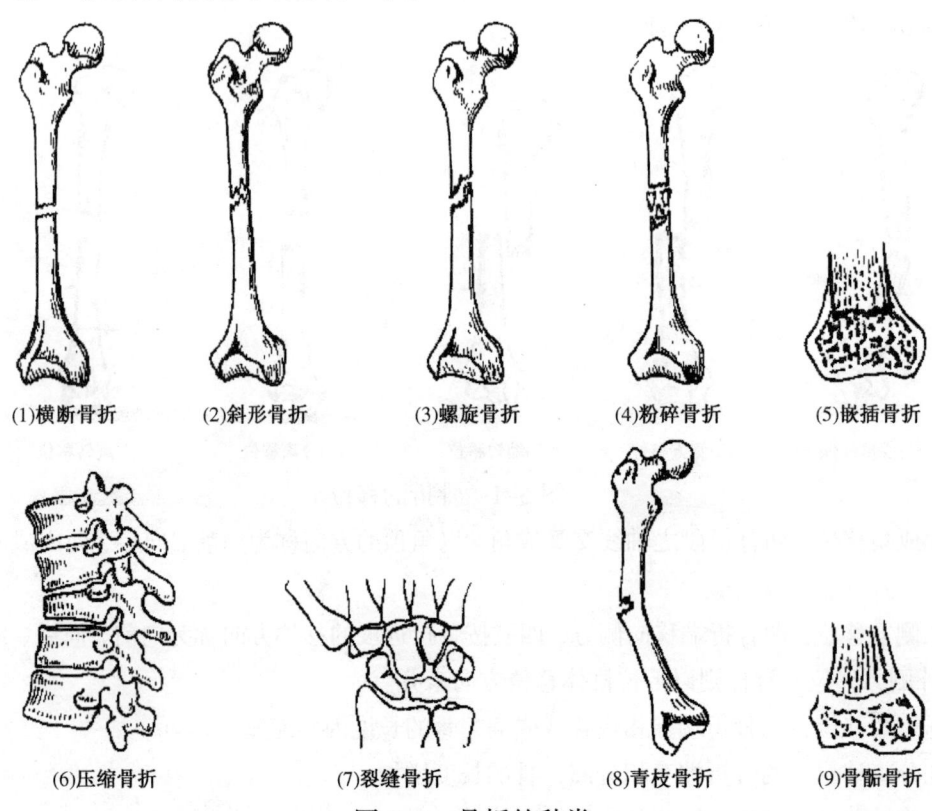

图 5-2　骨折的种类

1. 横断骨折：骨折线与骨干纵轴垂直或接近垂直。

2. 斜形骨折：骨折线与骨干纵轴斜交成锐角。

3. 螺旋形骨折：骨折线呈螺旋形。

4. 粉碎骨折：骨碎裂成三块以上，称粉碎骨折。骨折线呈"T"形或"Y"形时，又称"T"型或"Y"型骨折。

5. 嵌插骨折：发生在长管状骨干骺端密质骨与松质骨交界处。骨折后，密质骨嵌插入松质骨内，可发生在股骨颈和肱骨外科颈等处。

6. 压缩骨折：松质骨因压缩而变形，如脊椎骨、跟骨骨折等。

7. 裂缝骨折：或称骨裂，骨折间隙呈裂缝或线状，常见于颅骨、肩胛骨等处。

8. 青枝骨折：多发生于儿童。仅有部分骨质和骨膜被拉长、皱折或破裂，骨折处有成角、弯曲畸形，与青嫩的树枝被折时的情况相似。

9.骨骺分离：发生在骨骺板部位，骨骺与骨干分离，骨骺的断面可带有数量不等的骨组织，故骨骺分离亦属骨折的一种。见于儿童和青少年。

四、根据骨折整复后的稳定程度分

1. 稳定骨折：复位后经适当外固定不易发生再移位者。
2. 不稳定骨折：复位后易于发生再移位者。

五、根据骨折后就诊时间分

1. 新鲜骨折：伤后 2~3 周以内就诊者。
2. 陈旧骨折：伤后 2~3 周以后就诊者。

六、根据受伤前骨质是否正常分

1. 外伤骨折：骨折前，骨质结构正常，纯属外力作用而产生骨折者。
2. 病理骨折：骨质原已有病变，经轻微外力作用而产生骨折者。

第三节 骨折的诊断

一、受伤史

应了解暴力的方式、性质、方向、大小、作用部位，受伤姿势，受伤现场情况等，充分估计伤情。

二、临床表现

（一）全身情况：轻微骨折可无全身症状。一般骨折，由于瘀血停聚，积瘀化热，常有发热（体温一般在 38.5℃以内），5~7 天后体温逐渐降至正常，无恶寒或寒战，兼有口渴、口苦、心烦、尿赤便秘、夜寐不安、脉浮数或弦紧、舌质红、苔黄厚腻等症。如合并外伤性休克和内脏损伤等，还有相应的表现。

（二）局部情况

1. 一般症状

（1）疼痛和压痛：骨折后，骨折部出现不同程度的疼痛、直接压痛和间接压痛。

（2）肿胀和瘀斑：骨折后，伤处出现肿胀。若骨折处出血较多，即成瘀斑。

（3）活动功能障碍：骨折后肢体失去杠杆和支柱作用，以及剧烈疼痛、肌肉痉挛、软组织损伤等影响，故伤肢活动功能障碍。

2. 骨折特征

（1）畸形：骨折后常因暴力作用、肌肉或韧带牵拉、肢体重力和搬运不当等使断端发生移位，出现肢体外形改变而产生畸形。如缩短、成角、旋转等畸形。

（2）骨擦音：骨折断端相互触碰或摩擦而产生的响声。

（3）异常活动：骨干部无嵌插的完全骨折，可出现好象关节一样能屈曲旋转的不正常活动，又称假关节活动。

畸形、骨擦音和异常活动是骨折的特征，这三种特征只要有其中一种出现，在排除关节脱位、肌腱韧带断裂或其他病变引起肢体畸形时，即可在临床上初步诊断为骨折。但在检查时不应主动寻找骨擦音或异常活动，以免增加患者痛苦。

三、X线检查

X线检查不仅能对骨折存在与否加以确认，而且还能显示骨折类型、移位方向、骨折端形状等情况。

X线摄片包括正、侧位，并须包括邻近关节，有时还要加摄特定位置或健侧相应部位的对比X线片。

尽管X线检查对于骨关节损伤的诊断如此重要，但决不应单纯依赖它去发现损伤，否则便有可能为X线照片的假象所蒙蔽。有些无移位的腕舟状骨折、股骨颈骨折早期，或肋软骨骨折，X线片不容易发现。

第四节　骨折的并发症

人体受暴力打击后，除发生骨折外，还可能有各种全身或局部的并发症。

一、外伤性休克

外伤性休克是机体对于由损伤部位传来的过度刺激所起的异常严重的神经反射性反应。休克的初期，中枢神经系统和机体的整个活动都处于兴奋状态，以后，由于损伤部位的感觉神经和组织器官内的感受器不断地将刺激传入大脑皮质，使皮质和皮质下中枢产生产生深度的抑制，因而全部的机体活动就处于抑制状态。

休克常发生在大面积烧伤和腹腔、胸腔、股骨和大关节的严重损伤。凡是疲劳、饥饿、炎热、寒冷、精神抑郁，特别是长期化脓和感染，或是创伤前有失血等情况，都促进休克的发生。

二、感染

开放性骨折如不及时清创或清创不彻底,可引起化脓性感染,严重者可导致骨髓炎、败血症等。

三、内脏损伤

1. 肺损伤:肋骨骨折可合并胸膜、肺实质损伤或肋间血管破裂,可引起血胸或闭合性气胸、开放性气胸、张力性气胸或血气胸。

2. 肝、脾破裂:暴力打击胸壁下部时,除可造成肋骨骨折外,还可发生肝或脾破裂,特别在有脾肿大时更易破裂,形成严重内出血和休克。

3. 膀胱、尿道、直肠损伤:耻骨和坐骨支同时断裂时,容易导致后尿道损伤,若此时膀胱处于充盈状态,则可被移位的骨折端刺破,这种膀胱损伤多为腹膜外损伤。骶尾骨骨折还可并发直肠损伤。

四、重要动脉损伤

多见于严重的开放性骨折和移位较大的闭合性骨折。如肱骨髁上骨折伤及肱动脉(图5-3),股骨髁上骨折伤及腘动脉,胫骨上段骨折伤及胫前或胫后动脉。动脉损伤可有下列几种情况:

(1)开放性骨折合并动脉破裂则鲜血从伤口喷射流出;

(2)由于骨折压迫或刺伤可发生血管痉挛,使血流不畅或完全不通,导致血栓形成;

(3)动脉被骨折端刺破,形成局部血肿,后期可形成假性动脉瘤,若动、静脉同时被刺破,可形成动、静脉瘘。重要动脉损伤后,肢体远侧疼痛麻木、冰冷、苍白或紫绀、脉搏消失或减弱。

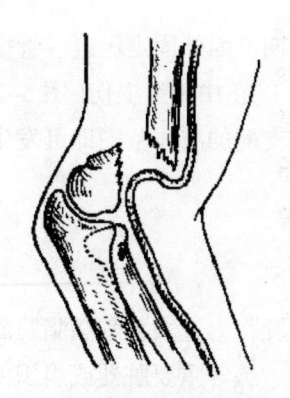

图 5-3 伸直型肱骨髁上骨折损伤肱动脉

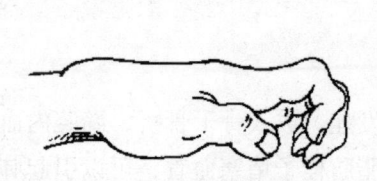

图 5-4 缺血性肌挛缩典型畸形

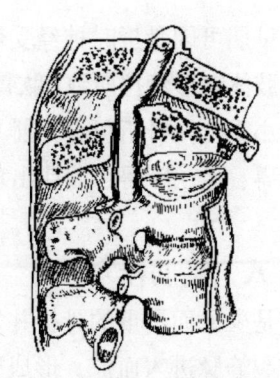

图 5-5 脊柱骨折脱位时损伤脊髓

五、缺血性肌挛缩

这是筋膜间隔区综合征产生的严重后果。上肢多见于肱骨髁上骨折或前臂双骨折，下肢多见于股骨髁上或胫骨上端骨折。如《诸病源候论·金疮病诸候》说："此由伤绝经筋，荣卫不得循行也，其疮虽愈，筋急不得屈伸也。"上、下肢的重要动脉损伤后，血液供应不足或因包扎过紧，前臂或小腿的肌群因缺血而坏死。神经麻痹，肌肉坏死，经过机化后，形成瘢痕组织，逐渐挛缩而形成特有的畸形如：爪形手、爪形足，可造成严重的残废（图5-4）。

六、脊髓损伤

多发生在颈段和胸、腰段脊柱骨折脱位时，形成损伤平面以下的截瘫（图5-5）。

七、周围神经损伤

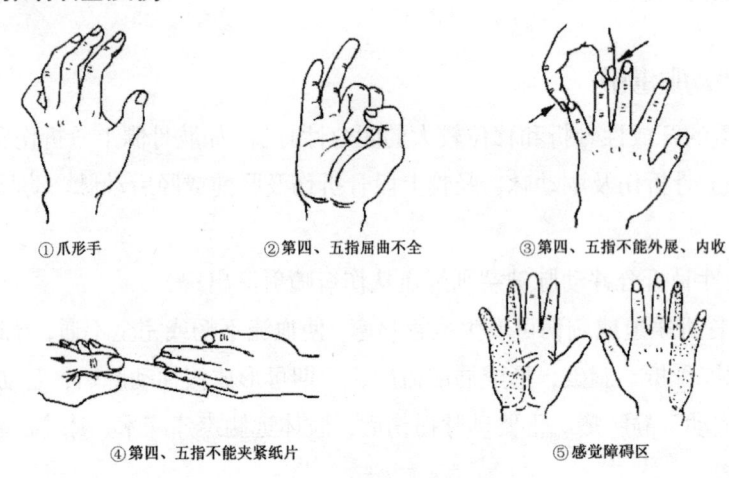

①爪形手　　②第四、五指屈曲不全　　③第四、五指不能外展、内收

④第四、五指不能夹紧纸片　　⑤感觉障碍区

图5-9　腓总神经损伤

早期可因骨折时神经受牵拉、压迫挫伤或刺激所致。后期可因外固定压迫、骨痂包裹或肢体畸形牵拉所致。肱骨髁上骨折可合并桡神经（图5-6）、正中神经损伤（图5-7）。腓骨小头上端骨折可合并腓总神经损伤。神经损伤后，其所支配的肢体范围即可发生感觉障碍、运动障碍，后期出现神经营养障碍。

八、脂肪栓塞

是少见而严重的骨折并发症。成人骨干骨折，髓腔内血肿张力过大，骨髓脂肪滴通过破裂静脉进入血流，形成脂肪栓子堵塞血管，可以引起肺、脑等重要脏器或组织的缺血，因而危及生命。

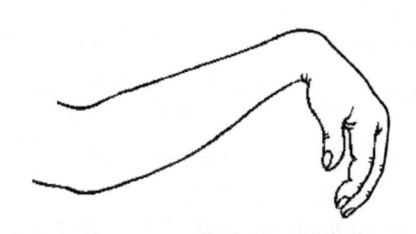

① 腕下垂、拇指不能外展和背伸　　　　　　②感觉障碍区

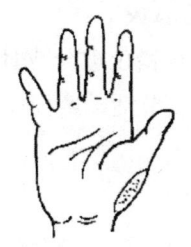

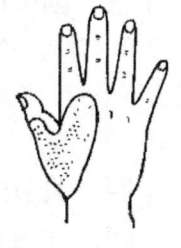

图 5-6　桡神经损伤

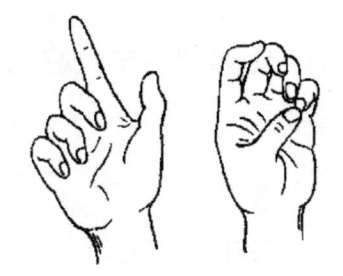

① 第一、二指不能屈曲、　　②拇指不能对掌，　　　③感觉障碍区
   第三指屈曲不全　　　　　　不能向掌侧运动

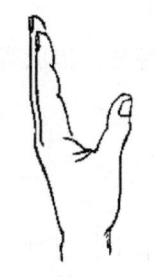

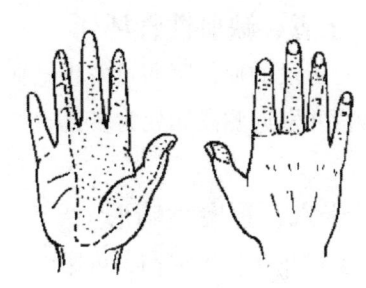

图 5-7　正中神经损伤

九、坠积性肺炎

下肢和脊柱骨折，须长期卧床，致肺功能减弱，痰涎积聚，咳出困难，引起呼吸系统感染，以老年患者多见，常因此而危及生命。

十、褥疮

严重损伤昏迷或脊柱骨折并发截瘫等须长期卧床者，某些骨突部受压，而致局部循环障碍，组织坏死，形成溃疡，经久不愈。

十一、尿路感染及结石

脊柱骨折合并截瘫者，因排尿功能障碍长期留置导尿管，若处理不当，可引起逆行性尿路感染，发生膀胱炎、肾盂炎等。

十二、损伤性骨化（骨化性肌炎）

关节内或关节附近骨折脱位后，因损伤严重、急救固定不良、反复施行粗暴的整复手法和被动活动，致使血肿扩散或局部反复出血，渗入被破坏的肌纤维之间，血肿机化后，通过附近骨膜化骨的诱导，逐渐变为软骨，然后再钙化、骨化，在 X 线照片上可见到骨化阴影。临床上以肘关节损伤最容易并发。

十三、创伤性关节炎

关节内骨折整复不良错位愈合或骨干骨折成角畸形愈合,以致关节面不平整或关节面受力不平衡,长期的关节活动磨损使关节软骨面损伤、退变,而发生创伤性关节炎。

十四、关节僵硬

严重的关节内骨折可引起关节骨性僵硬。长期广泛的外固定引起关节周围软组织粘连和肌腱挛缩,也可导致关节活动障碍。

十五、缺血性骨坏死

骨折段的血供障碍可发生缺血性骨坏死。以股骨颈骨折并发股骨头坏死、腕舟骨腰部骨折并发近侧段坏死为多见。

十六、迟发性畸形

少年儿童骨骺损伤,可影响该骨关节生长发育,出现生长阻滞,日后逐渐(常需若干年)出现肢体畸形。

在治疗骨折时,对这些并发症应以预防为主,如果已经出现则应及时诊断和妥善治疗,这样,大多数并发症都是可以避免或治愈的。

第五节 骨折的愈合过程

骨折愈合的过程就是"瘀去、新生、骨合"的过程,一般可分为血肿机化期、原始骨痂期和骨痂改造期。

一、血肿机化期

骨折后,因骨折本身及邻近软组织的血管断裂出血,在骨折部形成了血肿,血肿于伤后 6~8h 即开始凝结。骨折断端因损伤及血循环中断,逐渐发生坏死,约有数毫米长。断端及邻近组织细胞发生坏死,在骨折区很快引起一个急性炎症反应,血管扩张充血,血浆渗出,导致局部急性水肿,同时急性炎性细胞、多形核白细胞和巨噬细胞向骨折处迁移。急性炎症反应时间大约在 1 周左右。继之,血肿逐渐机化,肉芽组织再演变成纤维结缔组织,使骨折断端初步连接在一起,这就叫纤维性骨痂,约在骨折后 2~3 周内完成。在这一时期若发现骨折对线对位不良,尚可用手法再次整复、调整外固定或牵引方向加以矫正。此期应内服活血祛瘀药物,以加强骨折断端局部血液循环,并清除血凝块以及代谢中分解产物。

二、原始骨痂期

骨折后 24 小时内，骨折断端处的外骨膜开始增生、肥厚，外骨膜的内层即生化层，成骨细胞增生，产生骨化组织，形成新骨，称骨膜内骨化。新骨的不断增多，紧贴在骨皮质的表面，填充在骨折断端之间，呈斜坡样，称外骨痂。在外骨痂形成的同时，骨折断端髓腔内的骨膜也以同样的方式产生新骨，充填在骨折断端的髓腔内，称内骨痂。充塞在骨折断端之间由血肿机化而形成的纤维结缔组织，大部分转变为软骨，软骨细胞经过增生、变性钙化而骨化，称软骨内骨化。这种位于骨折断端间的骨痂，称桥梁骨痂。内外骨痂与桥梁骨痂的形成速度并不一致，往往在骨折处呈一个梯度的变化，即在骨折中心含有血肿，血肿周围是松软的纤维软骨，软骨岛周围是塑形较好的软骨，在软骨外层是新生骨。这样，力学性能最差的位于中心，力学性能最好、塑形能力最强的位于外周。由此可见，外骨痂生长最快，作用也最大；桥梁骨痂生长缓慢，作用也较弱，所以在骨折治疗中要注意保护骨膜和防止较大的血肿。当内外骨痂与桥梁骨痂自骨折两端向骨折线生长，彼此会合后，又经过不断钙化，其强度足以抵抗肌肉的收缩、成角、剪力和旋转力时，则骨折已达到临床愈合，一般约需 4~8 周。此时，骨折处无压痛，沿患肢纵轴叩击时亦无疼痛，自动或被动活动患肢时，骨折处也无异常活动，如 X 线照片显示骨折线模糊，周围有连续性骨痂，则可解除外固定，加强患肢的活动锻炼。但若此时发现骨折对位对线不良，则手法整复已相当困难，调整外固定亦难以改善。这一时期内服药物以接骨续筋为主，佐以活血化瘀。

三、骨痂改造期

骨折部的原始骨痂进一步改造，成骨细胞增加，新生骨小梁也逐渐增加，且逐渐排列规则和致密，而骨折端无菌坏死部分经过血管和成骨细胞、破骨细胞的侵入，进行坏死骨的清除和形成新骨的爬行替代过程，骨折部位形成了骨性连接，一般需要 8~12 周才能完成。此期内服药物应以补肝肾、养气血、壮筋骨为主。

随着肢体的活动和负重，在应力轴线上的骨痂，不断地得到加强和改造；在应力轴线以外的骨痂，逐渐被清除；骨髓腔亦再沟通，恢复骨的原形。

第六节 骨折的临床愈合标准和骨性愈合标准

一、骨折的临床愈合标准

1. 局部无压痛，无纵轴叩击痛。
2. 局部无异常活动。
3. X 线照片显示骨折线模糊，有连续性骨痂通过骨折线。

4. 功能测定：在解除外固定情况下，上肢能平举重量1kg达1min，下肢能连续徒手步行3min，并不少于30步。

5. 连续观察2周骨折处不变形，则观察的第一天即为临床愈合日期。2、4两项的测定必须慎重，以不发生变形或再骨折为原则。

二、骨折的骨性愈合标准

1. 具备临床愈合标准的条件。
2. X线照片显示骨小梁通过骨折线。

第七节　影响骨折愈合的因素

一、全身因素

1. 年龄：骨折愈合速度与年龄关系密切。小儿组织再生和塑形能力强，骨折愈合速度较快。老人骨质疏松，功能衰减，骨折愈合速度缓慢。

2. 健康情况：身体强壮，气血旺盛，对骨折愈合有利；反之，慢性消耗性疾病，气血虚弱，如糖尿病、重度营养不良、钙代谢障碍、骨软化症、恶性肿瘤或骨折后有严重并发症者，则骨折愈合迟缓。

二、局部因素

1. 断面的接触：断面接触大则愈合较易，断面接触小则愈合较难，故整复后对位良好者愈合快，对位不良者愈合慢，螺旋形、斜形骨折往往也较横断骨折愈合快。若有肌肉、肌腱、筋膜等软组织嵌入骨折断端间，或因过度牵引、内固定不恰当而造成断端分离，则妨碍骨折断面的接触，愈合就更困难。

2. 断端的血供：血供良好的松质骨部骨折愈合较快，而血供不良的部位骨折则愈合速度缓慢，甚至发生迟缓愈合、不愈合。例如，胫骨干下1/3骨折、股骨颈头下骨折以及腕舟状骨腰部骨折后，血供较差，愈合迟缓（图5-10）。

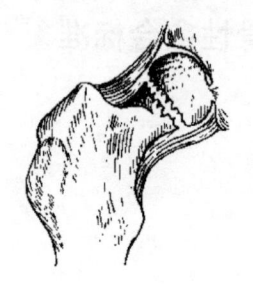

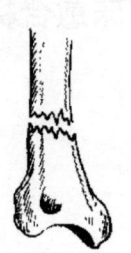

①股骨颈囊内骨折　　②胫骨下1/3骨折　　③舟状骨骨折

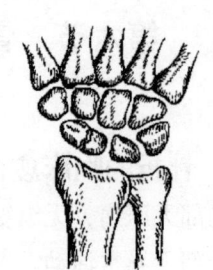

图5-10　因血液供应差而影响骨折愈合的常见部位

3. 损伤的程度：有大块骨缺损的骨折、严重的粉碎性骨折、一骨数段骨折或软组织损伤严重、断端形成巨大血肿者，骨折的愈合速度缓慢。骨膜的完整性对骨折愈合有较大的影响。骨膜损伤严重者，愈合也较困难。

4. 感染：感染可引起局部长期充血、脱钙，使骨化过程难以进行，感染未有效控制，骨折难以愈合。

5. 骨疾病：某些骨病和骨肿瘤造成的病理骨折，在其原发病未处理好前，骨折愈合较困难。

6. 固定：恰当的固定可以保证骨折愈合过程顺利进行。而固定不足，如固定范围过小、固定强度过弱、固定时间过短等，可增加骨折断端的剪力或旋转力，干扰骨痂生长，或破坏愈合中的骨痂，使骨折迟缓愈合或不愈合。反之，固定太过，使局部血运缓慢、骨代谢减退、骨质疏松、肌肉萎缩，对骨折愈合也不利。

7. 运动：在有效固定保证骨折不再发生移位的条件下，进行肢体恰当练功活动，能促进骨折愈合；而不恰当的运动，如超过固定强度的活动，与创伤机制一致的活动，以及某些骨折应禁止的活动等，都对骨折愈合不利，甚至发生迟缓愈合或不愈合。

8. 药物：骨折三期辨证，早期活血化瘀，消肿止痛；中期接骨续筋，和营生新；后期补肝肾，养气血，强壮筋骨。通过正确的内外用药，能增加骨折局部的血液循环，促进血肿的吸收和机化，加速骨折愈合过程。误治则影响骨折的愈合。

第八节 骨折的急救

骨折的急救是对创伤骨折伤员的现场救护。在急救现场，一般应扼要了解伤情，有重点的体格检查，迅速作出诊断，然后作必要的临时处理。如患者处于休克状态，应以抗休克为首要任务，注意保暖，有条件应立即输血、输液；对有颅脑损伤伴肢体骨折者，应作简单临时固定。最后用正确搬运方法送至附近医院治疗。

第九节 骨折的治疗

治疗骨折，应在继承中医丰富的传统理论和经验的基础上，结合现代自然科学（如生物力学和放射学）的成就，贯彻固定与活动统一（动静结合）、骨与软组织并重（筋骨并重）、局部与整体兼顾（内外兼治）、医疗措施与患者的主观能动性密切配合（医患合作）四个基本治疗观点，处理好复位、固定、练功活动、内外用药四大骨折治疗原则之间的关系，尽可能做到骨折复位不增加局部组织损伤，固定骨折而不妨碍肢体活动，进而促进全身气血循环,增强新陈代谢,使骨折愈合与功能恢复齐头并进,达到患者痛苦轻、骨折愈合快、功能恢复好、不留后遗症的治疗目的。

一、复位

复位是将移位的骨折段恢复正常或近乎正常的解剖关系,重建骨骼的支架作用。

复位的方法有闭合复位和切开复位。闭合复位又可分为手法复位、针拨复位和持续牵引。持续牵引既有复位作用,又有固定作用。

(一)手法复位

应用手法使移位的骨折段恢复到原来正常位置,称手法复位。手法复位的适应症很广,绝大多数骨折,包括关节内骨折、近关节骨折以及部分畸形愈合的陈旧性骨折等,都可采用手法复位,并取得满意的效果。手法复位的要求是及时、稳妥、准确、轻巧而不增加损伤,力争一次整复成功。

1. 复位标准

解剖复位:骨折的畸形和移位完全纠正,恢复了骨的正常解剖关系,对位(指两骨折端的接触面)和对线(指两骨折段在纵轴上的关系)完全良好时,称为解剖复位。解剖复位是最理想的复位,它可使折端稳定,便于早期练功,骨折愈合快,功能恢复好。对所有的骨折都应争取达到解剖复位。

功能复位:骨折复位虽尽了最大努力,某种移位仍未完全纠正,但骨折在此位置愈合,对肢体功能无明显妨碍者,称为功能复位。功能复位标准是:在对线上,骨折部的旋转移位必须完全矫正。成角移位若与关节活动方向一致,日后可在骨痂改造塑形期有一定的矫正和适应,但不宜超过10°,儿童不宜超过15°。下肢成角若与关节活动方向垂直,日后不能自行矫正和适应,必须完全复位。上肢骨折在不同部位,要求亦不同,肱骨干骨折一定程度成角对功能影响不大;前臂双骨折若有成角畸形将影响前臂旋转功能。在对位上,长骨干骨折,对位至少1/3以上,干骺端骨折对位至少应达3/4左右。在长度上,儿童下肢骨折允许短缩在2cm以内。成人则要求缩短移位不超过1cm。

2. 复位时间:复位的时间原则上越早越好。伤后1~4小时,局部瘀肿较轻,肌肉未发生明显痉挛,复位操作容易,最适宜复位。伤后4~6小时,瘀血未凝固变硬,复位效果亦佳。若伤后1~2天,或更晚一些,软组织肿胀不严重,又无其他并发症,仍可采用手法整复,也能获得较好效果。

伤肢肿胀严重者,可暂不整复,先作临时固定或持续牵引,同时抬高患肢,内服化瘀消肿药物,待肿胀减轻后尽早整复。儿童骨折愈合快,应尽早整复。

患者有休克、昏迷、内脏和中枢神经损伤时,不应立即整复骨折,应先抢救患者的生命,待全身情况稳定后再进行复位。

二、固定

固定是治疗骨折的一种重要手段，固定的目的在于维持骨折整复后位置，减轻疼痛，有利于骨折愈合。已复位的骨折必须持续地固定在良好的位置，直至骨折愈合为止。

骨折的固定种类有内固定和外固定两种。

三、练功活动

骨折练功活动的主要目的是通过肌肉收缩和关节活动，加速全身和局部气血循环，化瘀消肿，濡养筋骨关节，增加骨折断端垂直压应力，促进骨折愈合；防止肌肉萎缩、骨质疏松、肌腱韧带挛缩、关节僵硬等并发症，尽快地恢复肌肉、关节功能。总的原则和要求是：

1. 根据骨折的不同部位、类型和稳定程度，选择适当的练功方法，并在医护人员的指导下进行。
2. 练功活动要早，在伤肢和全身状况允许的情况下，在骨折整复固定后即开始。
3. 以主动活动为主，被动活动为辅，禁忌任何粗暴的被动活动。
4. 做到练功活动不影响固定效果，防止造成骨折移位。
5. 充分发挥患者的主观能动性，坚持正确的练功活动。

（一）骨折早期

伤后1~2周内，此期练功的目的是消瘀退肿，加强气血循环。方法是使患肢肌肉作舒缩活动，但骨折部上下关节则不活动或轻微活动。健肢及身体其他各部关节也应进行练功活动，卧床患者必须加强深呼吸练习并结合自我按摩等。练功要求以健肢带动患肢，次数由少到多，时间由短到长，活动幅度由小到大，以患部不痛为原则，切忌任何粗暴的被动活动。

（二）骨折中期

2周以后，此期练功的目的是加强去瘀生新、和营续骨能力，防止局部筋肉萎缩、关节僵硬，以及全身的并发症。方法除继续进行患肢肌肉的舒缩活动外，应在医务人员的帮助下逐步活动骨折部的上下关节。练功要求动作缓慢，活动范围由小到大，至接近临床愈合时再增加活动次数，加大运动幅度和力量。

（三）骨折后期

此期练功的目的是尽快恢复患肢关节功能和肌力，达到筋骨强劲、关节滑利。方法常取坐位、立位，以加强伤肢各关节的活动为重点，练功要求动作有力，活动范围尽量同关节生理活动范围接近，活动次数和活动量应尽量增加，但以不引起患肢过度疲劳为原则。在练功期间可同时进行热熨、熏洗等。部分患者功能恢复有困难时，或已有关节僵硬者可配合按摩推拿手法，以协助达到舒筋活络的目的。

四、药物治疗

内服与外用药物是治疗骨折的重要方法。骨折的药物治疗，应有整体观点，既重视内治，也不忽视外治。内服和外用药物，对纠正因损伤而引起的脏腑、经络、气血功能紊乱，促进骨折愈合有良好作用。

（一）骨折初期

伤后 1~2 周内。宜活血化瘀、消肿止痛为主。内治药物可选用活血止痛汤、和营止痛汤、新伤续断汤等。如损伤较重，瘀血较多，应防其瘀血流注脏腑而出现昏沉不醒等症，可用大成汤通利之。如有伤口者可吞服玉真散。外治药物可选用消瘀止痛药膏、双柏散等。局部焮红热痛时可外敷清营退肿膏。

（二）骨折中期

伤后 3 周到骨折接近临床愈合时间。治宜接骨续筋为主，内治药物可选用新伤续断汤、续骨活血汤、桃红四物汤等。常用接骨药物有自然铜、血竭、骨碎补、续断等。外治药物可选用接骨续筋药膏、外敷接骨散等。

（三）骨折后期

骨折接近临床愈合以后时间。故内治宜壮筋骨、养气血、补肝肾为主，兼温经通络。药物可选用壮筋养血汤、六味地黄汤、八珍汤、健步虎潜丸、肢伤三方、独活寄生丸等。外治宜舒筋活络为主，敷贴药物可选用万应膏、损伤风湿膏、跌打膏、伸筋散等；熏洗药物可选用海桐皮汤、骨科外洗一方、骨科外洗二方、下肢损伤洗方等；搽擦药水可选用伤筋药水、活血酒等。

第十节 骨折畸形愈合、迟缓愈合、不愈合的处理原则

一、骨折畸形愈合

骨折断端在重叠、旋转、成角状态下连接而引起肢体功能障碍者，称骨折畸形愈合。若骨折后仅 2~3 个月左右，因骨痂尚未坚硬，可在麻醉下，用手法折骨，以后再行整复，并给予正确的局部固定。但邻近关节与小儿骨骺附近的畸形愈合，不宜作手法折骨，以免损伤关节周围韧带和骨骺。畸形愈合如较坚固，手法折骨不能进行时，可手术切开，将骨折处凿断，并清除妨碍复位的骨痂，再按新鲜骨折处理矫正畸形，选用适当的外、内固定。对肢体功能无影响的轻度畸形，则不必行手术矫正。

二、骨折迟缓愈合

骨折经治疗后，已超出该类骨折正常愈合时间的最长期限，骨折局部仍有肿胀、压痛、纵轴叩击痛、异常活动、功能障碍，X 线摄片显示骨痂生长稀少，骨折没有连接，

但骨折断端无硬化现象，骨髓腔仍通者，称骨折迟缓愈合。因固定不恰当引起者，应给予正确有效的固定。若伴有感染者，只要保持伤口的引流通畅和良好的制动，经过有效抗菌药物的应用，还是可以愈合的。如果感染伤口中，有死骨形成或其他异物存留，应给予清除。若因过度牵引使折端分离者，应立即减轻重量，使骨折断端回缩，并鼓励患者进行肌肉舒缩活动锻炼。

三、骨折不愈合

骨折愈合功能停止，骨折端已形成假关节，X线摄片显示骨折断端相互分离，间隙较大，骨端硬化或萎缩疏松，骨髓腔封闭者，称骨折不愈合。其原因有骨折端夹有较多的软组织，开放性骨折扩创过多地去除碎骨片造成骨质缺损，多次的手法整复破坏了骨折部位的血液循环。对造成骨折迟缓愈合的因素没有及时解决，发展下去也可造成骨折不愈合。常用的有效治疗方法为植骨术。

第六章 颅面部骨折

第一节 颌面骨骨折

颌面部的上颌骨、下颌骨、颧骨解剖形状很不规则,多呈一定的曲度和周围结构形成不规则的多面连接。颌面部是人体暴露部分,易受到损伤。由于其特殊的生理特点,它既是呼吸道和消化道开口所在,又是人体重要器官集中的区域,该部位的损伤不仅可引起机体组织器官不同程度的功能障碍产生生理创伤,而且可能对外貌造成损毁,产生心理创伤。颌面部骨折损伤原因有很多,平时颌面骨折占全身骨折的 3.2%,多为交通事故、工伤、日常生活中的各种意外损伤等,战时则以火器伤为主,占全身骨折的 10%。

一、病因病机

颌面部骨折较多的是由直接暴力损伤所致,外力直接作用于颌面某部位,致伤处骨折,骨折损伤的程度与暴力的大小呈正相关,常伴有着力点的软组织挫裂伤,故临床上以开放性骨折居多。上颌骨、颧骨、颧弓及下颌体部骨折多由直接暴力导致。间接暴力常由传导性外力导致,患者跌伤时,下颏部着地,暴力向后上沿下颌骨体部向两侧下颌支传递,使下颌支向后上移位撞击颅底,致双侧髁突颈部骨折。或一侧下颌体遭受暴力打击,外力传递至对侧下颌,引起对侧髁突颈骨折。

中医学认为颌面骨骨折的病机是其受暴力打击后骨断筋伤,气滞血瘀。病理性质为实证。早期由于骨断筋伤,脉络受损,营血离经,恶血内留,气血凝滞,阻塞经络,引起伤处疼痛、肿胀,血离经脉,泛溢肌肤,出现皮肤瘀紫;开放损伤者筋肉毁损,经脉破裂,血溢于创面之外,大量失血为血虚,若局部污染严重,感染致火毒内攻,热邪蕴结于筋肉之间,雍聚成毒,热扰营血,迫血妄行而出现出血或出血倾向者,为邪毒内蕴。中期瘀血渐去而未尽,骨折渐稳定,因而疼痛减轻,肿胀消退,瘀紫减退。后期瘀血已去,肿痛消失,瘀紫消散,骨折稳定,但连接仍未坚强。

二、诊断要点

(一) 受伤史

直接或间接暴力病史。

(二) 临床表现

1. 症状:颌面部疼痛,张口运动及语言、吞咽等可加重疼痛,口腔或鼻腔溢血,局部肿胀、瘀斑，部分病人可并发复视及神经损伤症状。

2. 体征

（1）上颌骨骨折

①骨折段移位及咬合错乱：上颌骨骨折段移位受暴力的大小、方向及上颌骨本身重量的影响。触诊时上颌骨可出现异常活动。若出现嵌顿性错位，局部塌陷可出现咬合错乱。

②眶周瘀血：由于眼睑周围组织疏松，，眶周易水肿，皮下瘀血、青紫，呈蓝眼圈称"熊猫眼"。

③若高位颅面分离，致眼底下陷，可出现复视。高位或中位骨折时常发生颅脑损伤或颅底骨折发生脑脊液漏。

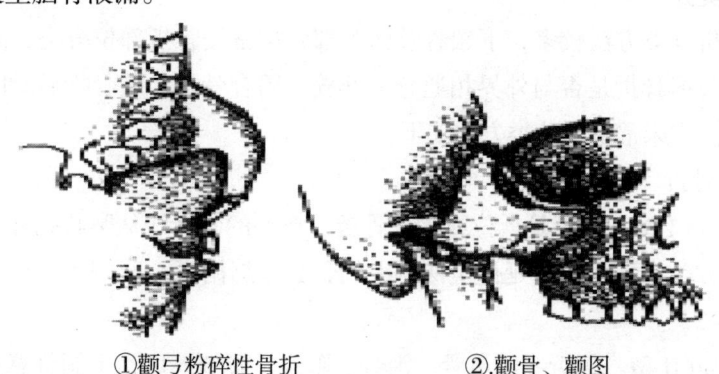

①颧弓粉碎性骨折　　②颧骨、颧图

6-1　颧骨及颧弓骨折

（2）下颌骨骨折

①骨折段移位：由于强大的咀嚼肌的收缩牵引，骨折段移位，可出现咬合错乱。触诊时可扪及骨擦感及骨折段的异常活动。

②功能障得：咬合紊乱、张口受限、局部出血、血肿及疼痛的影响，致使咀嚼、呼吸、吞咽、语言等功能障得。

③出血及血月中：严重的口腔内出血，牙槽局部的出血肿胀，血液可流向疏松的口底组织，形成血肿，将舌上抬，严重者可致舌后坠，致呼吸道梗阻。

④若伴有下牙槽神经损伤者，可出现下唇麻木。

（3）颧骨、颧弓骨折：由于颧骨结实宽大，颧弓比颧骨更易发生骨折（图6-1）。

①骨折段移位：由于咬肌牵拉，颧弓骨折段常向下移位，局部呈塌陷田奇形。但受伤数小时后，局部由于肿胀其塌陷畸形变得不明显，易造成漏诊。

②张口受限：内陷骨折段压迫颞肌，阻得喙突运动，出现张口受限。

③眶周瘀斑：颧骨眶壁损伤后局部出血可浸入眶周皮下、眼睑而呈"熊猫眼"征。

④神经症状：若伤及眶下神经可出现眶下区皮肤感觉麻木；若损伤面神经颧支，可出现患侧眼睑闭合不全。

⑤复视：颧骨骨折移位后，眼球可因失去支持，眼肌撕裂，外侧韧带牵拉而发生移位性复视。

（三）影像学检查

1. X 线检查：上颌骨骨折可行头颅前后位、鼻额位检查；下颌骨骨折可行下颌骨骨折侧位、下颌前后位，下颌斜侧位，髁部骨折者应加行颞下颌关节位摄片；颧骨骨折可行鼻颏位检查，颧弓骨折可行颧弓轴位、颅底位检查。但由于局部图像常与颅底及颈椎等复杂结构重叠，分辨困难，常需双侧对照读片。

2. CT 检查：CT 检查可清晰显示颌面部骨折的部位、类型；可同时了解有无颅脑损伤。尤其是三维成像，能清晰显示骨折的大小、形态、移位的情况，邻近结构的空间位置关系，对骨折的诊断及治疗极有价值。

（四）分类分型

颌面部骨折分类方法较多，下颌骨及面颧部骨折常按骨折部位分类，上颌骨骨折常按骨折线走行外据骨折是否与外界相通分为开放、闭合骨折；据骨折后时间长短分为新鲜、陈旧骨折。临床常用的分类方法如下：

1. 上颌骨骨折

（1）Le Fort I 型：骨折是低位或水平骨折，典型的骨折线从梨状孔外下缘经颧牙槽至上颌结节上方，水平地向后延伸至两侧上颌骨翼突缝附近。两侧骨折线可不在同一水平面上（图 6-2）。

（2）Le Fort II 型：骨折线经鼻骨、泪骨、眶底、颧颌缝区达上颌骨翼突缝处。又称中位或锥形骨折（图 6-2）。

①Le Fort I 型　　　　　②Le Fort II 型

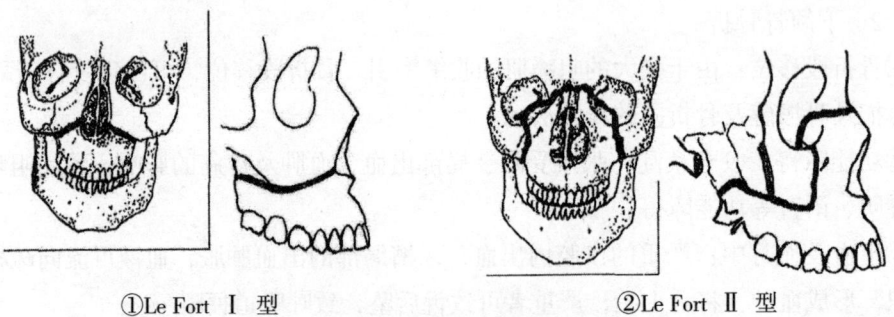

图6-2　上颌骨骨折分型

（3）Le Fort III型：骨折线经过颧额缝、颧颞缝、鼻骨、泪骨及眶内、下外壁，向后下止于上颌骨翼突缝，造成完全性颅面骨分离（图6-3）。

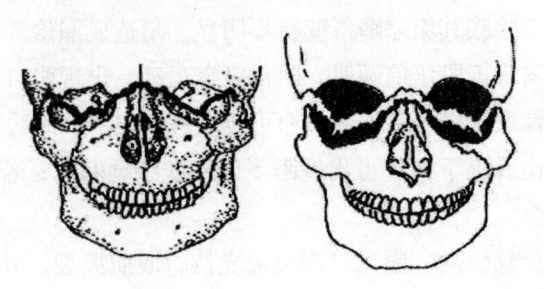

图6-3　上颌骨折LeFort III 型

第六章　颅面部骨折

2. 下颌骨骨折

（1）颏正中骨折：骨折线可为单一也可为多骨折线或粉碎骨折。单骨折线常无明显移位；双骨折线，正中骨折段被颏舌肌、颏舌骨肌牵引向后下移位；粉碎骨折其两侧骨折段被颌舌骨肌牵引向中线移位（图6-4）。

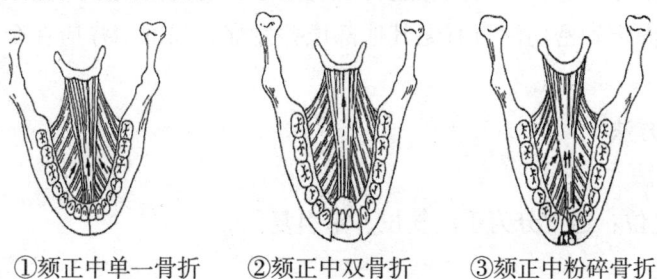

①颏正中单一骨折　　②颏正中双骨折　　③颏正中粉碎骨折

图6-4　颏正中骨折

（2）颏孔区骨折：单侧颏孔区骨折，骨折线多为垂直的，将下颌骨分为长短不同的两个骨折段。短骨折段由升颌肌牵引向上、内移位。长骨折段由双侧降颌肌群牵引，向后、下移位（图6-5）。

（3）下颌角部骨折：将下颌骨分为长、短两部骨折，骨折线位于咬肌、翼内肌附着之内，骨折一般不移位。若骨折线在这些肌附着之前，则短骨折段向上移位，长骨折段向后、下移位（图6-6）。

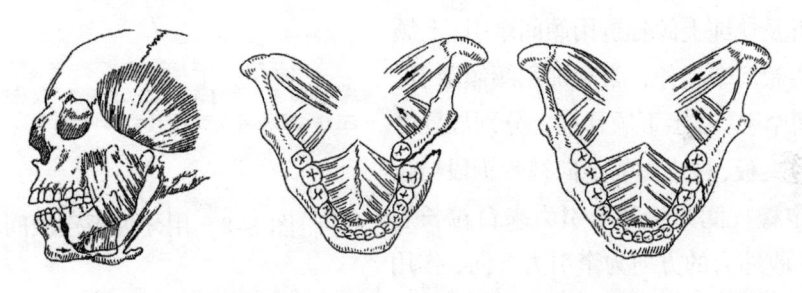

①角部移位骨折　　②角部无移位骨折

图6-5　下颌骨颏孔区骨折移位情况　　图6-6　下颌骨角部骨折

（4）髁突骨折：单侧低位骨折时，由于翼外肌牵引，髁突向前内方移位，严重时可脱位，向上进入颅中窝，造成颅脑损伤。双侧低位骨折时，双侧髁突均被翼外肌拉向前内方，双侧下颌升支拉向上方（图6-7）。

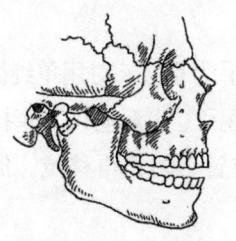

①单髁骨折移位情况　　②双髁骨折移位情况

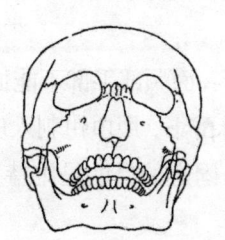

图6-7　髁突骨折

三、治疗方法

（一）治疗原则

对颌骨骨折尽早复位固定，恢复正常咬合关系。面颧部骨折无张口受限或畸形不明显者可不予特殊治疗；有张口受限应进行复位固定；对塌陷畸形严重影响外观者虽无功能障碍也应复位固定。密切注意有无其他部位并发症，局部治疗应在全身情况稳定后进行。

（二）治疗方法

1. 非手术疗法

（1）闭合复位：通常分为手法复位、牵引复位。

①颌骨骨折：

手法复位：对于新鲜骨折，无纤维愈合的单纯线性骨折，粉碎骨折骨块数目少，骨折片大时亦可手法复位。

牵引复位：常用于手法不能复位的新鲜骨折，或复位后骨折不稳定者；此外对全身情况不允许切开复位，或有其他原因延误最佳复位时机，骨折端有轻度纤维性错位愈合者。一般下颌骨骨折及单纯上颌骨折用颌间牵引；上颌骨骨折除用颌间牵引外，常规加用颅颌牵引。

A.颌间牵引：在上下颌牙弓上分别放置带挂钩的手弓夹板，橡皮圈的走向视骨折段错位的情况而定橡皮圈产生的牵引力来自拉长后的收缩力，收缩力的方向为牵引力方向，作用点在两端挂钩上，收缩力通过弓杠传导到颌骨骨折段上，骨折段受到的牵引力为弓杠上所在橡皮圈牵引力的合力，骨折段沿合力方向复位（图6-8）。

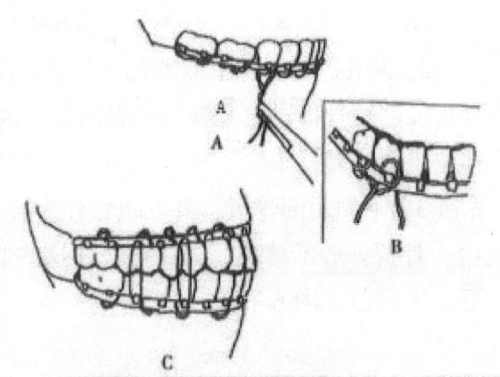

图6-8 用牙夹板作颌间牵引

B.颅颌牵引：利用头颅作对抗，牵引颌骨复位。在上颌牙列下放置牙弓夹板，一侧上颌骨骨折移位时应在骨断裂处切断弓杠，形成分段式弓杠；头部制作石膏帽，从石膏帽前方或额颞部伸出钢条支架，然后用弹性橡皮筋连接钢条及牙弓夹板，牵引上颌骨向前外。

②颧弓骨折：面颧部手部不能加力，无法使用手法复位。对用单纯颧弓骨折常使用巾钳牵引法：局部麻醉下，用巾钳刺入皮下，钳住下陷颧弓，由后向外上牵拉复位（图6-9）。

（2）固定：固定的目的是维持复位骨折段的位置，防止再移位，促进骨折愈合，减轻疼痛。

①单颌牙弓夹板固定：利用骨折段上的牙齿与颌骨上其余稳固的牙齿，借金属弓杠或夹板将复位后的骨折段固定在正常的解剖位和简单的上颌骨下份非横向骨折（图6-10）。

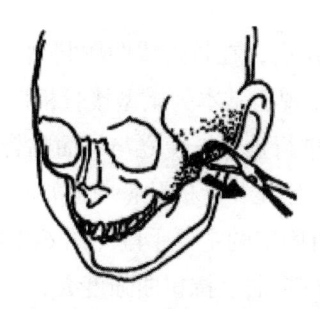

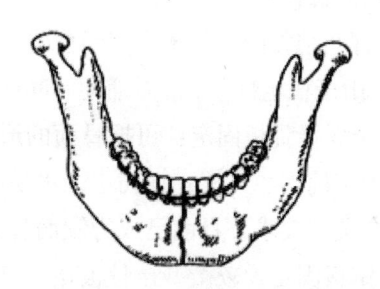

图 6-9 颧弓骨折使用巾钳　　图 6-10 单颌牙弓夹板固定法

②牙间结扎固定：将骨折线两端的一对或两对牙分别用钢丝拴结在牙齿上，手法复位后，将骨折线前后的钢丝末端分别扭结在一起。

③颌间固定：在上、下颌牙置放牙弓夹板或行复位术，箭头表示牙间结扎，然后用橡皮圈或拴结丝将上、下颌连接用力的方向固定在正确的咬合关系位置上，以未受伤的颌骨为参照，固定颌骨骨折段。适用范围广，包括：单纯下颌骨骨折，单纯上颌骨骨折，上、下颌联合骨折，骨折段成角小于30°髁突颈部骨折。但固定后，上、下颌被拴结成一整体，不能张口，说话、进食均受很大的影响。下颌骨骨折固定4周，髁突颈固定2~3周，上颌骨骨折固定3周（图6-11）。

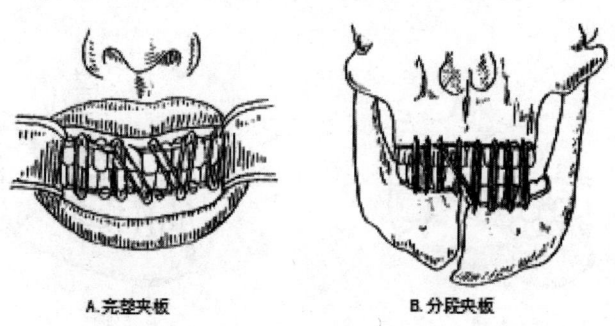

A. 充整夹板　　B. 分段夹板

图6-11 颌间固定法

手术疗法

（1）适应证：

①陈旧骨折，已有致密的纤维或骨性错位愈合；

②新鲜开放骨折；

③面中份多发骨折，上、下颌骨折手法或牵引复位难以获得满意疗效者。

（2）手术方法及内固定的选择

①手术入路的原则：

A. 充分暴露骨折端，保证骨折段能获良好的复位；

B. 钻孔、钢丝结扎、固定钉板等操作方便；

C. 切口距折端近，手术路径短，对组织继发创伤小；

D. 切口隐蔽对面部容貌影响小。

②内固定的选择：

A. 钢丝骨间结扎固定：术中将错位骨段复位后，在骨折线两侧共钻3～4个孔，穿入钢丝结扎。由于稳定性差，常需辅助颌间固定，现已基本为微型接骨板取代（图6-12）。

B. 微型金属接骨板固定：可据骨面的形状进行预弯，使之与骨面贴合，增加其稳定性。优点：固定确切、可靠；损伤小，不易损伤牙胚、牙根及骨内血管；术后面部无明显突起，符合美观要求。目前已成为颌面骨骨折固定的主要手段（图6-13）。

C. 普通钢板固定：较微型接骨板宽、厚，抗弯曲、抗扭曲强度大，主要用于移位力大的下颌不稳定骨折，特别是有骨质缺损及严重粉碎性骨折者。但不易塑形，与骨面贴合较差。

D. 动力加压钢板固定：强度及规格与普通钢板相似。在颌面部骨折应用较少，仅适用于下颌体单纯线性骨折。

E. 克氏针固定：通常选用直径为1.65mm克氏针，适用于下颌骨体前部，颏部无骨质缺损的线性骨折及上颌骨颧骨不稳定型骨折。但固定欠可靠，钢针可能滑动（图6-14）。

F. 可吸收内固定系统：可吸收内固定系统有不同形状的内固定板，如直角、L形、X形、网状板等，各种形状的板可在一定范围内弯曲、塑形，能很好地与骨面贴合，固定更稳固。适用于鼻—筛—髁眶区粉碎骨折，额窦壁的粉碎骨折，面中份及颅骨其他部位骨折等，但价格偏贵。

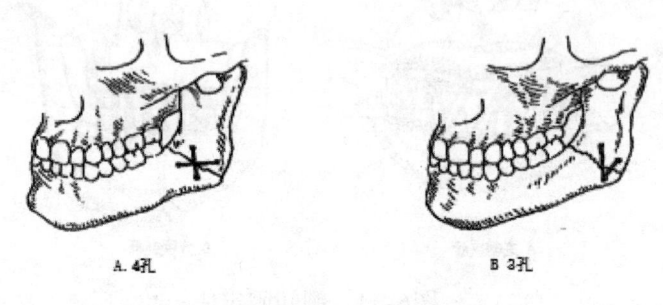

A. 4孔　　　　B. 3孔

图6-12　骨间结扎固定方式

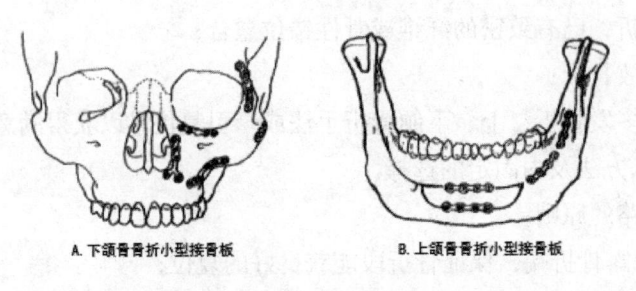

A. 下颌骨骨折小型接骨板　　　　B. 上颌骨骨折小型接骨板

图6-13　接骨板固定部位和方式

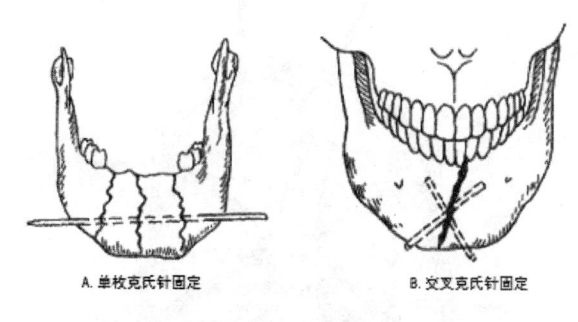

A. 单枚克氏针固定   B. 交叉克氏针固定

图6-14　克氏针固定

第二节　颅骨骨折

颅骨是类似球形的骨壳，它的作用是容纳和保护颅腔内容物。颅骨骨折在颅脑损伤中较为常见；在闭合性脑损伤中发生率为15%~40%；在重型、特重型颅脑损伤中发生率可高达70%。在颅骨骨折的重要性常常并不在于其本身，而在于颅骨骨折同时并发的脑膜、脑组织、颅内血管以及脑神经等的损伤。

【病因病机】

颅骨骨折是指直接暴力或间接暴力作用于颅骨致颅骨连续性和完整性的破坏。颅骨骨折可按以下方法进行分类：

①依骨折是否与外界相交通可分为闭合性和开放性颅骨骨折；

②按骨折的形态可分为线形骨折、凹陷性骨折、粉碎性骨折、洞形（穿入）骨折、颅缝分离；

③按部位可分为颅盖骨折和颅底骨折。眶上缘、颞骨颧突、乳突根部和枕外粗隆连线以上骨折为颅盖骨折，连线以下的颅骨骨折为颅底骨折。颅底骨折多为线形骨折，颅盖则可发生各种类型骨折。

直接暴力作用的方向、作用点、速度和着力面积等致伤因素对颅骨骨折的类型影响较大。骨折线的延伸方向多与暴力作用的力轴及其主要分力方向一致，但遇有增厚的颅骨拱梁结构时常折向骨质薄弱部分。暴力直接打击在颅底平面水平，或暴力引起颅骨较大的整体变形，较易引起颅底骨折（图6-15）。垂直于颅盖的打击易引起局部凹陷或粉碎骨折；斜形打击多致线形骨折，并向作用力轴的方向延伸，可延伸到颅底。间接暴力由脊柱上传时可致枕骨骨折。暴力作用面积小而速度快时，由于颅骨局部承受的压强较大，故具有穿入性，常致洞形骨折，骨片陷入颅腔；若打击面积大而速度快时，多引起局部粉碎凹陷骨折（图6-16）。

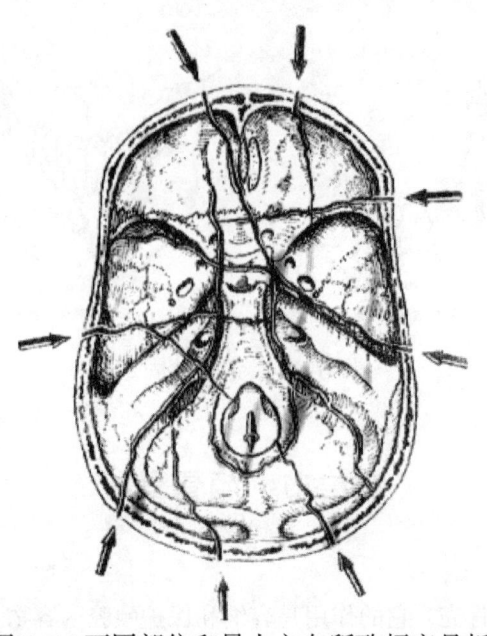

图 6-15 不同部位和暴力方向所致颅底骨折

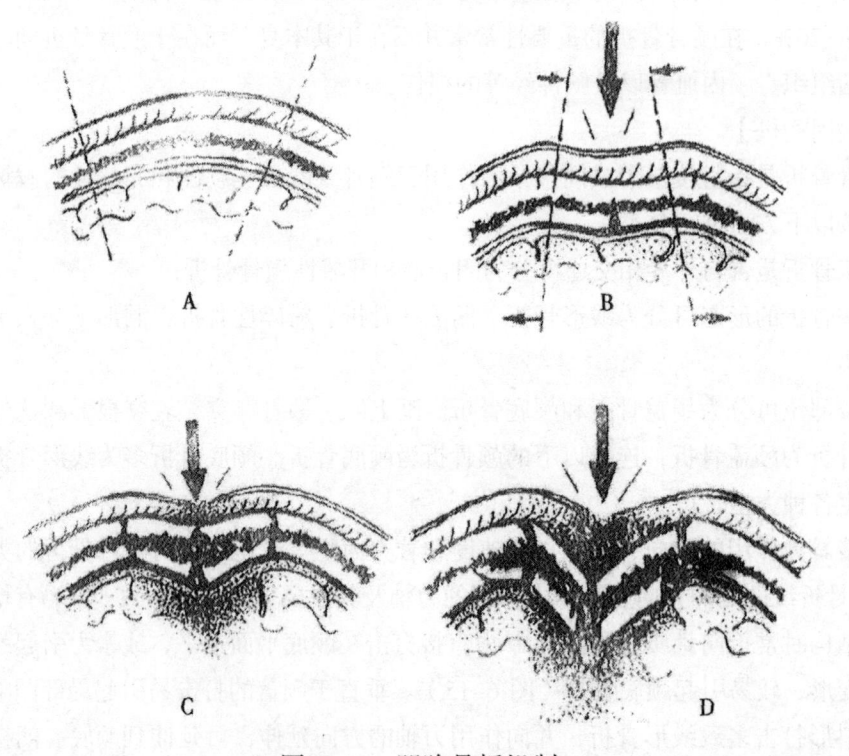

图 6-16 凹陷骨折机制

若作用点面积较小而速度较缓时，则常引起通过着力点的线形骨折；若作用点面积大而速度较缓时，可致粉碎骨折或多数线形骨折。当暴力方向与颅缝平行时，可引起颅缝分离。小儿生长性骨折为小儿颅盖骨线形骨折的特殊类型，指当骨折裂缝较宽时，硬脑膜常同时撕裂，局部脑组织、软脑膜、蛛网膜突向骨折的裂隙，长时间的脑搏动使骨折裂缝逐渐加宽（图 6-17 ）。

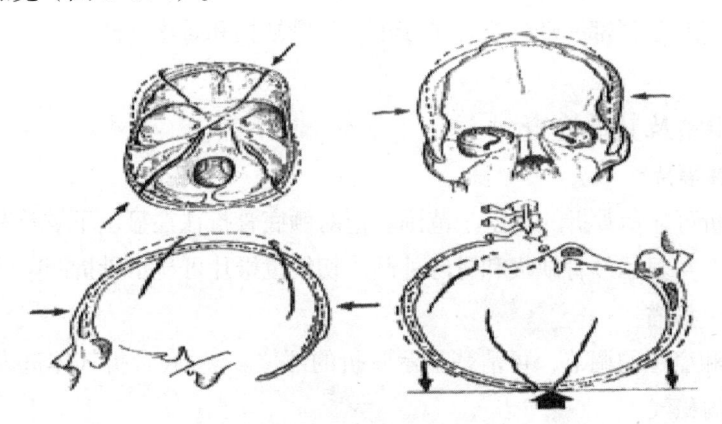

图 6-17　颅骨整体变形所致骨折的模式

因颅底部硬脑膜与颅骨黏附紧密，颅底骨折易撕破硬脑膜和蛛网膜，造成脑脊液漏。

祖国医学认为，颅骨骨折的病机是早期为头骨破裂，血瘀气滞。病理性质为实证。伤骨必及气血，累及皮肉脉络。脉络受损，血瘀气滞，则为肿痛；血溢脉外而出血，肌肤可出现瘀紫。中后期为气血亏虚，肝肾不足。

【诊断要点】

一、有明确的头部外伤史

二、临床表现

（一）颅盖骨折

1. 线形骨折处头皮常无明显损伤，或仅有表皮擦损、肿胀。
2. 粉碎骨折处头皮常有肿胀、瘀紫。
3. 凹陷骨折着力点时常有局部头皮擦伤、挫伤或挫裂伤，有时可触及局部颅骨凹陷。如合并颅内血肿或脑损伤时，可出现头痛、呕吐及伴有相应的神经功能障碍等症状。

（二）颅底骨折

1. 颅前窝骨折：常有鼻孔出血或脑脊液鼻漏；伤后数小时出现眼球结膜出血或眼睑皮下瘀血，称"熊猫眼"。有的出现嗅觉丧失，或视力障得。
2. 颅中窝骨折：常有外耳道出血或脑脊液漏，耳前、后迟发性瘀斑，或咽后壁出血。可有听力障得和面神经周围性瘫痪；也可出现动眼、滑车、三叉或外展神经麻痹。如引起颈内动脉海绵窦瘘，则可出现眼球突出、眼睑肿胀、眼球搏动和连续性血管杂音。
3. 颅后窝骨折　可有乳突区皮下迟发性瘀斑及咽后壁黏膜瘀血水肿，颈部肌肉肿胀。或可出现舌咽神经、迷走神经、副神经和延髓损伤症状。

（三）儿童生长性骨折

1. 好发于额顶部，婴幼儿多见。常于头部外伤后一段时间后出现伤处局部搏动性囊性脑膨出，患儿常伴有癫病或局限性神经废损。

2. 查体可见伤处局部搏动性囊性脑膨出，颅骨缺损和骨缘外凸。

三、实验室及其他检查

（一）X线摄片

对颅盖骨折可显示骨折的类型、范围。但对颅底骨折往往显示不够清楚。儿童生长性骨折X线摄片可显示颅骨缺损和骨缘外凸。切线位摄片可显示骨折凹陷的程度。

（二）CT扫描

利用窗宽和窗位的调节，可清楚显示骨折的部位。颅底骨折气体进入颅内时，CT扫描可显示颅内积气。

四、鉴别诊断

（一）头皮下血肿

因血肿周围组织水肿增厚，可扪及周边较硬，血肿中部发软凹陷，很像凹陷骨折。但在血肿缘按压时间稍久，排开组织内血液和水肿后，可扪及颅骨并无凹陷。可采用X线切线位摄片，以明确有无凹线骨折。

（二）眼眶部软组织挫伤

其局部表现与颅前窝骨折迟发性瘀斑相似。但眼眶部挫伤呈紫红色，并常伴皮肤擦伤及结合膜内出血，一般伤后出血较早；颅前窝骨折所致的眼险瘀斑出现较迟，多在数小时后渐出现，呈紫蓝色，结膜下出血主要在球结膜，可资鉴别。

（三）鼻部损伤

鼻部损伤和颅底骨折脑脊液漏均可出现鼻孔出血。然而鼻部损伤多有局部皮肤擦挫伤痕，甚至可扪及鼻骨骨折征，X线显示鼻骨骨折；其出血易凝固，血液滴在纱布上颜色基本上均匀一致，红细胞计数与周围血液相同或相近。颅底骨折脑脊液漏可无鼻部挫伤征象，出血较稀不易凝固；血性液体滴在纱块上中心较红，周围散开颜色较淡，红细胞计数较周围血液少。还可用尿糖试纸测定出血的含糖情况，鼻部挫伤出血含糖较高，颅底骨折脑脊液血性液含糖较低。

五、危重指标

1. 颅骨，骨折伴颅内损伤，深度昏迷，一侧瞳孔进行性散大；两侧瞳孔散大或异常缩小，眼球固定；去大脑僵直；生命体征显著变化，呼吸循环功能紊乱，高热不退或体温过低。

2. 颅底骨折口、鼻、耳大量出血、面色苍白，烦躁或表情淡漠，皮肤湿冷；血压下降，收缩压低于12kPa，脉压小于3kPa，脉搏细数；尿量下降，每小时少于25ml。

【治疗方法】

(一)治疗原则

1. 线形骨折和单纯粉碎骨折:骨折本身不需作特殊治疗。

2. 凹陷性骨折:面积小于 5cm,深度不超过 1cm,无脑受压症状和体征可不手术;凹陷面积过大过深,伴有静脉窦或脑受压征象时;应手术整复。

3. 颅底骨折:主要是防止感染,止血。但切勿填塞耳鼻孔止血。脑脊液漏持续 4 周以上者考虑手术治疗。

4. 生长性骨折:手术治疗应是首选也是惟一的治疗方法。

(二)治疗措施

1. 凹陷骨折

(1)手术整复:在凹陷骨折旁边的正常颅骨上钻孔,小心经硬骨脑膜外放入骨撬,将陷入之骨片撬起复位。或在凹陷骨折片断裂重叠处用咬骨钳咬除少许骨质,形成骨孔,掀起凹陷的骨片(图 6-18)。

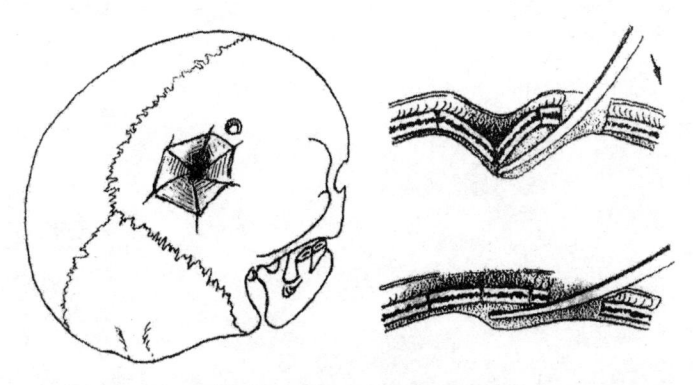

图 6-18 凹陷骨折撬抬复位

(2)手术清除骨碎片:如损伤复杂,不能手术整复者,先在凹陷的周围钻孔,然后沿骨折线环形咬开一骨槽,小心摘除陷入之骨片,清理挫碎组织及血凝块,认真止血(图 6-19)。

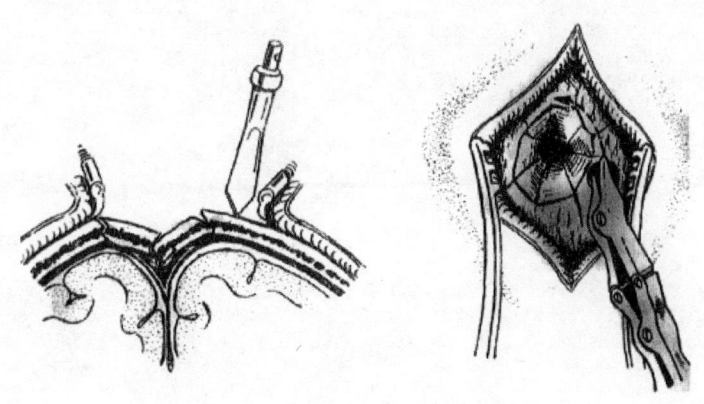

图 6-19 凹陷骨折切除术

2. 颅底骨折

（1）抗感染治疗：应用抗生素静脉滴注，选用易通过血脑屏障的抗生素，如氯霉素、青霉素、氨苄青霉素、庆大霉素，丁胺卡那霉素等。

（2）应用止血药物：可采用抗纤溶芳酸200mg静脉注射，或静脉滴注，，一日用量不超过600mg。或用止血敏250~500mg静脉注射或肌内注射。每日2~3次。

（3）作好五官清洁与护理：避免用力擤鼻及放置鼻饲胃管。

（4）采取半坐卧位，脑脊液鼻漏、耳漏任其自然流出或吞下，以使颅压下降后脑组织沉落在颅底漏孔处，促其愈合。切勿填塞耳鼻孔，注意耳鼻皮肤的消毒。

（5）后颅窝骨折的治疗，急性期主要是针对枕骨大孔区及高位颈椎的骨折及治疗，若有呼吸功能紊乱和（或）颈脊髓受压时，应及早行气管切开，颅骨牵引，必要时作辅佐呼吸或人工呼吸，甚至行颅后窝及颈椎椎板减压术。

3. 生长性骨折：手术治疗的关键在于将膨出的蛛网膜囊肿切除，脑组织复位，修补硬脑膜和颅骨。由于缺损往往大于颅骨缺损，故修补一定要严密，以防术后发生脑脊液漏。

第七章 上肢骨折

第一节 锁骨骨折

锁骨骨折较常见，尤以幼儿最多见。锁骨两个弯曲交接处是应力上的弱点，故骨折多发生在中1/3处。

【病因病机】

锁骨骨折多为间接暴力所致，肩部外侧或手掌先着地跌倒，外力经肩锁关节传至锁骨而发生骨折，以短斜或横断骨折为多。骨折端除有重叠移位外，内侧端可因胸锁乳突肌的牵拉向后上方移位，外侧段则由于上肢的重力和胸大肌牵拉而向前下方移位（图7-1）。在幼儿多为青枝骨折或横断骨折。由于幼儿骨质柔软，骨折后骨膜仍保持联系，在胸锁乳突肌的牵拉下，骨折端往往向上成角，状如弩弓。直接暴力打击锁骨可造成骨折，多为横断或粉碎骨折，常发生于外1/3，临床较少见。

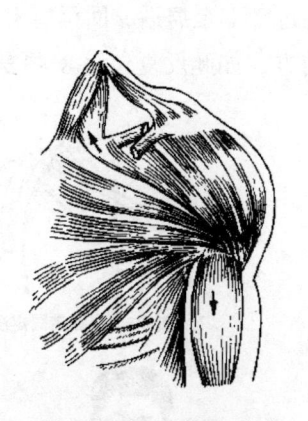

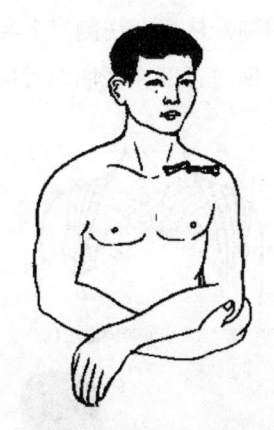

图7-1 锁骨骨折的典型移位　　图7-2 锁骨骨折的特殊姿势

【诊断要点】

伤后局部疼痛，肿胀，或有瘀斑，骨折处异常隆起。患者常有特殊姿势，患肩下垂并向前、内倾斜，用健手托住患肘部，以减轻因上肢重量牵拉而引起的疼痛，头部向患侧倾斜，下颌偏向健侧，使胸锁乳突肌松弛而减少疼痛（图7-2）。检查骨折局部压痛明显，完全骨折可摸到骨折端，有异常活动和骨擦音。幼儿患者由于缺乏自诉能力，且锁骨部皮下脂肪丰厚，不易触摸，尤其是青枝骨折，临床表现不明显，易贻误诊断。但活动患肢，如穿衣、上提其手或从腋下托起时，患儿会因疼痛加重而啼哭，常可提示诊断。合并锁骨下血管损伤者，患肢血循环障碍，桡动脉搏动减弱或消失。合并臂丛神经损伤者，患肢麻木，感觉和反射均减弱。X线正位照片可明确骨折的部位、类型和移位方向。

【治疗方法】

幼儿无移位骨折或青枝骨折可用三角巾悬吊患侧上肢，轻度移位者用"8"字绷带或双圈固定1~3周，有移位骨折应整复固定治疗。

（一）整复方法

患者坐位，挺胸抬头，双手叉腰，术者将膝部顶住患者背部正中，双手握其两肩外侧向背部徐徐牵引，使之挺胸伸肩，此时骨折移位可改善，如仍有侧方移位，可用捺正手法矫正（图7-3）。

（二）固定方法

1. 横"8"字绷带固定法：固定时先在两腋下各置一块厚棉垫，用绷带从患者伤侧背部经肩上、前方绕过腋下至肩后，横过背部，经对侧肩上、前方绕过腋下，横回背部至患侧肩上、前方，如此反复包绕8~12层。

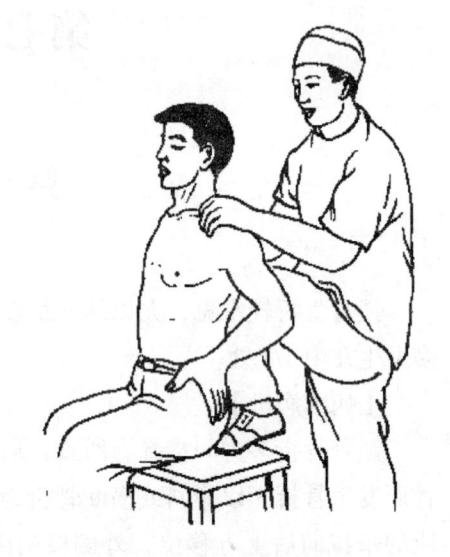

图7-3 锁骨骨折的整复

2. 斜"8"字绷带固定法：亦称单肩斜"8"字绷带固定法。固定时先在两腋下各置一块厚棉垫，用绷带从患者伤侧肩上经肩前方绕过腋下至肩后，回至肩上方，横过胸前，绕过对侧腋下，横过背部，绕回至患侧肩上、前方，如此反复包绕8~12层（图7-4）。

① 横"8"字绷带固定法（前）　　② 斜"8"字绷带固定法

③ 双圈固定法

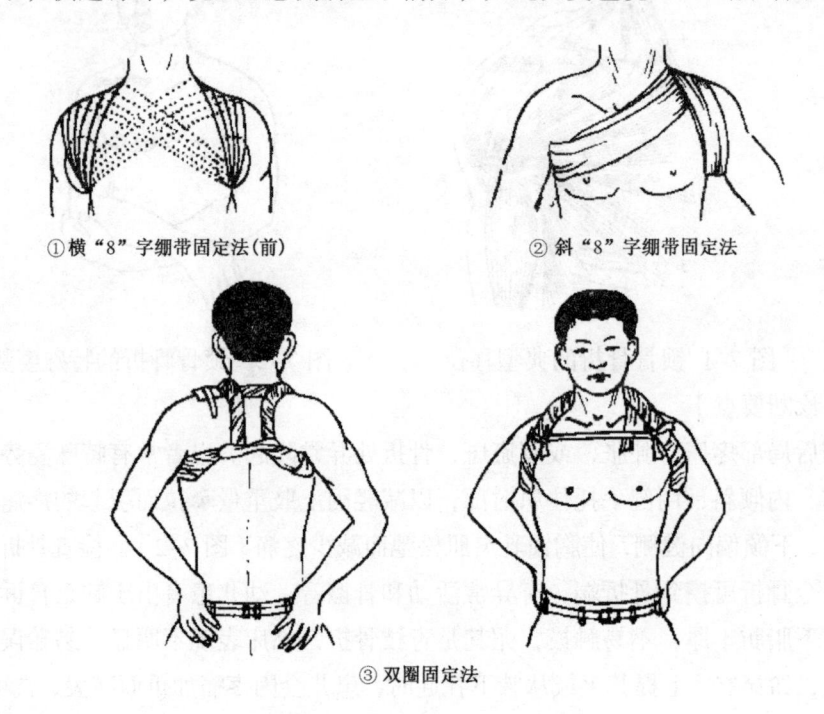

图7-4 锁骨骨折固定法

3. 双圈固定法：将事先准备好的大小合适的 2 个固定棉圈分别套在两侧肩部，从背后拉紧固定圈，用短布带将两固定圈的后下部紧紧扎住。用另一短布带松松扎住两圈后上部，再用一长布带在胸前扎住两圈前方，此布带不宜过紧，否则将造成肩部前屈，失去固定作用。

固定时，患者应保持双手叉腰，挺胸抬头复位后的姿势，骨折移位明显者，复位后可根据移位情况在骨折部放置高低垫。采用"8"字绷带固定法应注意绷带绕法方向切勿相反，固定后应将前臂悬吊于胸前，并注意观察固定是否过紧，以防腋窝部神经、血管受压迫而发生损伤。患者夜间睡眠应在肩胛间区垫一窄枕以使两肩后伸。儿童移位骨折一般固定 2~3 周，成人固定 4 周，粉碎骨折固定 6 周。

（三）练功活动

初期可作腕、肘关节屈伸活动和用力握拳活动，中后期逐渐做肩部练功活动，防止并发肩关节周围炎。

（四）药物治疗

初期宜活血祛瘀、消肿止痛，可内服活血止痛汤，外敷消瘀止痛药膏；中期宜接骨续筋，可内服新伤续断汤，外敷接骨续筋药膏；中年以上患者，因气血虚弱，血不荣筋，易并发肩关节周围炎，故后期宜着重养气血、补肝肾、壮筋骨，可内服六味地黄丸或肢伤三方，外贴坚骨壮筋膏。儿童患者骨折愈合迅速，如无兼症，后期不必用药。

第二节　肩胛骨骨折

肩胛骨骨折是指肩胛盂、颈部、体部、肩胛冈、肩峰、喙突的骨折，古称锨板子骨骨折、饭匙骨骨折、琵琶骨骨折等。

肩胛骨前后均有肌肉包绕、保护，故骨折较少见，占全身骨折的 2% 左右，且多发生于肩胛骨的体部和颈部。Epalma（1983）认为最多的损伤原因为车祸，除导致肩胛骨本身一处或多处骨折外，还可有脊柱骨折脱位和胸骨骨折并发气胸、血胸和皮下气肿。在上述严重情况下，肩胛骨骨折易被忽视。

【病因病机】

肩胛骨骨折可由直接暴力或间接暴力所致。按骨折部位可分为肩胛体骨折、肩胛颈骨折、肩胛盂骨折、喙突骨折、肩峰骨折和肩胛冈骨折，临床上常见的为混合骨折。不同类型的骨折病因病机不同，故分别叙述之。

一、肩胛体骨折

多由直接挤压、钝器撞击或跌倒时背部着地所致，可分为横断、斜形或粉碎骨折，但多为粉碎骨折。有的骨折只限于肩胛冈以下的体部，有的骨折线可通过肩胛冈。按折线的形状，又可分为"T"形骨折、"V"形骨折和粉碎性骨折。

二、肩胛颈骨折

多为间接暴力所致，如跌倒时肩外侧着地或肘部、手掌着地，暴力冲击至肩部而发生肩胛颈骨折，其骨折线自关节盂下缘开始向上至喙突基底的内侧或外侧，也可延伸至喙突、肩胛冈或肩胛体，多为一完整骨折块，有时骨折粉碎，骨折端间也可有嵌插畸形。如果喙锁韧带和肩锁韧带完整，则骨折远端不会明显移位。反之，则骨折远端连同上肢失去在锁骨上的悬吊作用，在胸大肌的牵拉及上肢重力作用下，骨折远段向下向前移位，并向内侧旋转移位。

三、肩胛盂骨折

可由间接外力或直接外力引起。间接外力常造成撕脱骨折，如创伤性肩关节脱位约有20%的病例合并有盂缘的片状撕脱骨折，肱三头肌猛烈收缩可引起盂下部位的撕脱骨折。肱骨头的直接撞击，常易造成关节面较大范围的压缩骨折或粉碎骨折。亦可为肩胛体粉碎骨折所累及。肩胛盂骨折复位不良时易导致肩关节继发性脱位。

四、喙突骨折

喙突骨折相当少见。肩部受到严重暴力可造成喙突骨折。多并发于肩锁关节脱位或肩关节脱位。肩锁关节脱位时，受喙锁韧带牵拉或强烈的肌肉收缩（喙肱肌和肱二头肌）均可产生喙突撕脱骨折。肩关节前脱位时，由于喙突受喙肱肌和肱二头肌短头的牵拉而造成喙突撕脱骨折，或由于肱骨头的撞击而造成，骨折一般发生于喙突基底部。韧带或肌肉牵拉所致的骨折可发生较明显的移位。

五、肩峰骨折

肩峰在肩部最为突出，但骨结构紧固，因此有可能造成肩峰骨折的外力，首先应造成锁骨骨折或肩锁关节或肩肱关节脱位。肩峰骨折比较少见，一般皆由直接向下作用的暴力引起。传导暴力，如通过肱骨头向上的撞击，或肩外展时，由于肱骨大结节杠杆顶撬作用，也可造成骨折。骨折部位一般在肩锁关节外侧，因肩锁关节的韧带牵拉，骨折片与锁骨一起向上移位。也可发生在肩峰基底部，此时由于三角肌的牵拉和肢体重量的作用，骨折远端可向下向内移位。

六、肩胛冈骨折

肩胛冈骨折常与体部骨折一起存在，偶可单独发生，皆由直接暴力引起，，一般很少发生骨折移位。

【诊断要点】

（1）有外伤史，主要由直接暴力引起。

（2）肩胛部周围肿胀，常有皮下瘀斑、疼痛、肩关节活动障碍，活动时疼痛加剧，不能充分外展。

（3）有移位骨折常可扪及骨擦音及骨折块异常活动。

（4）X线摄片检查可确定骨折类型及部位。

【鉴别诊断】 有移位的肩胛颈骨折，外观颇似肩关节脱位的"方肩"畸形，两者必须加以鉴别，肩胛颈骨折的肩关节活动较关节脱位为佳，且搭肩试验（Duga征）阴性。

【治疗方法】

外治法

1.治疗原则：一般主张伤后 24～48 小时局部冷敷，以减少出血和渗出。以后改行热敷、物理疗法以促进血肿和关节液吸收。无移位骨折、轻度移位骨折及嵌入骨折无需复位，仅用三角巾悬吊患肢即可，宜早期进行功能般炼。有移位的肩胛体横断骨折及严重移位的肩胛颈骨折，均需进行手法整复和固定，必要时手术治疗。对有合并肋骨骨折或气胸、血胸者，应予及时处理。

2. 手法整复外固定

（1）肩胛体横形骨折：患者侧卧位或坐位，术者立于背后，一手握肩胛冈以固定骨折上段，另一手握住肩胛下角将骨折下段向内上推按，使之复位。复位后可用一块比肩胛骨稍大的杉树皮夹板放置于患处，用胶布固定于皮肤上，然后用绷带从患侧胁下开始，经患处压住夹板，至健侧肩上，再经胸前至患侧腋下，逐渐绕到健侧胁下，经胸背来回缠 5～10 层。以腕颈带或三角巾屈肘悬吊 4 周即可。

（2）肩胛颈骨折：患者仰卧或坐位，患肩外展 70°～90°，术者立于患者后外侧，一助手握其腕部，另一助手用宽布带从腋下绕过胸部，两助手拔伸牵引。然后术者一手由肩上偏后下方向下、向前按住肩部内侧，固定骨折近段，另一手置于腋前下方将骨折远段向上向后推顶，矫正骨折远段向下、向前的移位，再将肩美节外展 70°位置，屈肘 90°，用拳或掌叩击患肢肘部，使两骨折端产生纵向嵌插，紧密吻合。复位后，在患侧腋窝内垫以圆柱形棉花垫或布卷、竹管，使患肢抬高，用单肩斜"8"字绷带进行固定，再用三角巾将患肢悬吊于胸前。亦可用外展支架将上肢肩关节于外展 80°～90°、前屈 30° 位置上固定 3～4 周。

（3）肩胛盂骨折：患者坐位，助手双手按住患者双肩，固定患者不使动摇，术者握患侧上臂将肩关节外展至 70°～90°，借肌肉、韧带的牵拉，即可使骨折复位，整复时应注意不可强力牵引和扭转。固定方法及固定时间同肩胛颈骨折。

（4）喙突骨折：主要以整复肩锁关节脱位和肩关节脱位为主，随着关节脱位的整复，喙突骨折片也可复位，若仍稍有移位，可用手推回原位。复位后可仅用三角巾悬吊 3～4 周。

（5）肩峰骨折：肩峰基底部骨折向下移位者，患肢屈肘，术者一手按住肩峰，一手推挤肘关节向上，使肱骨头顶压骨折片复位。向上移位者，用外展推挤复位法。患者仰卧，患肢外展 45° 左右，将骨折块向下推挤复位。复位后对前者可用三角巾兜住伤侧上肢减少牵引下垂的重量，后者可在肩外展 45° 位维持 2～3 周，改为腕颈带或三角巾悬吊固定 4 周。

（6）肩胛同骨折：一般移位不多，无需整复。

3. 牵引疗法：适应于肩胛颈星状骨折、肩胛孟骨折及肩峰骨折。肩胛颈及肩胛孟骨折，可将上臂置于外旋及外展 70° 位，牵引重量 2～3kg 牵引 3～4 周。肩峰骨折，可将上臂外展 90°，牵引 2～3 周，改用三角巾悬吊。

4. 中药外治法：早期外敷消肿止痛膏、双柏膏、伤药膏或奇正消痛贴；中期外敷接骨膏或接骨续筋膏，后期外敷五灵膏、坚骨壮筋膏。解除外固定后，宜用舒筋活络中药熏洗，可用海桐皮汤或五加皮汤。

5. 手术治疗：近年来有些学者发现肩胛骨严重移位骨折，尤其是肩孟部移位骨折应用非手术疗法的疗效较差。对这类较年轻的骨折患者，主张做手术复位和内固定，以避免妨得功能恢复和创伤性关节炎。

（1）适应证：

①开放性骨折。

②骨折移位严重合并血管神经受压或损伤者。

③孟部骨折经手法整复骨折移位仍较大，考虑日后影响关节功能者。

（2）内固定：肩胛骨骨折的内固定肩胛骨的大部分骨构造较薄弱，其中肩胛颈、喙突、肩峰、冈部基底和体部边缘的骨构造较坚强，可供骨折内固定。孟窝骨折可用加压螺钉 3.5mm 重建接骨板、克氏针、钢丝、门钉或不吸收缝线作较坚强内固定。孟窝前部骨折伴肩关节前脱位，可用骨松质螺钉内固定；此骨折的稳定性差时，可加用肩胛下肌折叠缝合，以增加关节稳定性。体部外缘严重移位骨折、孟窝下部移位骨折伴体部外缘移位骨折、解剖颈移位骨折以及外科颈移位骨折均可在肩胛骨外缘用接骨板内固定。其他类型骨折可按情况仅用螺钉或张力带钢丝内固定。

6. 术后处理：术后用吊带或三角巾保护 5～10 天以后开始作臂摆动功能锻炼至术后 3 周，逐渐增加主动辅助锻炼，术后 6～8 周，骨折常已愈合，可开始主动锻炼。骨折内固定不够坚强时，宜适当延长保护患肢的时间，并推迟主动般炼。

7. 功能锻炼：肩胛骨骨折，为邻近关节骨折或关节内骨折，应强调早期进行功能锻炼，因肩胛骨与胸壁之间，虽无关节结构，但活动范围较广，与肩关节协同作用而增加肩部活动。因此，早期功能锻炼，可以避免发生功能障碍。固定后即可开始进行手指、腕、肘关节的屈伸活动和前臂旋转活动。肩胛骨骨折严重移位者，早期禁止作患侧上肢提物和牵拉动作。2~3周后，可用健手扶持患肢前臂作肩关节轻度活动。解除固定后作肩关节各方向活动，如双手托天、弯肱拔刀、体后拉肩等。对老年患者，更应鼓励其早期功能锻炼，否则可使肩胛骨周围发生粘连而影响关节功能。

内治法

骨折早期，滞血瘀较甚，治宜活血法瘀、消肿止痛，内服可选用接骨七厘片、活血止痛汤、活血祛瘀汤或肢伤一方加三七、泽兰。中期宜和营生新、接骨续筋，内服可选用生血补髓汤、壮筋养血汤或正骨紫金丹、筋骨痛消丸。后期宜补气血、益肝肾、壮筋骨，内服可选用仙灵骨葆胶囊、六味地黄丸、独活寄生汤、肢伤三方或舒筋汤。

第三节 肱骨外科颈骨折

肱骨外科颈位于解剖颈下2~3cm，相当于大、小结节下缘与肱骨干的交界处，又为疏松骨质和致密骨质变界处，常易发生骨折，而肱骨解剖颈很短，骨折较罕见。紧靠肱骨外科颈内侧有腋神经向后进入三角肌内，臂丛神经、腋动静脉通过腋窝，严重移位骨折时可合并神经血管损伤。

【病因病机】

多因跌倒时手掌或肘部先着地，传达暴力所引起，若上臂在外展位则为外展型骨折，若上臂在内收位则为内收型骨折。以老年人较多，亦可发生于儿童与成人。临床上有以下五种类型（图7-5）。

（一）裂缝骨折

肩部外侧受到暴力，造成大结节骨裂与外科颈骨折，骨裂多系骨膜下，故骨折多无移位。

（二）嵌插骨折

受传达暴力所致，断端互相嵌插。

（三）外展型骨折

受外展传达暴力所致。断端外侧嵌插而内侧分离，多向前、内侧突起成角。有时远端向内侧移位，常伴有肱骨大结节撕脱骨折。

裂缝骨折　　　　　　　　　　　外展骨折

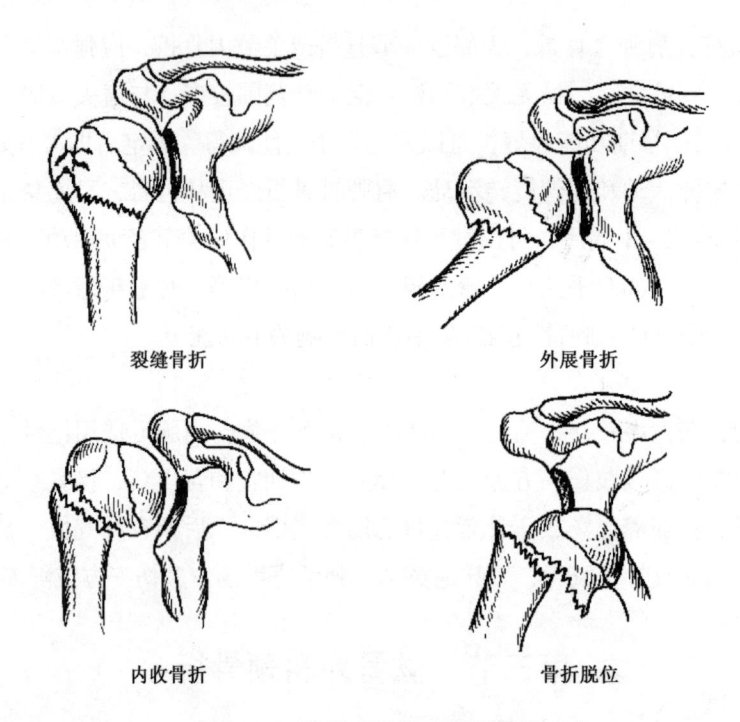

内收骨折　　　　　　　　　　　骨折脱位

图 7-5　肱骨外科颈骨折类型

（四）内收型骨折

受内收传达暴力所致。断端外侧分离而内侧嵌插，向外侧突起成角。

（五）肱骨外科颈骨折合并肩关节脱位

受外展外旋传达暴力所致。若暴力继续作用于肱骨头，可引起前下方脱位，有时肱骨头受喙突、肩盂或关节囊的阻滞得不到整复，关节面向内下，骨折面向外上，位于远端的内侧。临床较少见，若处理不当，常容易造成患肢严重的功能障碍。

肱骨外科颈骨折是接近关节的骨折，周围肌肉比较发达，肩关节的关节囊和韧带比较松弛，骨折后容易发生软组织粘连，或结节间沟不平滑。中年以上患者，易并发肱二头肌长头肌腱炎、冈上肌腱炎或肩关节周围炎。

【诊断要点】

伤后局部肿胀、功能障碍、疼痛，有压痛和纵轴叩击痛，上臂内侧可见瘀斑，非嵌插性骨折可出现骨擦音和异常活动。X 线正位、穿胸侧位（或外展侧位）照片可确定骨折类型及移位情况。根据受伤史、临床表现和 X 线检查可作出诊断。

【治疗方法】

无移位的裂缝骨折或嵌插骨折，仅用三角巾悬吊患肢 1~2 周即可开始活动。有移位骨折可按下列方法治疗。

（一）整复方法

患者坐位或卧位，一助手用布带绕过腋窝向上提拉，屈肘 90°，前臂中立位，另一助手握其肘部，沿肱骨纵轴方向牵拉，纠正缩短移位（图 7-6），然后根据不同类型再采用不同的复位方法。

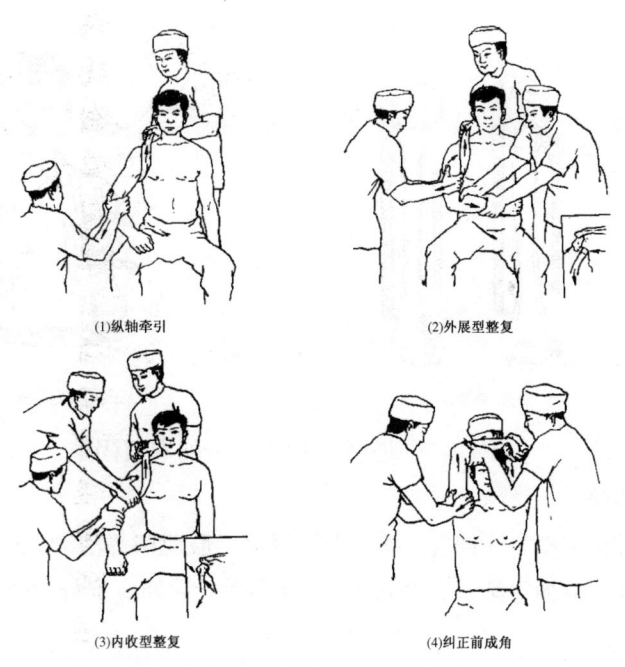

(1) 纵轴牵引　　(2) 外展型整复

(3) 内收型整复　　(4) 纠正前成角

图 7-6　肱骨外科颈骨折复位法

1. 外展型骨折：术者双手握骨折部，两拇指按于骨折近端的外侧，其他各指抱骨折远端的内侧向外捺正，助手同时在牵拉下内收其上臂即可复位。

2. 内收型骨折：术者两拇指压住骨折部向内推，其他四指使远端外展，助手在牵引下将上臂外展即可复位（图 7-6）。如成角畸形过大，还可继续将上臂上举过头顶；此时术者立于患者前外侧，用两拇指推挤远端，其他四指挤按成角突出处，如有骨擦感，断端相互抵触，则表示成角畸形矫正（图 7-6）。对合并肩关节脱位者，有些可先整复骨折，然后用手法推进肱骨头；亦可先持续牵引，使肩盂间隙加大，纳入肱骨头，然后整复骨折。

（二）夹板固定

夹板规格长夹板三块，下达肘部，上端超过肩部，夹板上端可钻小孔系以布带结，以便作超关节固定。短夹板一块，由腋窝下达肱骨内上髁以上，夹板的一端用棉花包裹，呈蘑菇头样，即成蘑菇头样大头垫夹板。

在助手维持牵引下，将棉垫 3~4 个放于骨折部的周围，短夹板放在内侧，若内收型骨折，大头垫应放在肱骨内上髁的上部，并在成角突起处放一平垫；若外展型骨折，大头垫应顶住腋窝部，并在骨折近端外侧放一平垫，三块长夹板分别放在上臂前、后、外侧，用三条扎带将夹板捆紧，然后用短布带穿过三块超肩关节夹板顶端的布带环，作环状结扎，再用一长布带系于结扎环内侧，并绕过对侧腋下用棉花垫好打结（图 7-7）。固定时间 4~6 周。

对移位明显的内收型骨折，除夹板固定外，尚可配合皮肤牵引 3 周，肩关节置于外展前屈位，其角度视移位程度而定。

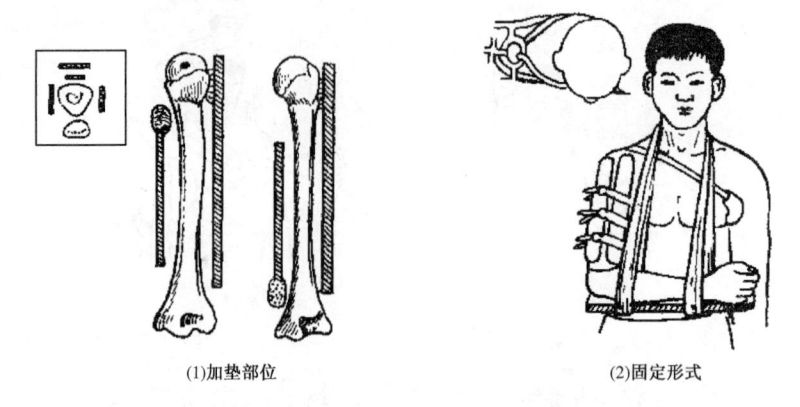

(1)加垫部位　　　　(2)固定形式

图 7-7　肱骨外科颈骨折的夹板固定

（三）练功活动

初期先让患者行握拳，屈伸肘、腕关节，舒缩上肢肌肉等活动，3周后练习肩关节各方向活动，活动范围应循序渐进，每日练习10多次。后期应配合中药熏洗，以促进肩关节功能恢复。

（四）药物治疗

初期宜活血祛瘀、消肿止痛，内服可选用和营止痛汤、活血止痛汤、外敷消瘀止痛药膏、双柏散；老年患者在中后期宜养气血、壮筋骨、补肝肾，同时还应加用舒筋活络、通利关节的药物，内服可选用接骨丹，外敷接骨续筋药膏和接骨膏等。解除固定后可选用海桐皮汤熏洗。

第四节　肱骨干骨折

肱骨干骨折临床上较为常见，可发生于任何年龄，但多见于成人。骨折好发于骨干的中1/3和中下1/3交界处，下1/3次之，上1/3最少。

【病因病机】

肱骨干中上部骨折多因直接暴力（如棍棒打击）引起，多为横断或粉碎骨折。上1/3骨折（三角肌止点以上）时，近端因胸大肌、背阔肌和大圆肌的牵拉而向前、向内；远端因三角肌、喙肱肌、肱二头肌和肱三头肌的牵拉而向上、向外。中1/3骨折（三角肌止点以下）时，近端因三角肌和喙肱肌牵拉而向外、向前；远端因肱二头肌及肱三头肌牵拉而向上（图7-8）。肱骨干下1/3骨折多由间接暴力所致，常呈斜形、螺旋形骨折，移位可因暴力方向、前臂和肘关节的位置而异，多为成角、内旋移位。肱骨干中下1/3处骨折常合并桡神经损伤。

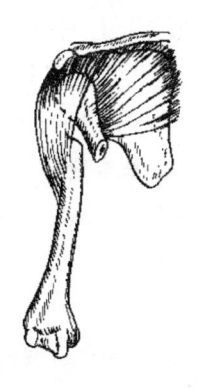

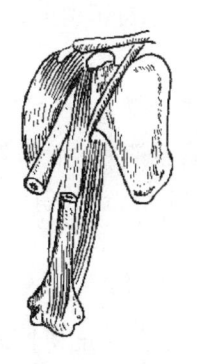

图 7-8 肱骨干骨折的移位

【诊断要点】

伤后局部有明显疼痛、肿胀和功能障碍。绝大多数为移位骨折，故上臂有短缩或成角畸形，并有异常活动和骨擦音。检查时应注意腕和手指的功能，以便确定桡神经是否有损伤。X 线正侧位照片可明确骨折的部位、类型和移位情况。

【治疗方法】

无移位肱骨干骨折用夹板固定 3~4 周，有移位肱骨干骨折应整复固定。在治疗过程中，注意防止骨折断端分离移位。闭合性骨折合并桡神经损伤者，可将骨折复位、夹板固定、密切观察 2~3 个月，大多数能逐渐恢复。若骨折愈合后，神经仍无恢复迹象，可做肌电图测定，如有手术指征，可手术处理。观察期间应注意防止前臂屈肌群挛缩及手指关节僵硬，可安装弹力伸指及伸腕装置，使屈肌群能经常被动伸展。

（一）整复方法

患者坐位或平卧位。一助手用布带通过腋窝向上，另一助手握持前臂在中立位向下，沿上臂纵轴对抗牵引，待重叠移位完全矫正后，根据骨折不同部位的移位情况进行整复。

1. 上 1/3 骨折：在维持牵引下，术者两拇指抵住骨折远端外侧，其余四指环抱近端内侧，将近端托起向外，使断端微向外成角，继而拇指由外推远端向内，即可复位（图 7-9）。

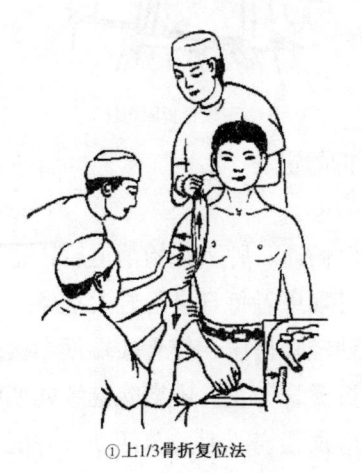

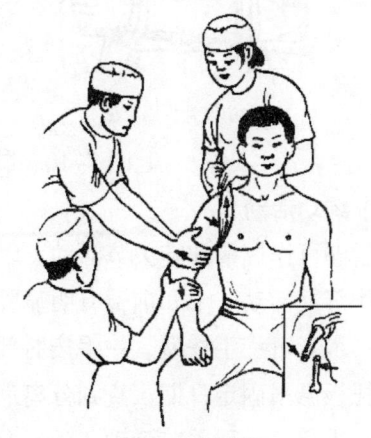

①上1/3骨折复位法　　　　②中1/3骨折复位法

图 7-9 肱骨干骨折复位法

2. 中 1/3 骨折：在维持牵引下，术者以两手拇指抵住骨折近端外侧推向内，其余四指环抱远端内侧拉向外（图3-19），纠正移位后，术者捏住骨折部，助手徐徐放松牵引，使断端互相接触，微微摇摆骨折远端或从前后内外以两手掌相对挤压骨折处，可感到断端摩擦音逐渐减小，直至消失，骨折处平直，表示已基本复位。

3. 下 1/3 骨折：多为螺旋或斜形骨折，仅需轻微力量牵引，矫正成角畸形，将两斜面挤紧捻正。

（二）固定方法

前后内外4块夹板，其长度视骨折部位而定。上 1/3 骨折要超肩关节，下 1/3 骨折要超肘关节，中 1/3 骨折则不超过上、下关节，并应注意前夹板下端不能压迫肘窝。如果移位已完全纠正，可在骨折部的前后方各放一长方形大固定垫，将上、下骨折端紧密包围。若仍有轻度侧方移位时，利用固定垫两点加压。若仍有轻度成角，可利用固定垫三点加压，使其逐渐复位。在桡神经沟部位不要放固定垫，以防桡神经受压而麻痹。固定时间成人约6～8周，儿童约3～5周。中 1/3 处骨折是迟缓愈合和不愈合的好发部位，固定时间应适当延长，经X线复查见有足够骨痂生长才能解除固定。固定后肘关节屈曲90°，以木托板将前臂置于中立位，患肢悬吊在胸前（图7-10）。应定期作X线透视或拍摄照片，以及时发现骨折端是否有分离移位。

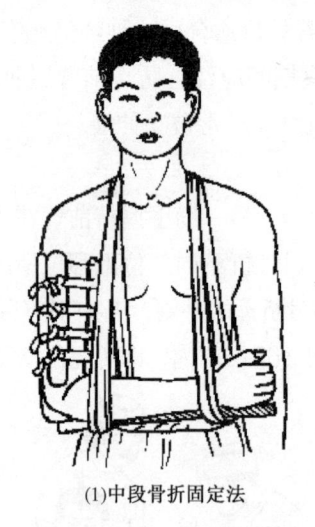

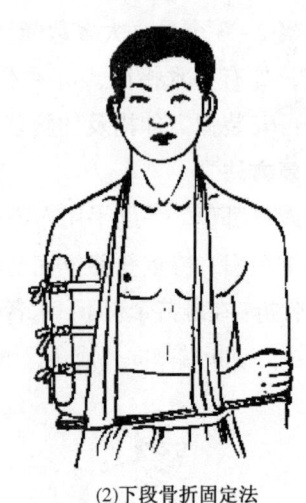

(1)中段骨折固定法　　　(2)下段骨折固定法

图 7-10　肱骨干骨折固定法

（三）练功活动

固定后即可作握拳和腕关节活动，以利于气血畅通。肿胀开始消退后，患肢上臂肌肉应用力作舒缩活动。手和前臂有明显肿胀时，可嘱患者每日自行轻柔抚摩。若发现断端分离时，术者可一手按肩，一手按肘部，沿纵轴轻轻挤压，使骨断端逐渐接触，并适当延长木托板悬吊固定日期，直到分离消失、骨折愈合为止。中期除继续初期练功活动外，应逐渐进行肩、肘关节活动。骨折愈合后，应加强肩、肘关节活动，并配合药物熏洗。

(四) 药物治疗

按骨折三期辨证用药。骨折迟缓愈合者，应重用接骨续损药，如地鳖虫、自然铜、骨碎补之类。闭合性骨折合并桡神经损伤者，内服药还应加入行气活血、通经活络之品，如黄芪、地龙之类。

第五节 肱骨髁上骨折

肱骨髁上骨折多见于儿童。

【病因病机】

肱骨髁上骨折多为间接暴力所致，如爬高墙，攀树跌下，跌倒，或不慎滑跌等。根据暴力和受伤机制不同，可将肱骨髁上骨折分为伸直型和屈曲型两种。

（一）伸直型

肘关节伸直位或近于伸直位跌倒，手掌先着地，暴力使肱骨髁上骨质薄弱处发生骨折。骨折线由前下斜向后上，骨折远端向后上方移位而骨折近端向前方移位（图3-21），骨折严重移位时，骨折近端常穿过肱前肌，甚至损伤正中神经和肱动脉。受伤时肱骨下端除遭受前后方暴力外，还同时伴有来自尺侧和桡侧的侧方暴力，造成骨折远端同时伴有侧方移位。根据骨折远端侧方移位的不同，又可分为尺偏型和桡偏型。尺偏型为骨折远端向尺侧移位，此型肘内翻畸形发生率较高。桡偏型为骨折远端向桡侧移位，桡侧骨皮质受挤压而塌陷，桡侧骨膜多被剥离，尺侧骨膜多断裂，骨折整复后若远端向桡侧倾斜较严重，则会遗留肘外翻畸形，但临床发生率较低。受伤时肱骨下端还可出现旋转暴力，造成骨折远端旋前或旋后移位。一般尺偏型远端多旋前移位，桡偏型多旋后移位。

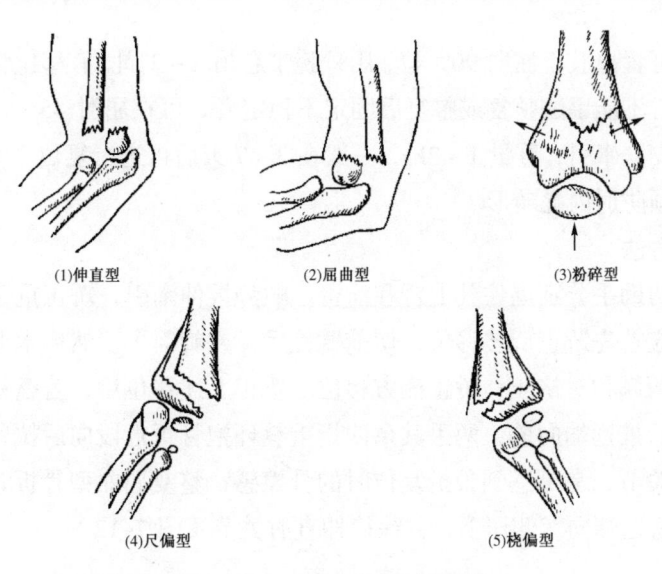

(1)伸直型　(2)屈曲型　(3)粉碎型

(4)尺偏型　(5)桡偏型

图7-11 肱骨髁上骨折类型

（二）屈曲型

肘关节在屈曲位跌倒，肘尖先着地，暴力经尺骨鹰嘴把肱骨髁由后下方推至前上方，而造成肱骨髁上屈曲型骨折（图 7-11）。骨折线由后下方斜向前上方，骨折远端向前上方移位。根据骨折远端侧方移位的不同，亦可分为尺偏型和桡偏型。

若以上暴力较小，可发生青枝骨折或裂缝骨折，或呈轻度伸直型和屈曲型骨折移位。若肱骨下端受到压缩性暴力，则发生粉碎型骨折，尺骨半月切迹向肱骨下端劈裂，而于髁上骨折同时伴有髁间骨折，内、外两髁分成两块骨片，故又称肱骨髁间骨折。若骨折严重移位，亦可损伤肱动脉及桡、尺、正中神经。

一般来说骨折类型与受伤姿势有关，但并非是必然的因果关系。

【诊断要点】

无移位骨折肘部可有肿胀、疼痛，肱骨髁上处有压痛，功能障碍。骨折有移位者，肘部疼痛、肿胀较明显，甚至出现张力性水泡，有畸形、骨擦音和异常活动。伸直型肱骨髁上骨折肘部呈靴状畸形，但肘后肱骨内、外上髁和鹰嘴三点关系仍保持正常，这一点可与肘关节后脱位相鉴别。此外，还应注意桡动脉的搏动、腕和手指的感觉、活动、温度及颜色，以便确定是否合并神经或血管损伤。神经损伤表现为该神经支配范围的运动和感觉障碍，以桡神经、正中神经损伤为多见。若肘部严重肿胀，桡动脉搏动消失，患肢剧痛，手部皮肤苍白、发凉、麻木，被动伸指有剧烈疼痛者，为肱动脉损伤或受压，处理不当则发展形成缺血性肌挛缩。骨折畸形愈合的后遗症以肘内翻为多见，肘外翻少见。粉碎型骨折多遗留肘关节不同程度的屈伸活动功能障碍。肘关节正侧位 X 线片可显示骨折类型和移位方向。伸直型骨折远端向后上移位，骨折线多从前下方斜向后上方。屈曲型骨折远端向前上方移位。骨折线从后下方斜向前上方。尺偏型远端向尺侧移位，桡偏型远端向桡侧移位。粉碎型骨折两髁分离，骨折线呈"T"型或"Y"型。

【治疗方法】

无移位骨折可置患肢于屈肘 90° 位，用颈腕带悬吊 2~3 周，有移位骨折应整复固定治疗。粉碎型骨折不能手法整复或整复后固定不稳定者，可在屈肘 45°~90° 位置进行尺骨鹰嘴牵引或皮肤牵引，重量 1~2kg，一般在 3~7 天后再进行复位。尺偏型骨折在治疗过程中应注意预防肘内翻畸形。

（一）整复方法

患者仰卧，两助手分别握住其上臂和前臂，顺势拔伸牵引，矫正重叠移位。若远端旋前（或旋后）应首先矫正旋转移位，使前臂旋后（或旋前）。然后术者两手分别握住骨折远近端，自两侧相对挤压，矫正侧方移位。矫正上述移位后，若整复伸直型骨折，则以两拇指从肘后推远端向前，两手其余四指重叠环抱骨折近段向后拉，并令助手在牵引下徐徐屈曲肘关节，常可感到骨折复位时的骨擦感；整复屈曲型骨折时，手法与上相反，应在牵引后将远端向背侧压下，并徐徐伸直肘关节（图 7-12）。

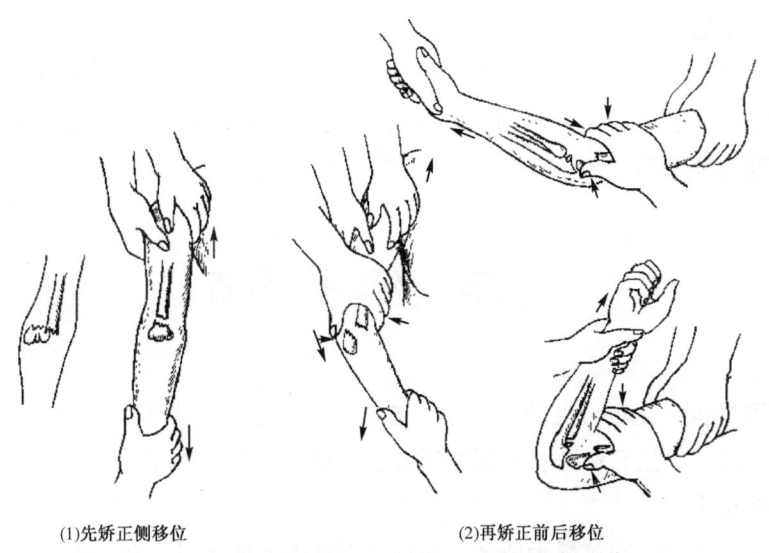

(1) 先矫正侧移位　　　　　　　　　(2) 再矫正前后移位

图 7-12　伸直型肱骨髁上骨折整复法

（二）固定方法

伸直型骨折复位后固定肘关节于屈曲 90°～110° 位置 3 周。夹板长度应上达三角肌中部水平，内外侧夹板下达（或超过）肘关节，前侧板下至肘横纹，后侧板远端呈向前弧形弯曲，并嵌有铝钉，使最下一条布带斜跨肘关节缚扎时不致滑脱；采用杉树皮夹板固定时，最下一条布带不能斜跨肘关节，而在肘下仅扎内外侧夹板。为防止骨折远端向后移位，可在鹰嘴后方加一梯形垫；为防止肘内翻，可在骨折近端外侧及远端内侧分别加塔形垫。夹缚后用颈腕带悬吊（图 7-13）。屈曲型骨折应固定肘关节于屈曲 40°～60° 位置 1～2 周，前后固定垫位置应与伸直型相反，余同伸直型固定，以后逐渐屈曲至 90° 位置 1～2 周。如外固定后患肢出现血循环障碍，应立即松解全部外固定，置肘关节于屈曲 45° 位置进行观察。

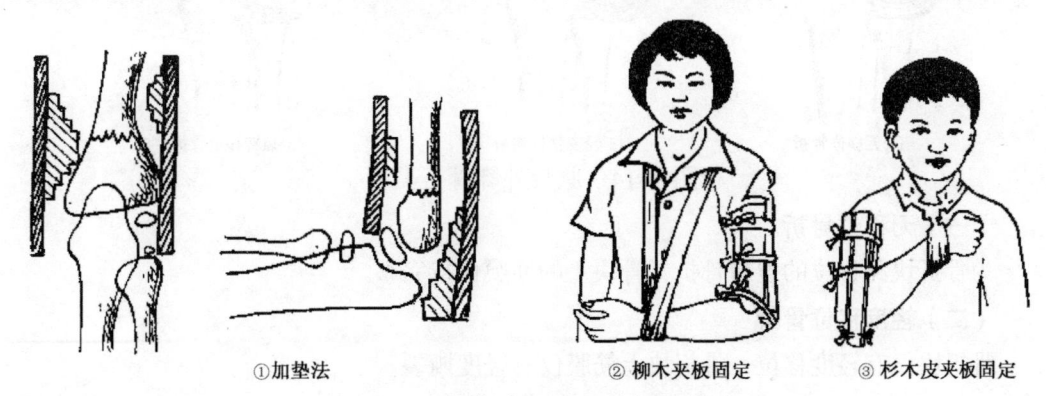

① 加垫法　　　② 柳木夹板固定　　　③ 杉木皮夹板固定

图 7-13　伸直肱骨髁上骨折固定法

（三）练功活动

骨折复位固定后，应多作握拳、腕关节屈伸等活动，粉碎骨折应于伤后 1 周在牵引固定下开始练习肘关节屈伸活动，其他类型骨折应在解除固定后，积极主动锻炼肘关节伸屈活动，严禁暴力被动活动。

（四）药物治疗

内服药治则，早期重在活血祛瘀、消肿止痛。肿胀严重、血运障碍者加用三七、丹参，并重用祛瘀、利水、消肿药物，如茅根、木通之类。中、后期内服药可停用。成人骨折仍按三期辨证用药。

第六节 肱骨外髁骨折

肱骨外髁骨折是儿童常见的一种肘关节损伤，发生率仅次于肱骨髁上骨折，常发生于 5~10 岁的儿童，故又称肱骨外髁骨骺骨折，成年人较为少见。

【病因病机】

肱骨外髁骨折多由间接暴力所致，跌倒时手部先着地，若肘部处于轻度屈曲外展位，暴力沿前臂向上传达至桡骨头，肱骨外髁遭受桡骨头的撞击而发生骨折，骨折块被推向后外上方；若肘部处于伸直位过度内收，附着于肱骨外髁的前臂伸肌群强烈收缩，则可将肱骨外髁拉脱，骨折块向前下方移位。少数由直接暴力所致，多为成年人，跌倒时患肢呈肘关节屈曲、肩关节内收位，肘部后外侧着地，暴力由后外方向前内方撞击肱骨外髁而发生骨折，骨折块向前移位。根据骨折的移位程度可分为三种类型（图 7-14）。

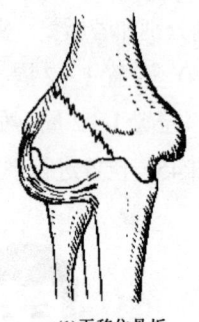

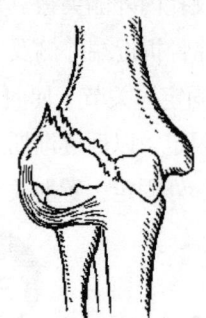

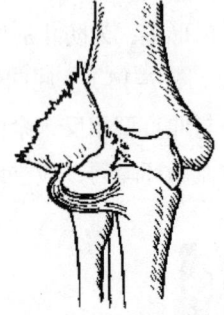

(1) 无移位骨折　　(2) 轻度移位骨折　　(3) 翻转移位骨折

图 7-14　肱骨外髁骨折类型

（一）无移位骨折

为骨折块无移位的裂缝骨折，骨块上的筋膜保持完整。

（二）轻度移位骨折

骨折块仅有轻度移位，骨折块上筋膜仅有轻度撕裂。

（三）翻转移位骨折

可分为前翻转型和后翻转型。骨折块向前移位并发生翻转为前翻转型，骨折块向后移位并翻转为后翻转型。

【诊断要点】

伤后以肘外侧为中心明显肿胀，疼痛剧烈，肘关节呈半屈伸位，活动功能严重障碍。

肱骨外髁部压痛明显，分离移位时，在肘外侧可摸到活动的骨折块或骨擦音，但早期可因明显肿胀而掩盖了畸形，及至消肿以后，在肘外侧才发现骨突隆起，肘关节活动障碍。晚期可出现骨不连接、进行性肘外翻和牵拉性尺神经损伤。

肘关节正侧位 X 线照片可明确骨折类型和移位方向。

【治疗方法】

无明显移位的骨折，屈肘 90°、前臂悬吊胸前 2~3 周即可。有移位的骨折，要求解剖复位。手法整复不成功者，可采用针拨复位法复位。若伤后时间超过 1 周或闭合复位不满意，应切开复位。晚期未复位者，则视肘关节的外形和功能情况来考虑是否手术。

（一）整复方法

1. 轻度移位骨折复位法（单纯向外移位）：患者坐位或卧位，助手握持患侧上臂下段，术者一手握前臂下段，将患肘屈曲，前臂旋后，另一手拇指按在骨折块上，其余四指扳住患肘内侧，两手相反方向用力，使患肘内翻，同时用拇指将骨折块向内推挤，使其复位，术者再一手按住骨折块作临时固定，另一手作患肘轻微的屈伸活动数次，以矫正残余移位，直到骨折块稳定且无骨擦音为止。

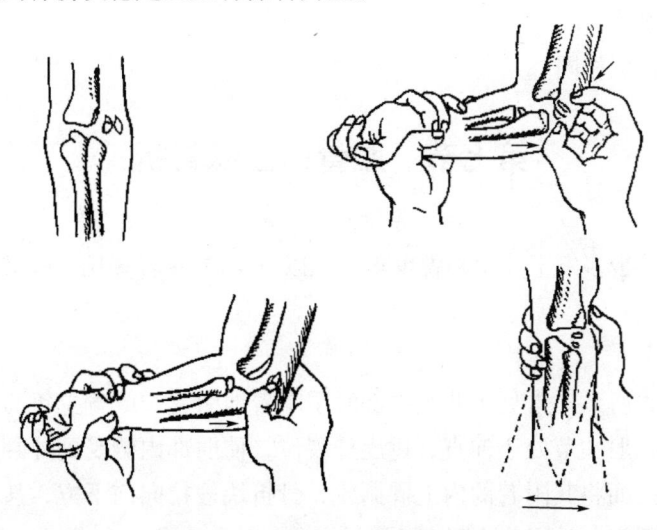

图 7-15　肱骨外髁翻转骨折复位法

2. 翻转移位骨折复位法：凡属前翻转型者，先将骨折块向后推按，使之变为后翻转型，然后再整复，以左肱骨外髁翻转骨折为例，助手握持患臂部，术者立于患者外侧，左手握患腕部，右手置于患肘外侧，置肘关节于屈曲 45°前臂旋后位，加大肘内翻使关节腔外侧间隙增宽，腕背伸以使前臂伸肌群松弛，以右食指或中指扣住骨折块的滑车端，拇指扣住肱骨外上髁端，先将骨折块稍平行向后方推移，再将滑车端推向后内下方，把肱骨外上髁端推向外上方，以矫正旋转移位，然后用右拇指将骨折块向内挤压，并将肘关节伸屈、内收、外展，以矫正残余移位（图 7-15）。

3. 针拨复位法：患肢严格消毒后，在 X 线透视下，用针尖较圆钝的钢针经皮肤插入，顶住翻转的骨折块上缘使其翻回（图 7-16），变为单纯向外侧移位，则再配合用手法将骨折块向内推挤复位。

（二）固定方法

有移位骨折闭合整复后，肘关节伸直，前臂旋后位，外髁处放一固定垫尺侧肘关节上、下各放一固定垫，四块夹板从上臂中上段到前臂中下段，四条布带缚扎，使肘关节伸直而稍外翻位固定 2 周，以后改屈肘 90° 固定 1 周。亦可用四块夹板固定肘关节屈曲 60° 位 3 周，骨折临床愈合后解除固定。

（三）练功活动

有移位骨折在复位 1 周内，可作手指轻微活动，不宜作强力前臂旋转、握拳、腕关节屈伸活动，以免牵拉骨折块再发生移位。1 周后，逐渐加大指、掌、腕关节的活动范围。解除固定之后，开始进行肘关节屈伸、前臂旋转和腕、手的功能活动。

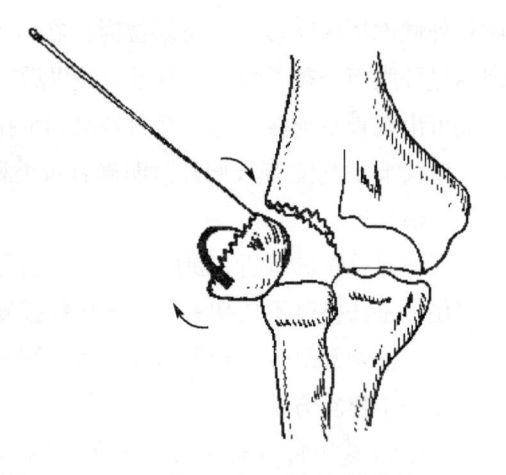

图 7-16　针拨复位法

（四）药物治疗

与肱骨髁上骨折相同。

第七节　肱骨内上髁骨折

肱骨内上髁骨折多发于儿童和青少年，尤以 7～17 岁者多见，故又称肱骨内上髁骨骺分离。

【病因病机】

多由间接暴力所致。常见于儿童跌倒时手掌着地引起；或青少年的举重、投掷等运动损伤。受伤时，肘关节处于伸直、过度外展位，使肘部内侧受到外翻应力，同时前臂屈肌群急骤收缩，而将其附着的内上髁撕脱，骨折块被拉向前下方，甚至产生旋转。根据骨折块移位的程度一般可分为四度（图 7-17）。

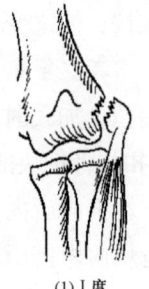

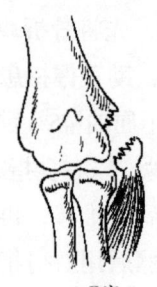

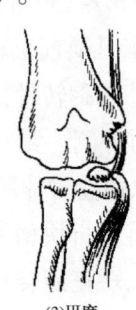

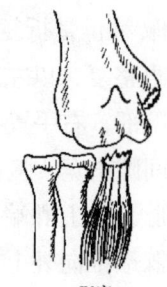

(1) I 度　　(2) II 度　　(3) III 度　　(4) IV 度

图 7-17　肱骨内上髁骨折

1度：裂缝骨折或仅有轻度移位。

2度：骨折块有分离和旋转移位，但骨折块仍位于肘关节间隙的水平面以上。

3度：由于肘关节遭受强大的外翻暴力，肘关节腔内侧间隙张开，致使撕脱的内上髁被带进其内，并有旋转移位，且被肱骨滑车和尺骨半月切迹关节面紧紧夹住。

4度：骨折块有旋转移位并伴有肘关节向桡侧脱位，骨折块的骨折面朝向滑车。

【诊断要点】

伤后肘内侧肿胀、疼痛，压痛明显，有皮下瘀斑，肘关节呈半屈伸位，肘关节功能障碍。分离移位时在肘内侧可扪及活动的骨折块。第1、2度骨折时仅有肘内侧牵拉性疼痛，关节活动轻度障碍，第3度骨折时肘关节屈伸明显障碍，第4度骨折时肘关节明显畸形，肿胀较严重，肘后三点关系不正常，有弹性固定。肘关节正侧位X线照片可明确骨折类型和移位方向。

【治疗方法】

第1度无移位骨折采用屈肘90°夹板固定2周即可。有移位骨折者应整复固定治疗。手法整复不成功者，则应切开复位，并作尺神经前置术。整复后应常规检查有无尺神经损伤。

(一) 整复方法

第2度骨折手法整复时，在屈肘45°前臂中立位，术者以拇、食指固定骨折块，拇指自下方向上方推挤，使其复位。第3度骨折手法复位时，在拔伸牵引下，伸直肘关节，前臂旋后、外展，造成肘外翻，使肘关节的内侧间隙增宽，术者拇指在肘关节内侧触到骨折块的边缘时，助手即强度背伸患肢手指及腕关节，将关节内的骨折块拉出，必要时术者还可用拇指和食指抓住尺侧屈肌肌腹的近侧部向外牵拉，以后再按第2度骨折作手法整复。第4度骨折应先将脱位的肘关节整复，助手两人分别握住患肢远、近端，尽量内收前臂，使肘内侧间隙变窄，防止骨折块进入关节腔内，术者用推挤手法整复肘关节侧方脱位，使其转化为第1度或第2度骨折，再按上法处理，整复时应注意勿使转变为第3度，整复后应及时进行X线检查。

(二) 固定方法

对位满意后，在骨折块的前内方放一固定垫，再用夹板超肘关节固定于屈肘90°位2~3周。

(三) 练功活动

1周内只作手指轻微屈伸活动；1周后可逐渐加大手指屈伸活动幅度，禁忌作握拳及前臂旋转活动；2周后可开始作肘关节屈伸活动。

(四) 药物治疗

与肱骨髁上骨折相同。

第八节 尺骨鹰嘴骨折

尺骨鹰嘴位于尺骨上端，呈弯曲状突起，形似鹰嘴。鹰嘴突与冠状突相连而构成半月切迹。尺骨半月切迹关节面与肱骨滑车关节面构成肱尺关节，是肘关节屈伸的枢纽。

【病因病机】

尺骨鹰嘴骨折多数由间接暴力造成。跌倒时，肘关节突然屈曲，同时肱三头肌强烈收缩，则发生尺骨鹰嘴撕脱骨折，近端被肱三头肌牵拉而向上移位（图7-18）。直接暴力亦可造成尺骨鹰嘴骨折，如肘后部受直接打击，或跌倒时肘后着地而使鹰嘴受直接撞击，常发生粉碎骨折，但多数无明显移位。鹰嘴骨折线多数侵入半月切迹，为关节内骨折；少数撕脱的骨折片较小，骨折线可不侵入关节。成年人多见，少年儿童亦可发生。

【诊断要点】

伤后尺骨鹰嘴部疼痛，压痛明显，局限性肿胀，肘关节屈曲活动障碍。分离移位时，在局部可扪到鹰嘴骨片向上移和明显的骨折间隙或骨擦感，主动伸肘功能丧失。关节内积血时，鹰嘴两侧凹陷处隆起。肘关节X线侧位照片可明确骨折类型和移位程度。根据受伤史、临床表现和X线检查，可作出诊断。

【治疗方法】

无移位骨折或老人粉碎性骨折移位不显著者，不必手法整复。有分离移位者，则必须整复。

（一）整复方法

先把血肿抽吸干净，术者站在患肢近端外侧，两手环握患肢，以两拇指推迫其近端向远端靠拢，两食指与两中指使肘关节徐徐伸直，即可复位。若手法整复不成功，可切开复位；若移位明显的粉碎骨折，应将骨碎片切除，行肱三头肌成形术。

（二）固定方法

无移位骨折、已施行内固定者或肱三头肌成形术者，可固定肘关节于屈曲20°～60°位3周；有移位骨折手法整复后，在尺骨鹰嘴上端用抱骨垫固定，并用前、后侧超肘夹板固定肘关节于屈曲0°～20°位3周，以后再逐渐固定在90°位1~2周。

（三）练功活动

3周以内只作手指、腕关节屈伸活动，禁止肘关节屈伸活动，第四周以后才逐步作肘关节主动屈伸锻炼，严禁暴力被动屈肘。此外，可配合进行肩关节练功活动。

（四）药物治疗

按骨折三期辨证用药，解除固定后加强中药熏洗。

第九节 桡骨头骨折

桡骨头骨折包括桡骨头部、颈部骨折。桡骨头部骨折以青少年较多见，桡骨颈部骨折以儿童多见，多为骨骺分离或青枝骨折。

【病因病机】

桡骨头骨折多由间接暴力所致，跌倒时患肢外展，肘关节伸直、前臂旋前位，手掌先着地，暴力沿前臂桡侧向上传达，引起肘部过度外翻，使桡骨头撞击肱骨小头，产生反作用力，使桡骨头发生骨折。根据骨折的发生部位、程度和移位情况，一般分为六种类型（图7-19）。

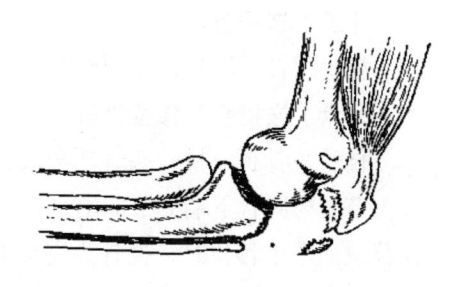

图7-18 尺骨鹰嘴骨折移位

（一）青枝骨折

桡骨颈外侧骨皮质压缩或皱折，内侧骨皮质被拉长，骨膜未完全破裂，桡骨头颈向外弯曲。仅见于儿童。

（二）裂缝骨折

桡骨头部或颈部呈裂缝状的无移位骨折。

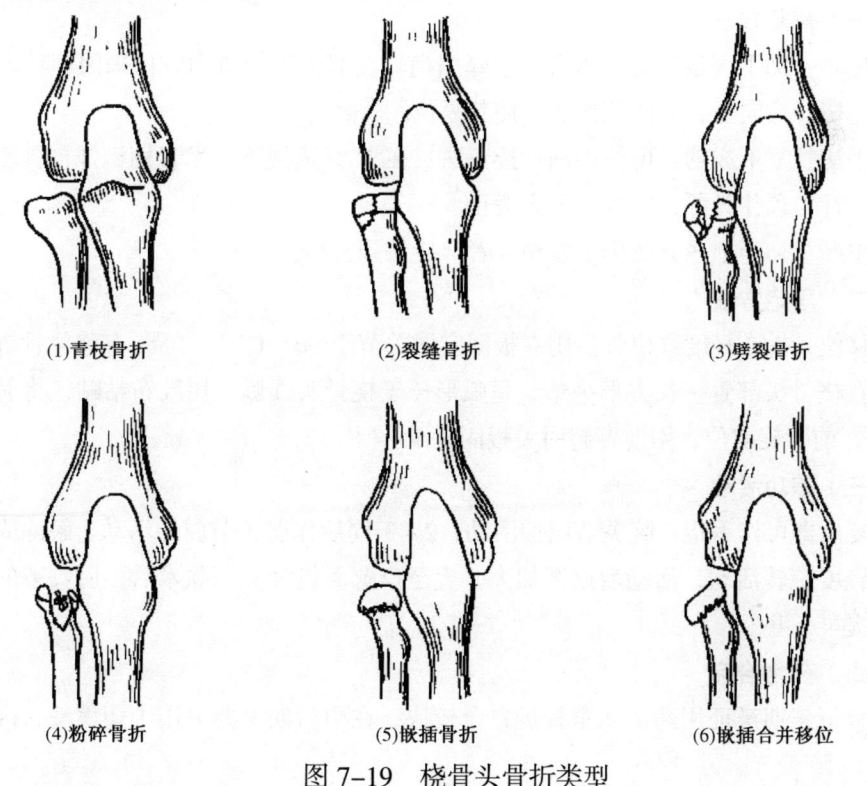

(1)青枝骨折　(2)裂缝骨折　(3)劈裂骨折
(4)粉碎骨折　(5)嵌插骨折　(6)嵌插合并移位

图7-19 桡骨头骨折类型

（三）劈裂骨折

桡骨头外侧劈裂，骨折块约占关节面的 1/3～1/2，且常有向外或外下方移位。

（四）粉碎骨折

桡骨头呈粉碎状，骨碎片有分离，或部分被压缩而使桡骨头关节面中部塌陷缺损。

（五）嵌插骨折

桡骨颈骨质嵌插，在颈部有横形骨折线，无明显移位。

（六）嵌插合并移位骨折

桡骨颈骨折或桡骨头骨骺分离，骨折近端向外移位，桡骨头关节面向外倾斜，桡骨头关节面与肱骨下端关节面由平行改变为交叉，骨折近两远端外侧缘嵌插，呈"歪戴帽"样移位。严重移位时，桡骨头完全翻转移位，其关节面向外，两骨折面相互垂直而无接触，骨折近端同时还可向前或向后方移位。

【诊断要点】

伤后肘部疼痛，肘外侧明显肿胀，但若血肿被关节囊包裹，可无明显肿胀，桡骨头局部压痛，肘关节屈伸及前臂旋转活动受限，尤以旋转前臂时，桡骨头处疼痛加重。肘关节 X 线正侧位照片可明确骨折类型和移位程度。

【治疗方法】

对无移位或轻度移位的嵌插骨折而关节面倾斜在 30° 以下者，不必强求解剖复位。对明显移位骨折则应整复达到良好的对位。

（一）整复方法

复位时一助手固定上臂，术者一手牵引前臂在肘关节伸直内收位来回旋转，另一手的拇指把桡骨头向上、向内侧推挤，使其复位。

若手法整复不成功，可使用钢针拨正法：在 X 线透视下，术者用钢针自骨骺的外后方刺入，针尖顶住骨骺，向内、上方拨正。

移位严重，经上述方法仍不能整复者，应切开复位。

（二）固定方法

无移位骨折或轻度移位骨折用夹板固定肘关节于 90° 位 2～3 周。有移位骨折复位满意后，在桡骨头部置一长方形平垫，呈弧形压于桡骨头外侧，用胶布粘贴，将肘关节屈曲 90°，前臂旋前位，用前臂超肘夹板固定 3～4 周。

（三）练功活动

整复后即可作手指、腕关节屈伸活动；2～3 周后作肘关节屈伸活动。解除固定后，作前臂轻度旋转活动，活动度逐渐加大，直至痊愈。桡骨头切除术后，肘关节的练功活动应更提早一些。

（四）药物治疗

按骨折三期辨证用药。儿童骨折愈合较快，在中后期主要采用中药熏洗，内服药可减免。

第十节 桡尺骨干双骨折

桡、尺骨干双骨折多见于儿童和青壮年，骨折部位多发生在前臂中 1/3 和下 1/3 部。

【病因病机】

由直接暴力和间接暴力所致（图 7-20），直接暴力所致者，多为前臂遭受打击、挤压等造成，以横断、粉碎为多，骨折线往往在同一平面，局部软组织损伤较重，可为开放骨折。间接暴力有传达暴力和扭转暴力的不同。传达暴力所致者，多为跌倒时手掌先着地，暴力由掌面沿桡骨纵轴向上传达，在桡骨中段或上段发生横断或锯齿状骨折，残余暴力通过向下斜形的骨间膜牵拉尺骨，造成尺骨斜形骨折，骨折线多不在同一平面，桡骨骨折线在上，尺骨骨折线在下。在儿童多发生在下 1/3 段青枝骨折，桡骨骨折线高于尺骨骨折线，骨折端多向掌则成角，其背侧骨膜多完整。扭转暴力所致者，多为前臂被旋转的机器绞伤，或跌倒时手掌着地，躯干过分朝一侧倾斜，在遭受传达暴力的同时，前臂又受到扭转暴力，使两骨螺旋形骨折，骨折线方向一致，多数是由尺侧内上斜向桡侧外下，但骨折线的平面不同，尺骨骨折线在上，桡骨骨折线在下。

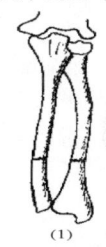

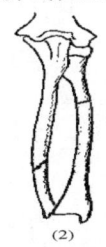

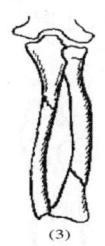

图 7-20 不同外力所致的桡、尺骨干双骨折

【诊断要点】

伤后局部疼痛，肿胀明显，前臂活动功能丧失，动则疼痛加剧。有移位的完全骨折，多有短缩、成角和旋转畸形，但儿童青枝骨折仅有成角畸形。检查局部压痛明显，有纵轴叩击痛，有移位的完全骨折有骨擦音和异常活动。儿童不完全性骨折，症状较轻，腕肘关节活动多无明显受限，容易漏诊，应注意仔细检查。X 线照片应包括腕关节和肘关节，正侧位前臂 X 线照片可确定骨折类型和移位方向，以及有无合并上、下桡尺关节脱位。若骨折后患肢疼痛剧烈、肿胀严重，手指麻木发凉或发绀，被动活动手指疼痛加重，应考虑为前臂筋膜间隔区综合征。

【治疗方法】

桡、尺骨干双骨折的治疗原则是恢复前臂旋转功能。无移位骨折直接用夹板固定即可。有移位骨折应整复固定治疗。桡、尺骨干双骨折复位要求解剖对位或接近解剖对位，儿童塑形能力较强，8 岁以下儿童可允许有 20° 以内的成角畸形，但成人必须达到良好的对位。手法整复不成功者，可切开复位内固定。

（一）整复方法

患者平卧，肩外展90°，中、下1/3骨折取前臂中立位，上1/3骨折取前臂旋后位，由两助手作拔伸牵引，矫正重叠、旋转及成角畸形。桡、尺骨干双骨折均为不稳定骨折时，如骨折在上1/3，则先整复尺骨；如骨折在下1/3，则先整复桡骨；骨折在中段时，应根据两骨干骨折的相对稳定性来决定。若前臂肌肉比较发达，加之骨折后出血肿胀，虽经牵引后重叠移位未完全纠正者，可用折顶手法复位。若斜形骨折或锯齿形骨折有背向侧方移位者，应用回旋手法复位。若桡尺骨骨折断端互相靠拢者，可用挤捏分骨手法，术者用两手拇指和食、中、环三指分置于骨折部掌、背侧，用力将桡、尺骨间隙分到最大限度。

（二）固定方法

若复位前桡尺骨相互靠拢者，可采用分骨垫放置在两骨之间，掌、背侧各一，骨折线在同一平面时，分骨垫置于骨折线上下各一半处，骨折线在不同平面时，分骨垫置于两骨折线之间（图7-21），若骨折原有成角畸形，则采用三点加压法。各垫放置妥当后，再依次放上掌、背、桡、尺侧夹板，掌侧板由肘横纹至腕横纹，背侧板由鹰嘴至腕关节或掌指关节，桡侧板由桡骨头至桡骨茎突，尺侧板自肱骨内上髁下达第五掌骨基底部，掌背两侧夹板要比桡尺两侧夹板宽，夹板间距离约1cm。缚扎后，再用铁丝托或有柄托板固定，前臂原则上放置在中立位，用三角巾悬吊（图7-22）。固定时间成人约6～8周，儿童约3～4周。

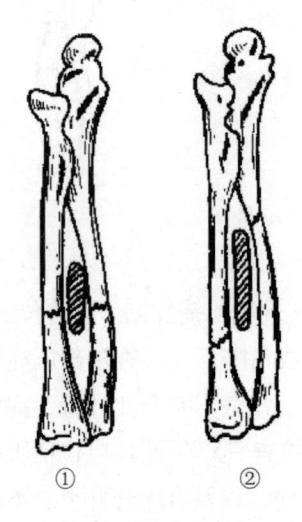

图7-21 分骨垫放置法　　图7-22 夹板固定外观

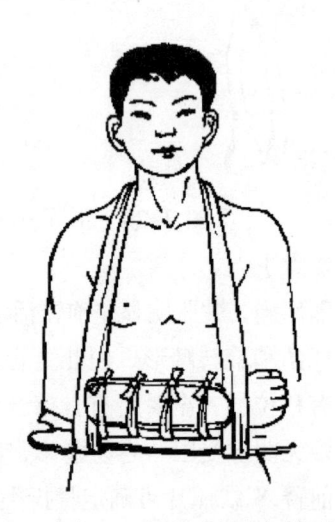

（三）练功活动

初期作手指屈伸握拳活动及上肢肌肉舒缩活动；中期开始作肩、肘关节活动，如小云手、大云手等，但不宜作前臂旋转活动。解除固定后作前臂旋转活动，如反转手等（图7-23）。

（四）药物治疗

按骨折三期辨证用药。若尺骨下1/3骨折愈合迟缓时，要着重补肝肾、壮筋骨以促进骨折愈合，若后期前臂旋转活动仍有障碍者，应加强中药熏洗。

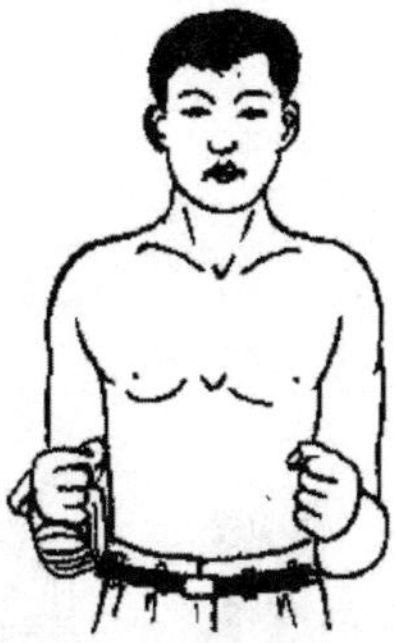

第七章 上肢骨折

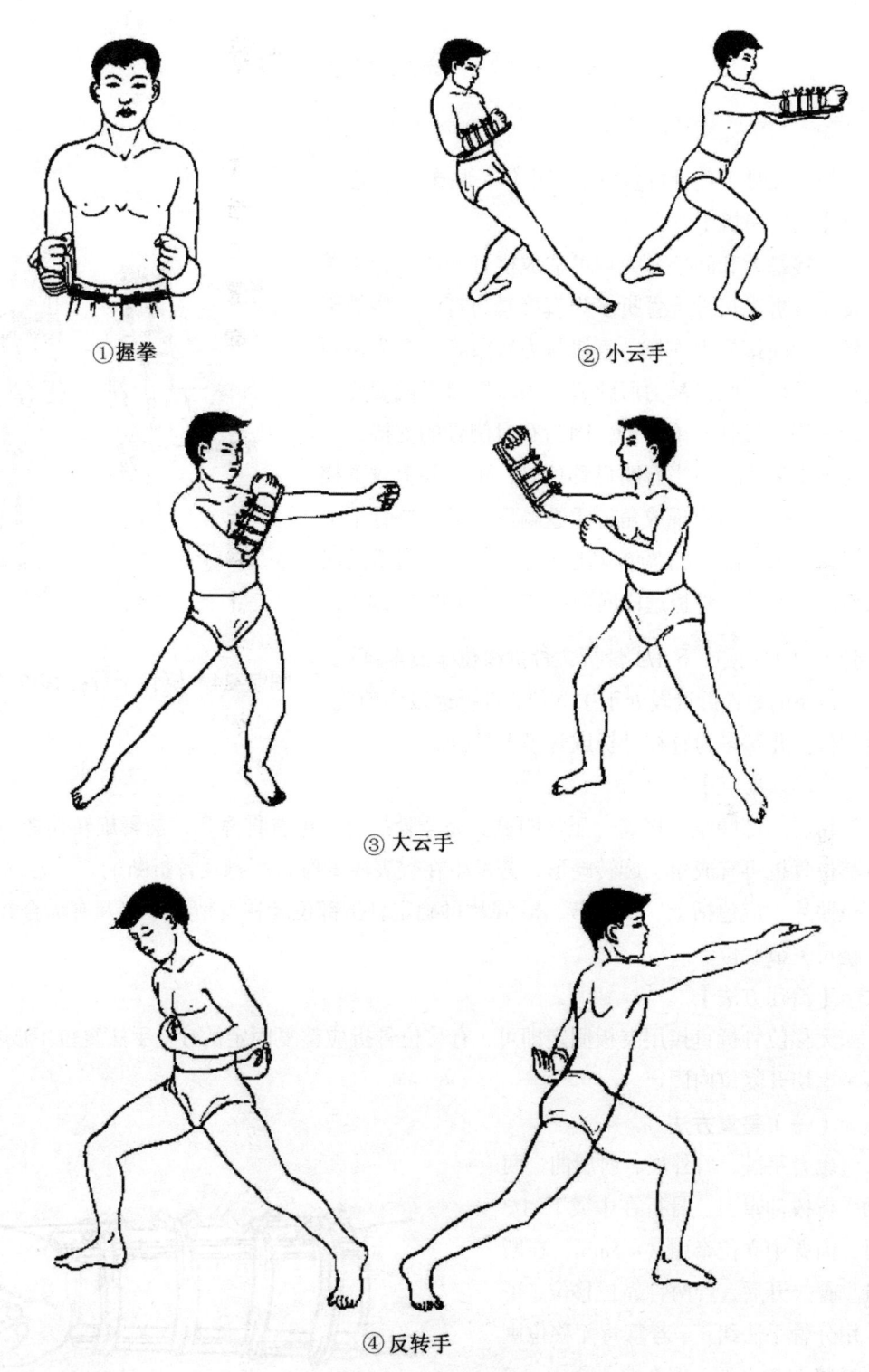

① 握拳 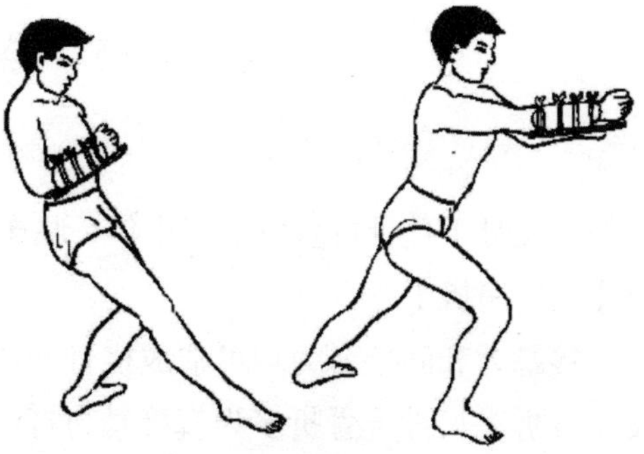　　　　　　　　　② 小云手

③ 大云手

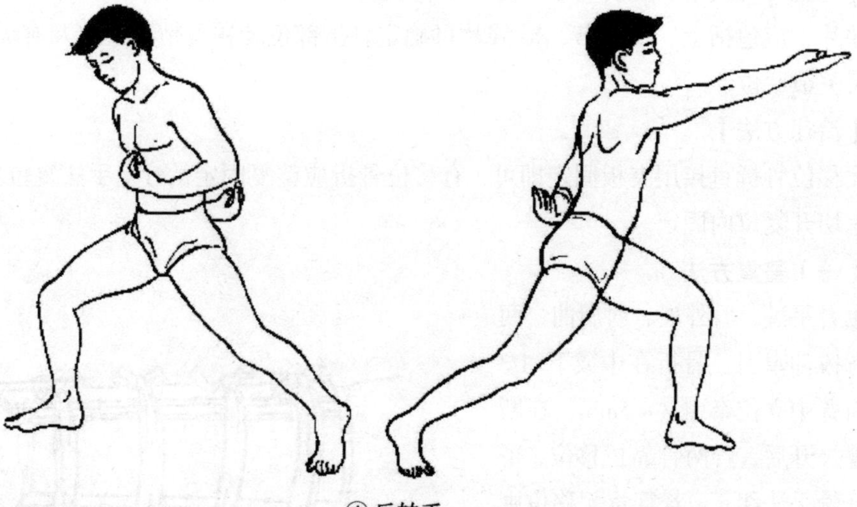

④ 反转手

图 7-23　前臂骨折练功方法

第十一节　桡尺骨干单骨折

桡、尺骨干单骨折多发于青少年，临床较少见。

【病因病机】

直接暴力和间接暴力均可造成桡骨干或尺骨干单独发生骨折。尺骨干骨折多为直接暴力打击，桡骨干骨折多为间接暴力损伤。直接暴力所致者，多为横断或粉碎骨折，间接暴力所致者，为多短斜形或螺旋形骨折。桡、尺骨干单骨折，因为有对侧骨的支持，一般无严重移位，但当有明显移位时，可合并上或下桡尺关节脱位，而出现成角、重叠畸形。成人桡骨干上1/3骨折，骨折线位于旋前圆肌止点之上时，骨折近段向后旋转移位，骨折远段向前旋转移位（图7-24）。桡骨干中1/3或中下1/3骨折，骨折线位于旋前圆肌止点以下时，骨折近段处于中立位；骨折远段向前旋转移位。儿童多为青枝骨折或骨膜下骨折。

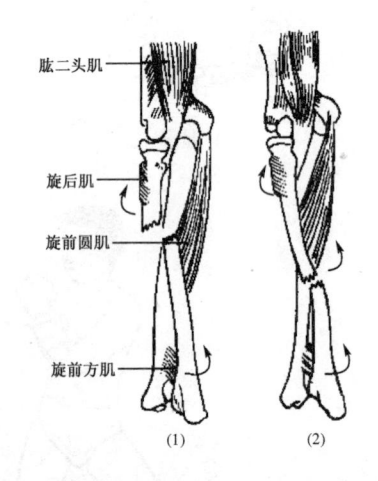

图7-24　桡骨干骨折移位特点

【诊断要点】

伤后局部肿胀、疼痛、压痛明显。完全骨折时，可有骨擦音，前臂旋转功能障碍，有移位骨折可有成角、旋转畸形，若发生在较表浅骨段，可触及骨折断端。前臂X线正侧位照片，应包括上、下关节，X线片可确定骨折部位和移位情况，以及有无合并上、下桡尺关节脱位。

【治疗方法】

无移位骨折直接用夹板固定即可，有移位骨折应整复固定治疗。手法复位不成功者，可考虑切开复位内固定。

（一）整复方法

患者平卧，肩外展，肘屈曲，两助手行拔伸牵引。骨折在中或下1/3时，前臂中立位牵引3~5min，在断端重叠拉开后，若两骨靠拢移位，可采用分骨手法纠正；若掌背侧移位则用提按手法纠正。但在桡骨干上1/3骨折时，应逐渐由中立位改为旋后位牵引，

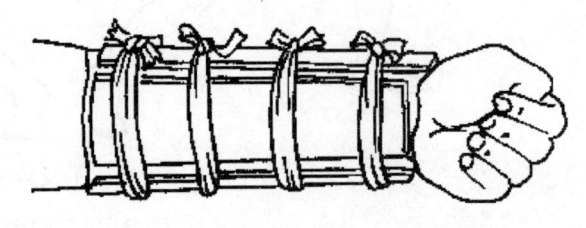

图7-25　桡骨干骨折固定外形

术者一手拇指将骨折远段推向桡侧、背侧，另一手拇指挤按近段向尺侧、掌侧，迫使骨折复位。

（二）固定方法

先放置掌、背侧分骨垫各一个，桡骨上 1/3 骨折须在近端桡侧再放一个小固定垫，以防止近端向

桡侧移位。然后放置掌、背侧夹板并用手捏住，再放桡、尺侧板。桡骨干下 1/3 骨折时，桡侧板下端超腕关节，将腕部固定于尺偏位，借紧张的腕桡侧副韧带限制远端向尺偏移位（图 7-25），尺骨下 1/3 骨折则尺侧板须超腕关节，使腕部固定于桡偏位。最后用 4 条布带扎缚，一般屈肘 90°，前臂中立位固定，并用三角巾悬挂前臂于胸前。桡骨上 1/3 骨折，应固定前臂旋后位或中立稍旋后位。固定时间约 4～6 周。

（三）练功活动

与桡、尺骨干双骨折相同。

（四）药物治疗

与桡、尺骨干双骨折相同。

第十二节　尺骨上 1/3 骨折合并桡骨头脱位

尺骨上 1/3 骨折合并桡骨头脱位，又称孟特吉亚（Monteggia）骨折。它是指尺骨半月切迹以下的尺骨上 1/3 骨折，同时桡骨头自肱桡关节和上桡尺关节脱位，而肱尺关节无脱位。可发生于各种年龄，但多见于儿童。

【病因病机】

根据暴力作用的方向、骨折移位情况及桡骨头脱位的方向，临床上可分为伸直型、屈曲型、内收型和特殊型四种损伤类型（图 7-26）。

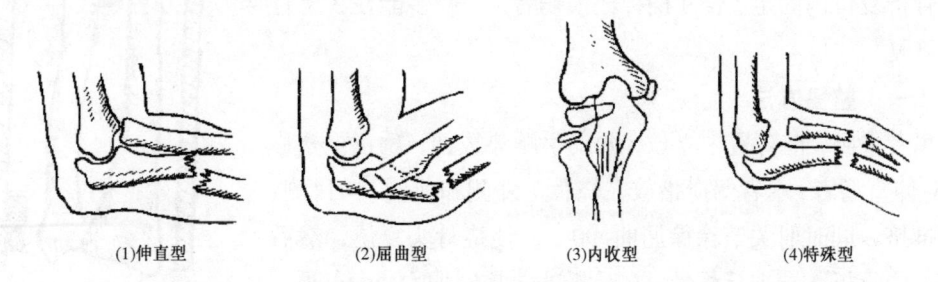

(1) 伸直型　　(2) 屈曲型　　(3) 内收型　　(4) 特殊型

图 7-26　尺骨上 1/3 骨折合并桡骨头脱位的类型

（一）伸直型

多见于儿童。跌倒时，手掌先着地，肘关节处于伸直位或过伸位，传达暴力由掌心通过尺桡骨传向上前方，先造成尺骨斜形骨折，骨折断端向掌侧及桡侧成角移位。桡骨头向前外方脱出。在成人，外力直接打击尺骨上 1/3 背侧，亦可造成伸直型骨折，为横断

或粉碎骨折。

（二）屈曲型

多见于成人。跌倒时，手掌着地，肘关节处于屈曲位，可造成屈曲型骨折。传达暴力由掌心传向外上方，先造成尺骨横断或短斜形骨折，骨折断端突向背侧、桡侧成角移位，桡骨头向后外方脱出。

（三）内收型

多见于幼儿。跌倒时，手掌着地，肘关节处于伸直内收位，可造成内收型骨折。传达暴力由掌心传向上外方，造成尺骨冠状突下方骨折，骨折断端向桡侧成角，骨头向外侧脱出。

（四）特殊型

多见于成人，临床上最少见。为桡、尺骨双骨折合并桡骨头向前脱出。其受伤机制与伸直型大致相同，但暴力较大。

【诊断要点】

伤后肘部和前臂疼痛、肿胀，前臂旋转功能和肘关节活动功能障碍，移位明显者，前臂背侧可见尺骨成角畸形。检查时，在肘关节前外、后外或外侧可摸到脱出的桡骨头，骨折和脱位处压痛明显，被动旋转前臂时有锐痛，可扪及骨擦音和异常活动。若为不完全骨折，则无骨擦音和异常活动，前臂旋转功能稍差。应注意检查腕和手指感觉、运动情况，以便确定是否合并桡神经损伤。X线正侧位照片应包括肘、腕关节、X线片可显示骨折类型、移位情况和桡骨头的移位方向。

【治疗方法】

尺骨上1/3骨折合并桡骨头脱位，新鲜损伤者，大多通过手法复位、夹板固定能取得满意效果。手法整复失败者，应早期切开整复内固定。对陈旧性骨折畸形愈合者，成人可行桡骨头切除术，儿童则须切开整复，将桡骨头整复、环韧带重建、尺骨骨折复位内固定。合并桡神经损伤者，一般多能在3个月自行恢复。

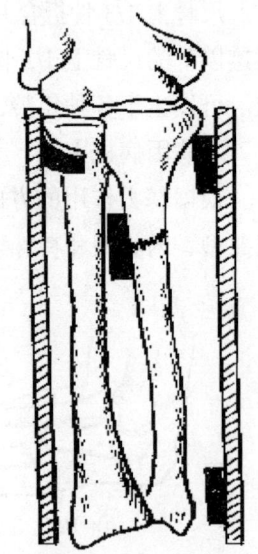

图7-27 分骨垫和固定垫的放置方法

（一）整复方法

患者平卧，前臂置中立位，两助手顺势拔伸，矫正重叠移位，对伸直型者，术者两拇指放在桡骨头外侧和前侧，向尺侧、背侧推挤，同时肘关节徐徐屈曲90°，使桡骨头复位，然后术者捏住骨折断端进行分骨，在骨折处向掌侧加大成角，再逐渐向背侧按压，使尺骨复位；对屈曲型，两拇指放在桡骨头的外侧、背侧，向内侧、掌侧推按，同时肘关节徐徐伸直至0°位，使桡骨头复位，有时还可听到固定方法或感觉到桡骨头复位的滑动声，然后在骨折处向背侧加大成角，再逐渐向掌侧挤按，使尺骨复位；对内收型，助手在拔伸牵引

第七章　上肢骨折

的同时，外展患侧的肘关节，术者拇指放在桡骨头外侧，向内侧推按桡骨头，使之还纳，尺骨向桡侧成角亦随之矫正；对特殊型，先按伸直型复位法推挤桡骨头复位，以后再按桡、尺骨干双骨折处理。

先以尺骨骨折平面为中心，在前臂的掌侧与背侧各置一分骨垫，在骨折的掌侧（伸直型）或背侧（屈曲型）置一平垫；在桡骨头的前外侧（伸直型）或后外侧（屈曲型）或外侧（内收型）放置葫芦垫；在尺骨内侧的上下端分别放一平垫（图7-27），用胶布固定。然后在前臂掌、背侧与桡、尺侧分别放上长度适宜的夹板，用四道布带捆绑。特殊型固定按桡、尺骨干双骨折处理，但应在桡骨头的前外侧放置葫芦垫。伸直型骨折脱位应固定于屈肘位3～4周；屈曲型或内收型宜固定于伸肘位2～3周后，改屈肘位固定2周。

（二）练功活动

在伤后3周内作手腕诸关节的屈伸活动，以后逐步作肘关节屈伸活动。前臂的旋转活动须在X线照片显示尺骨骨折线模糊并有连续性骨痂生长，才能开始锻炼。

（三）药物治疗

按骨折三期辨证用药，中后期加用中药熏洗。

第十三节　桡骨下1/3骨折合并下桡尺关节脱位

桡骨下1/3骨折合并下桡尺关节脱位又称盖里阿齐（Galeazzi）骨折。可发生于儿童和成人，以20～40岁的成年男性多见。

直接暴力和间接暴力均可造成桡骨下1/3骨折合并下桡尺关节脱位，以间接暴力所致者多见。直接暴力为前臂遭受重物打击、砸压或机器绞伤所致，桡骨多为横断或粉碎骨折，桡骨远端常因旋前方肌牵拉而向尺侧移位，还可同时合并尺骨下1/3骨折。间接暴力多为向前跌倒，手掌先着地，暴力通过桡腕关节向上传达至桡骨下1/3处而发生骨折，多为短斜或螺旋骨折，骨折远端向上移位并可向掌侧或背侧移位，同时三角纤维软骨及尺侧腕韧带被撕裂或尺骨茎突被撕脱，造成下桡尺关节脱位。跌倒时，若前臂在旋前位，桡骨远端向背侧移位，若前臂旋后位或中立位，则桡骨远端向掌侧移位，一般向掌侧移位多见（图7-28）。按照骨折的稳定程度及移并下尺桡关节脱位位不同，临床可分为三种类型。

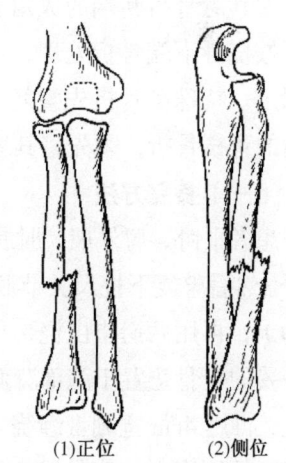

(1)正位　(2)侧位

图7-28　桡骨干骨折合

【病因病机】

（一）稳定型

桡骨下 1/3 横断骨折或青枝骨折、成角畸形合并下桡尺关节脱位，或尺骨下端骨骺分离，多见于儿童。

（二）不稳定型

桡骨下 1/3 短斜或螺旋或粉碎骨折，骨折移位较多，下桡尺关节脱位明显，多见于成人。

（三）特殊型

桡、尺骨双骨折伴下桡尺关节脱位。成人脱位较严重，青少年桡、尺骨双骨折位置较低，移位不大，有时尺骨可有弯曲畸形，骨折相对稳定。

【诊断要点】

伤后前臂及腕部疼痛、肿胀，桡骨下 1/3 部向掌侧或背侧成角，尺骨小头向尺侧、背侧突起，腕关节呈桡偏畸形。桡骨下 1/3 压痛及纵轴叩击痛明显，有异常活动和骨擦音，下桡尺关节松弛并有挤压痛，前臂旋转功能障碍。前臂 X 线正侧位照片应包括腕关节，以观察是否有下桡尺关节脱位和合并尺骨茎突骨折，以确定骨折类型和移位情况。正位片上，下桡尺关节间隙变宽，成人若超过 2mm，儿童若超过 4mm，则为下桡尺关节分离。侧位片上，桡尺骨干正常应相互平行重叠，若两骨干发生交叉，尺骨头向背侧移位，则为下桡尺关节脱位。桡骨干骨折有明显的成角或重叠移位而尺骨尚完整时，应考虑合并下桡尺关节脱位的可能。

【治疗方法】

对桡骨下 1/3 骨折合并下桡尺关节脱位的治疗，要力求达到解剖复位或接近解剖复位，尤其对骨折断端的成角和旋转畸形必须矫正，以防前臂旋转功能的丧失。稳定型骨折可按桡骨下端骨折处理，不稳定型骨折先整复下桡尺关节脱位，然后整复骨折，用夹板固定。特殊型骨折先整复下桡尺关节脱位，然后按桡尺骨干双骨折处理，对尺骨仅有弯曲的青枝骨折，须先将其弯曲畸形矫正，然后再整复脱位和桡骨骨折。

（一）整复方法

患者平卧，肩外展、肘屈曲、前臂中立位，两助手行拔伸牵引 3~5min，将重叠移位拉开。然后整复下桡尺关节脱位，术者先用手将向掌或背侧移位的尺骨远端按捺平正（图 7-29），再用两拇指由桡、尺侧向中心紧扣下桡尺关节（图 7-30）。关节脱位整复后，将备妥的合骨垫置于腕部背侧，由桡骨茎突掌侧 1cm 处绕过背侧到尺骨茎突掌侧半环状包扎，再用 4cm 宽绷带缠绕 4~5 圈固定。然后嘱牵引远段的助手，用两手环抱腕部维持固定，持续牵引。桡骨远折段向尺侧掌侧移位时，一手作分骨，另一手拇指按近折段向掌侧，食、中、环三指提远折段向背侧，使之对位（图 7-31）。桡骨远折段向尺侧背侧移位时，一手作分骨，另一手拇指按远折段向掌侧，食、中、环三指提近折段向背侧，使之对位（图 7-32）。骨折整复后，再次扣挤下桡尺关节。

（二）固定方法

在维持牵引和分骨下,捏住骨折部,掌、背侧各放一个分骨垫。分骨垫在骨折线远侧占2/3,近侧占1/3(图7-33)。用手捏住掌、背侧分骨垫,各用二条粘膏固定。根据骨折远段移位方向,再加用小平垫。然后再放置掌、背侧夹板,用手捏住,再放桡、尺侧板,桡侧板下端稍超腕关节,以限制手的桡偏。尺偏板下端不超过腕关节,以利于手的尺偏,借紧张的腕桡侧副韧带牵拉桡骨远折段向桡侧,克服其尺偏倾向(图7-34)。对于桡骨骨折线自外侧上方斜向内侧下方的患者,分骨垫置骨折线近侧,尺侧夹板改用固定桡、尺骨干双骨折的尺侧夹板(即长达第5掌骨颈的尺侧夹板),以限制手的尺偏,有利于骨折对位。成人固定于前臂中立位6周,儿童则为4周。

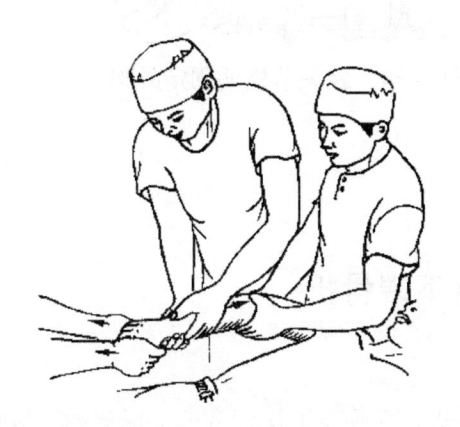

图7-29 整复下尺桡关节脱位 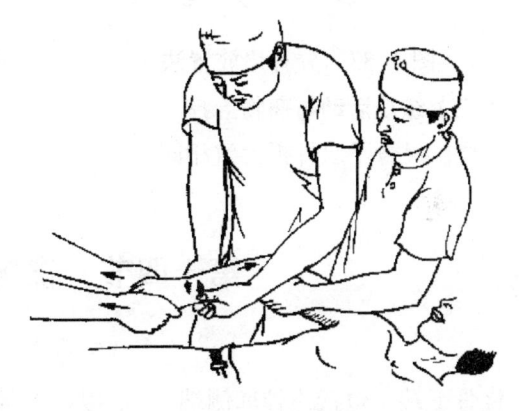　　　　图7-30 紧扣下尺桡关节

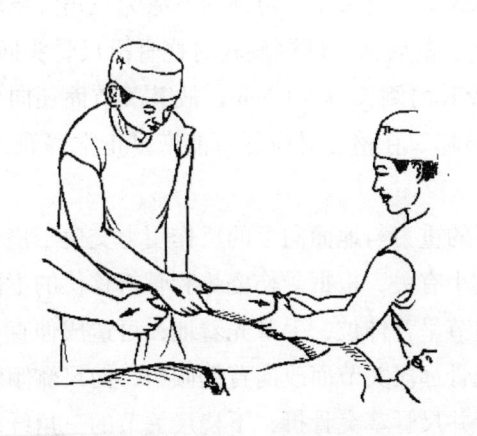

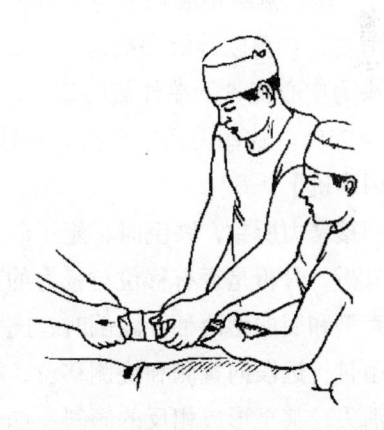

图7-31 矫正骨折远端向掌侧移位　　图7-32 矫正骨折远端向背侧移位

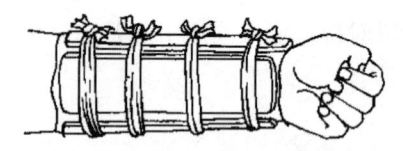

图 7-33　分骨垫放置法　　　图 7-34　腕关节桡偏固定外形

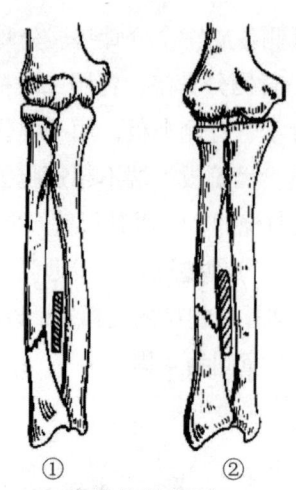

（三）练功活动与药物治疗

与桡、尺骨干双骨折大致相同。

第十四节　桡骨下端骨折

桡骨下端（包括桡骨远侧端 3cm 以内）骨折，在临床上比较常见。桡骨远端与腕骨（舟状骨与月骨）而形成关节面，其背侧边缘长于掌侧，故关节面掌侧倾斜为 10°～15°，桡骨下端内侧缘稍成切迹与尺骨头形成下尺桡关节，切迹的下缘为三角纤维软骨的基底部附着，三角软骨的尖端起于尺骨茎突基底部。前臂旋转时桡骨沿尺骨头回旋，而以尺骨头为中心桡骨下端外侧的茎突，较其内侧长 1～1.5cm，故其关节面还向尺侧倾斜 20°～25°。这些关系在骨折时常被破坏，在整复时应尽可能恢复正常解剖。

【病因病机】

多为间接暴力所致，跌倒时，躯干向下的重力与地面向上的反作用力交集于桡骨下端而发生骨折，骨折是否有移位与暴力的大小有关，根据受伤姿势和骨折移位的不同，可分为伸直型和屈曲型两种。跌倒时，腕关节呈背伸位，手掌先着地，可造成伸直型骨折。伸直型骨折远段向背侧和桡侧移位，桡骨远段关节面改向背侧倾斜，向尺侧倾斜减少或完全消失，甚至形成相反的倾斜。如合并尺骨茎突骨折，下桡尺关节的三角纤维软骨盘随骨折片移向桡侧背侧；如尺骨茎突完整，骨折远端移位明显时，三角纤维软骨盘附着点必然破裂，掌侧屈肌腱及背侧伸肌腱亦发生相应的扭转和移位，跌倒时，腕关节呈掌屈位，手背先着地，可造成屈曲型骨折，屈曲型骨折远段向桡侧和掌侧移位，此类骨折较少见。直接暴力造成的骨折为粉碎型。老人、青壮年、儿童均可发生。在 20 岁以前，桡骨下端骨骺尚未融合，可发生骺离骨折。

【诊断要点】

伤后局部肿胀、疼痛、手腕功能部分或完全丧失。骨折远端向背侧移位时，可见"餐叉样"畸形（图7-35）；向桡侧移位时，呈枪上刺刀状畸形；缩短移位时，可扪及桡骨茎突上移；无移位或不完全骨折时，肿胀多不明显，仅觉得局部疼

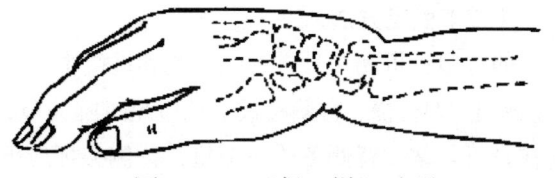

图 7-35　"餐叉样"畸形

痛和压痛，可有环状压痛和纵轴压痛，腕和指运动不便，握力减弱，须注意与腕部组织扭伤鉴别。腕关节 X 线正侧位照片，可明确骨折类型和移位方向。

【治疗方法】

无移位的骨折不需要整复，仅用掌、背两侧夹板固定 2~3 周即可，有移位的骨折则必须整复。

（一）整复方法

患者坐位，老年人则平卧为佳，肘部屈曲 90°，前臂中立位。整复骨折线未进入关节、骨折段完整的伸直型骨折时，一助手把住上臂，术者两拇指并列置于远端背侧，其他四指置于其腕部，扣紧大小鱼际肌，先顺势拔伸 2~3min，待重叠移位完全纠正后，将远段旋前并利用牵引力，骤然猛抖，同时迅速尺偏掌屈，使之复位（图 7-36）；若仍未完全整复，则由两助手维持牵引，术者用两拇指迫使骨折远段尺偏掌屈，即可达到解剖对位；整复骨折线进入关节或骨折块粉碎的伸直型骨折时，则在助手和术者拔伸牵引纠正重叠移位后，术者双手拇指在背侧按压骨折远端，双手余指置于近端的掌侧端提近端向背侧，以矫正掌背侧移位，同时使腕掌屈、尺偏，以纠正侧方移位。整复屈曲型骨折时，由两助手拔伸牵引，术者可用两手拇指由掌侧将远段骨折片向背侧推挤，同时用食、中、环三指将近段由背侧向掌侧压挤，然后术者捏住骨折部，牵引手指的助手徐徐将腕关节背伸，使屈肌腱紧张，防止复位的骨折片移位。

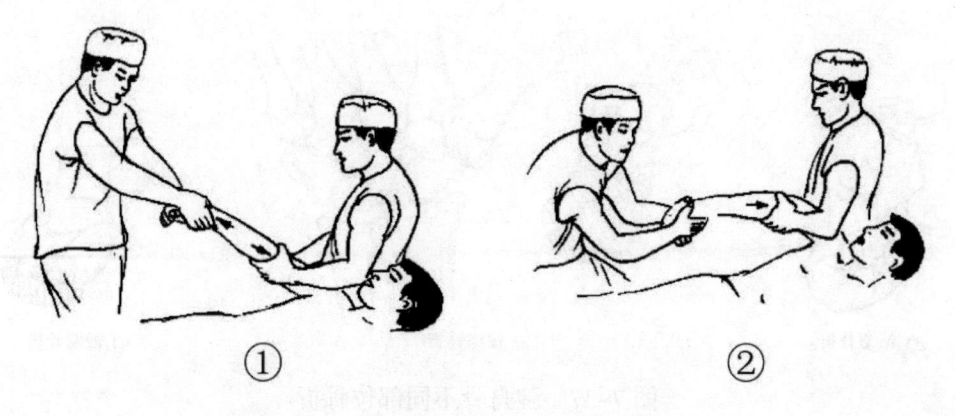

图 7-36　桡骨下端伸直型骨折复位法

（二）固定方法

伸直型骨折先在骨折远端背侧和近端掌侧分别放一平垫，然后放上夹板，夹板上端达前臂上 1/3，桡、背侧夹板下端应超过腕关节，限制腕桡偏和背伸活动；背侧缘劈裂骨折在骨折处掌、背侧各放一平垫，背侧夹板应下超腕关节，限制腕背伸活动。屈曲型骨折则在远端的掌侧和近端的背侧各放一平垫，桡、掌侧夹板下端应超过腕关节，限制腕桡偏和掌屈活动；掌侧缘劈裂骨折在骨折处掌、背侧各放一平垫，掌侧夹板下超腕关节，限制腕掌屈活动。掌、背、桡、尺侧四块夹板放妥后，扎上三条布带，最后将前臂悬挂胸前，固定时间 4~5 周，儿童为 3 周左右。

（三）练功活动

骨折整复固定后作指间关节、指掌关节屈伸锻炼及肩肘部活动。解除固定后，作腕关节屈伸和前臂旋转活动锻炼。

（四）药物治疗

儿童骨折早期治则是活血祛瘀、消肿止痛，中后期内服药可减免。成年人骨折按三期辨证用药。

第十五节 腕舟骨骨折

舟骨是最大一块腕骨，中段较细，骨折多发生于此处。

【病因病机】

腕舟骨骨折多为间接暴力所致，跌倒时，手掌先着地，腕关节强度桡偏背伸，暴力向上传达，舟骨被锐利的桡骨远端关节面的背侧缘或茎突缘切断。骨折可发生于腰部、近端或结节部（图 7-37），其中以腰部多见。

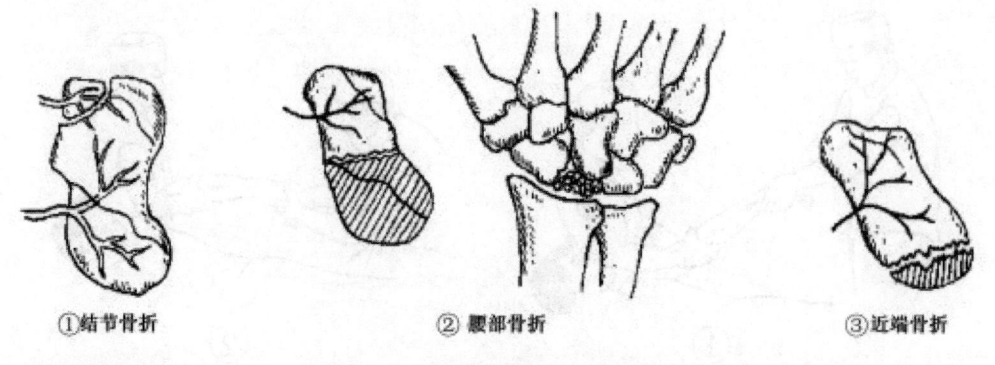

①结节骨折　②腰部骨折　③近端骨折

图 7-37　腕舟骨不同部位骨折

【诊断要点】

伤后局部轻度疼痛，腕关节活动障碍，阳溪穴部位"鼻咽窝"肿胀、压痛明显，将腕关节桡倾、屈曲拇指和食指而叩击其掌指关节时亦可引起疼痛。根据受伤史、临床表现和X线检查可作出诊断。但有些裂缝骨折，早期X线片可能为阴性，只要临床表现符合或可疑，应先按腕舟骨骨折处理，至骨折2~3周后重复摄片检查。

【治疗方法】

腕舟骨骨折很少移位，一般不须整复。若有移位时，可在用手牵引下使患腕尺偏，以拇指向内按压骨块即可复位。固定方法先在阳溪穴处放棉花球作固定垫，然后用塑形夹板或纸壳夹板固定腕关节伸直而略向尺侧偏、拇指对掌位。固定范围包括前臂下1/3，和腕、拇掌及拇指指间关节，新鲜及陈旧性骨折均可采用，亦可用短臂管形石膏固定腕关节于背伸25°~30°、尺偏10°、拇指对掌、前臂中立位。结节部骨折一般约6周均可愈合，腰部和近端部位骨折愈合时间可为3~6个月，甚至更长时间，故应定期作X线照片检查。对迟缓愈合的腕舟骨骨折，中后期应加强接骨续损、补肝益肾中药内服。

第十六节 掌骨骨折

【病因病机】

直接暴力和间接暴力均可造成掌骨骨折。掌骨骨折可分为下列几种：

（一）第一掌骨基底部骨折

多由间接暴力引起，骨折端总是向桡背侧突起成角。

（二）第一掌骨基底部骨折脱位

亦由间接暴力引起，骨折线呈斜形经过第一掌腕关节面，第一掌骨基底部内侧的三角形骨块，因有掌侧韧带相连，仍留在原位，而骨折远端从大多角骨关节面上脱位至背侧及桡侧（图7-38）。

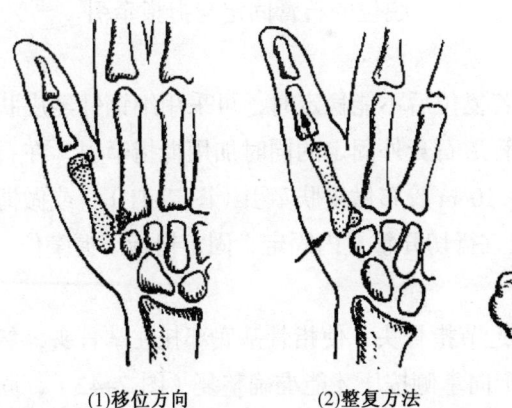

(1)移位方向　(2)整复方法

图7-38　第一掌骨基底部骨折脱位

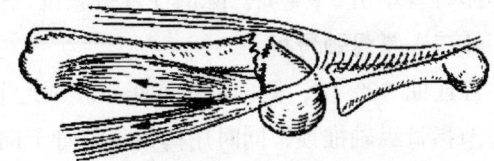

图7-39　掌骨颈骨折移位

（三）掌骨颈骨折

由间接暴力或直接暴力所致。但以握拳时掌骨头受到冲击的传达暴力所致者为多见。第五掌骨因其暴露和易受打击，故最多见，第二、第三掌骨次之。骨折断端向背侧突起成角，掌骨头向掌侧屈转（图 7-39）；近节指骨向背侧脱位，掌指关节过伸，手指越伸直，畸形越明显。

（四）掌骨干骨折

可为单根骨折或多根骨折。由直接暴力所致者，多为横断或粉碎骨折。扭转及传达暴力引起者，多为斜行或螺旋骨折。骨折端向背侧成角和向侧方移位，单根掌骨骨折移位较轻，而多根骨折则移位较重。

【诊断要点】

骨折时局部肿痛，功能障碍，有明显压痛，纵轴挤压或叩击掌骨头则疼痛加剧，如有重叠移位，则该掌骨短缩，可见掌骨头凹陷。宜摄手掌的正位与斜位 X 线片，因侧位片 2~4 掌骨互相重叠，容易漏诊。

【治疗方法】

（一）第一掌骨基底部骨折

在常规麻醉下，先将拇指向远侧与桡侧牵引，以后将第一掌骨头向桡侧与背侧推扳，同时以拇指用力向掌侧与尺侧压顶骨折处，以矫正向桡侧与背侧突起成角。手法整复后，应用外展夹板固定（图 7-40），4 周解除外固定，进行功能锻炼。

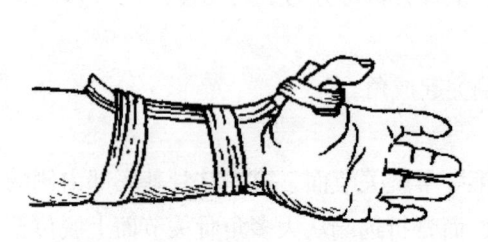

图 7-40　第一掌骨基底部骨折固定方法

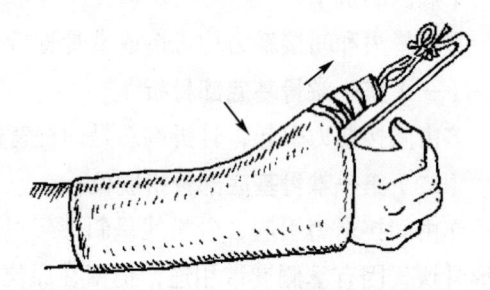

图 7-41　第一掌骨基底部骨折脱位的石膏固定与拇指牵引

（二）第一掌基底部骨折脱位

整复手法和固定方法同基底部骨折。若复位后不能稳定时，可采用细钢针经皮肤做闭合穿针内固定。亦可采用局部加压短臂管形石膏外固定的同时加用拇指牵引，在石膏上包一粗铁丝，于拇指的两侧粘一条 2cm×10cm 胶布做皮肤牵引（图 7-41），或做拇指末节指骨骨牵引 3~4 周。陈旧性骨折脱位宜行切开整复内固定，固定拇指于握拳位。

（三）掌骨颈骨折

在屈曲 90° 位，侧副韧带紧张，压顶近节指骨头，使指骨基底部托住掌骨头，然后沿近节指骨纵轴推顶，同时用拇指将掌骨干向掌侧按压才能准确整复（图 7-42），固定时间为 4 周。

①不正确整复　　　　　　②正确整复

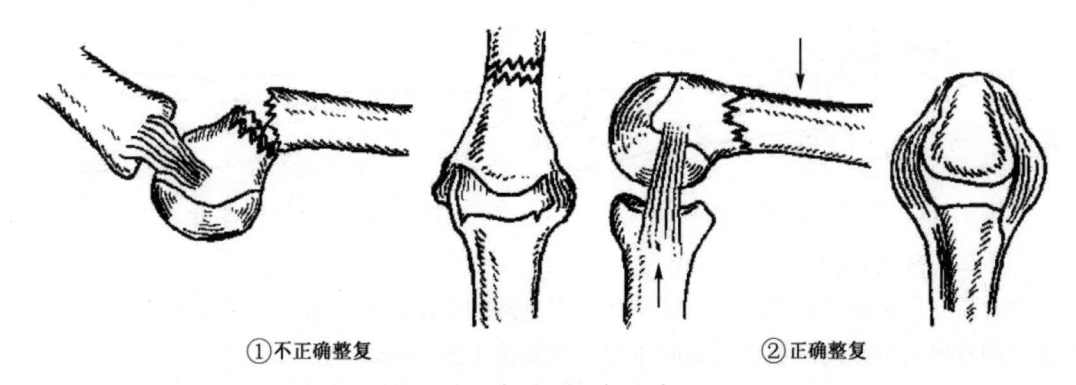

图 7-42　掌骨颈骨折整复法

（四）掌骨干骨折

横断骨折、短斜骨折整复后比较稳定者，宜采用手法整复、夹板固定。在牵引下先矫正向背侧突起成角，以后用食指与拇指在骨折的两旁自掌侧与背侧行分骨挤压，并放两个分骨垫以胶布固定（图 7-43），如骨折片向掌侧成角则在掌侧放一小毡垫以胶布固定，最后在掌侧与背侧各放一块夹板，厚 2~3mm，以胶布固定，外加绷带包扎。斜形、粉碎、缩短较多的不稳定骨折，宜加用指骨末节骨牵引。固定时间 4 周。

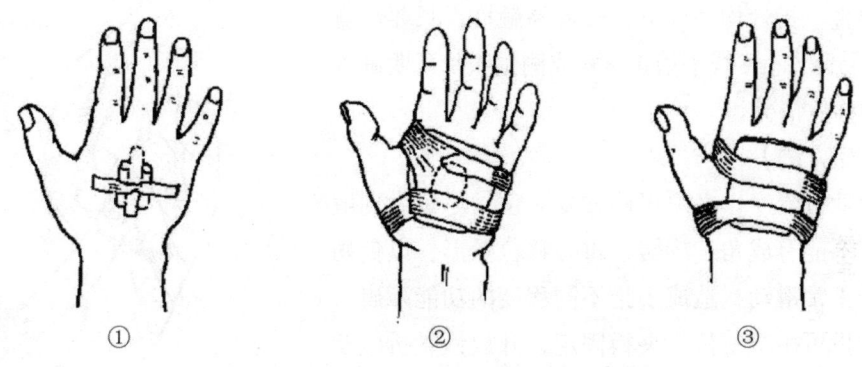

①　　　　　　②　　　　　　③

图 7-43　第三掌骨斜行骨折固定法

第十七节　指骨骨折

【病因病机】

直接暴力和间接暴力均可造成指骨骨折，但多由直接暴力所致，且又多为开放性骨折。骨折有横断、斜形、螺旋、粉碎或波及关节面等。骨折可发生于近节、中节或末节，而以近节骨干骨折最多见。

（一）近节指骨干骨折

骨折断端因骨间肌与蚓状肌牵拉而向掌侧突起成角（图 7-44）。

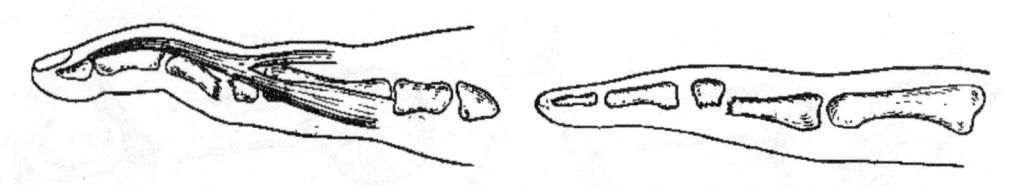

图 7-44　近节指骨干骨折移位　　　　图 7-45　指骨颈骨折

（二）指骨颈骨折

骨折亦向掌侧突起成角，由于伸肌腱中央部的牵拉，远端可向背侧旋转达 90°，使远端的背侧与近端的断面相对而阻止骨片的复位（图 7-45）。

（三）末节指骨基底背侧骨折

末节指骨基底背侧为指伸肌腱扩张的止点，多由于手指伸直时，指端受暴力弯曲引起撕脱性骨折。如在接球时，指端被球撞击所致。骨折后末节手指屈曲呈典型的锤状畸形，不能主动伸直，又称锤状指。

【诊断要点】

骨折后局部疼痛、肿胀，手指屈伸功能受限。有明显移位时，近节、中节指骨骨折可有成角畸形，有骨擦音和异常活动。末节指骨基底部撕脱骨折有锤状指畸形，手指不能主动伸直。指骨均在皮下，较容易触摸，只要注意检查，不易漏诊。X 线手指正、斜或侧位照片可明确骨折部位和移位情况。

【治疗方法】

指骨骨折治疗，必须正确整复对位，尽量做到解剖复位，不能有成角、旋转、重叠移位畸形，以免妨碍肌腱的正常滑动，造成手指不同程度的功能障碍。闭合性骨折可手法复位、夹板固定，开放性骨折应及时清创处理。复位后手指应尽量固定在功能位，既要充分固定，又要适当活动，做到固定与活动的有机统一，从而使骨折愈合与手指功能恢复齐头并进，既快又好地恢复手部的功能。

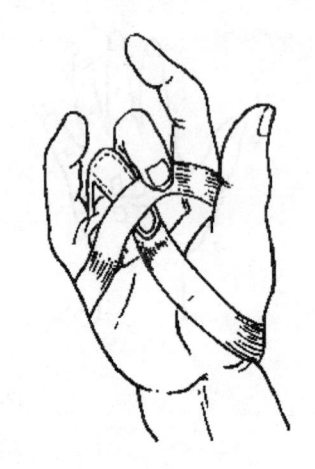

图 7-46　近节指骨骨折

整复后固定方法

（一）指骨干骨折

在神经阻滞麻醉下拔伸牵引，用拇指与食指自尺桡侧挤压矫正侧向移位，然后将远端逐渐掌屈，同时以另一手拇指将近端自掌侧向背侧顶住以矫正向掌侧突起成角。复位后根据成角情况放置小固定垫，用夹板局部固定患指，再令患指握一裹有 3~4 层纱布的小圆柱状固定物（小木棒或玻璃瓶），使手指屈向舟状骨结节，以胶布固定（图 7-46），外加绷带包扎。3 周后去除固定，用舒筋活血药熏洗。进行功能锻炼。

（二）指骨颈骨折

整复时应加大畸形，用反折手法，将骨折远端呈 90°向背侧牵引，然后迅速屈曲手指，屈曲时应将近端的掌侧顶向背侧（图 7-47）。固定方法与指骨干骨折相同。

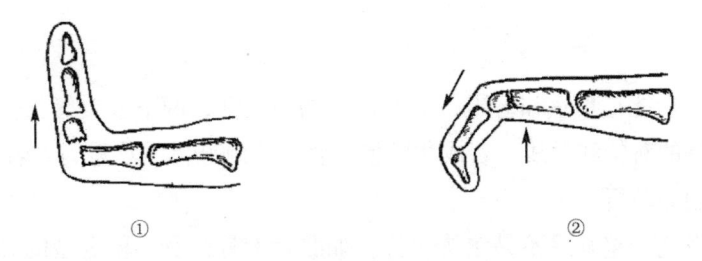

图 7-47　指骨颈骨折整复方法

（三）末节指骨基底背侧撕脱骨折

整复和固定较容易，只要将近侧指间关节屈曲、远侧指间关节过伸，便可使指骨基底向被撕脱的骨片靠近，然后用塑料夹板或石膏固定（图 7-48）。如系末节指骨粉碎骨折或指端骨折，其骨折块较小，又合并开放性骨折时，在清创缝合时，应将碎片切除，将来引起指端疼痛。

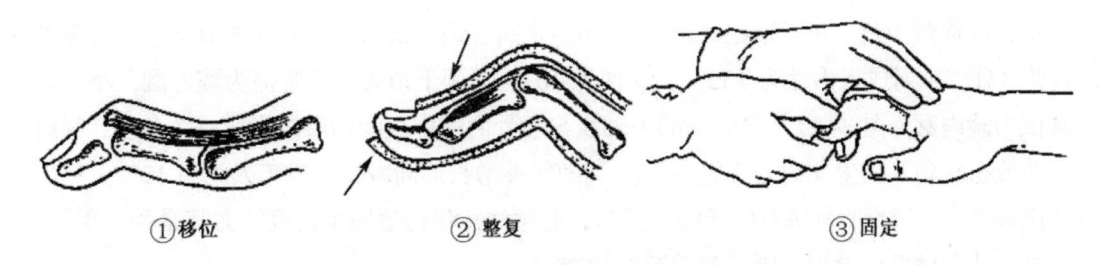

图 7-48　末节指骨基底背侧撕脱骨折

第八章　下肢骨折

下肢的主要功能是负重和行走，需要良好的稳定性，两下肢要等长。因此，骨折的整复要求有良好的对位和对线。若成角畸形，将会影响肢体的承重力。若缩短在 2cm 以上，就会出现明显跛行。

下肢肌肉发达，整复后不易维持对位，如股骨干骨折及不稳定型的胫腓骨干骨折，常需配合持续牵引。固定时间应相应长些，防止因过早负重而发生畸形和再骨折。

第一节　股骨颈骨折

股骨颈骨折是指股骨头下至股骨颈基底部的骨折。股骨颈和股骨干之间形成一个内倾角，或称颈干角。正常值在 110°～140° 之间。颈干角随年龄的增加而减小，儿童平均为 151°，而成人男性为 132°，女性为 107°。颈干角大于正常值为髋外翻，小于正常值为髋内翻（图 8-1）。股骨颈的中轴线与股骨两髁中点间的联线形成一个角度，叫前倾角或扭转角，初生儿约为 20°～40°，随年龄增长逐渐减少，成年人约为 12°～15°（图 8-2）。治疗股骨颈及转子间骨折时，必须注意保持这两个角度（尤其是颈干角），否则会遗留髋关节畸形，影响髋关节的功能。

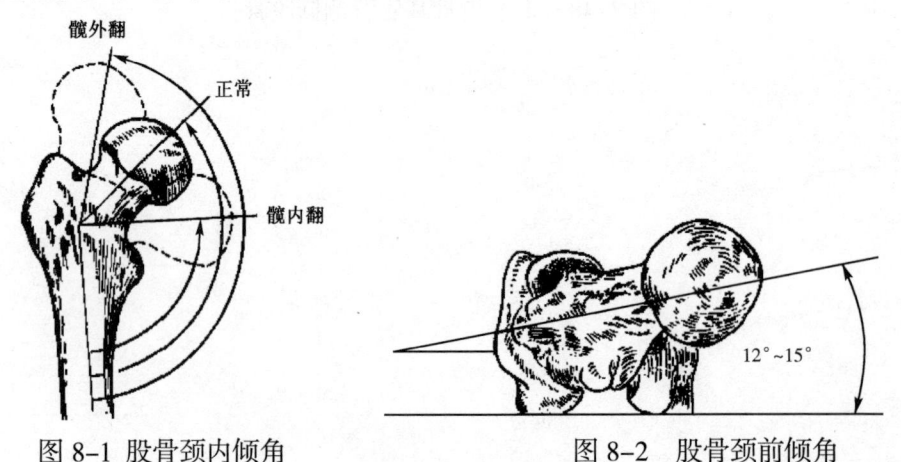

图 8-1　股骨颈内倾角　　　　图 8-2　股骨颈前倾角

股骨头、颈部的血运主要来自三个途径（图 8-3）：一是关节囊的小动脉来源于旋股内动脉、旋股外动脉，臀下动脉和闭孔动脉的吻合部到关节囊附着部，分为骺外动脉、上干骺端动脉和下干骺端动脉进入股骨颈，供应股骨颈和大部股骨头的血运。二是股骨干滋养动脉仅达股骨颈基底部，小部分与关节囊的小动脉有吻合支。三是圆韧带的小动脉较细，仅能供应股骨头内下部分的血运，与关节囊小动脉之间有吻合支。本病多见于老年人，女略多于男。

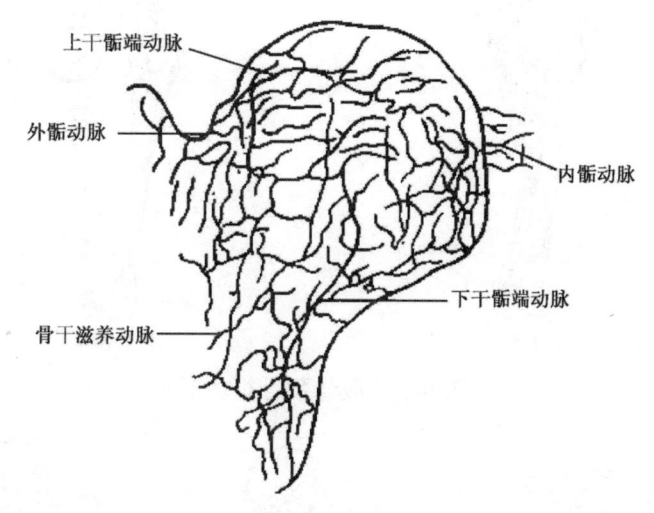

图 8-3 股骨头、颈的血液供应

【病因病机】

股骨颈部细小，负重量大，老年人因肝肾不足，筋骨衰弱，骨质疏松，有时仅受较轻微的旋转外力便可引起骨折。典型的受伤姿势是平地滑倒、髋关节旋转内收，臀部先着地。青壮年、儿童多由车祸、高处坠下等强大暴力而导致。

股骨颈骨折按其部位之不同，可分为头下部、中央部和基底部骨折（图 8-4）。前两者骨折线在关节囊内，故又叫囊内骨折，后者因骨折线的后部在关节囊外，故又叫囊外骨折。而股骨头的血液供应主要依靠关节囊和圆韧带的血管，如损伤其一，可通过另一血管的吻合支代偿，维持股骨头的血运，如股骨颈的骨折线越高，越易破坏颈部的血液供应。因而骨折不愈合、股骨头缺血性坏死和创伤性关节炎的发生率就越高。

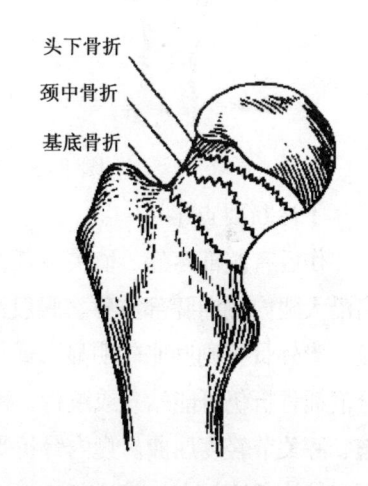

图 8-4 股骨颈骨折的部位

按 X 线照片表现可分为外展型和内收型骨折两种（图 8-5）。外展型骨折多在头下部，移位少，或呈嵌插骨折，骨折线与股骨干纵轴的垂直线所成的倾斜角往往小于 30°，骨折局部剪力小，较稳定，血运破坏较少，故愈合率较高。内收型骨折的颈干角小于正常值，骨折线与股骨干纵轴的垂直线所成的倾斜角往往大于 50°。此类骨折很少嵌插，移位较多，骨折远端多内收上移，血运破坏较大，骨折愈合率低，股骨头缺血性坏死率较高（图 8-6）。

①外展型　　②内收型

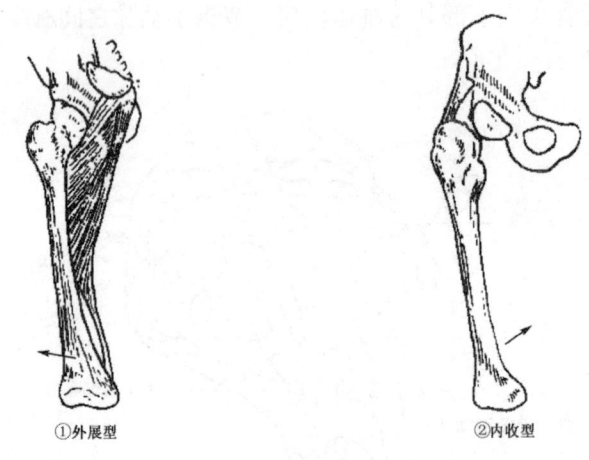

图 8-5　股骨颈骨折的类型

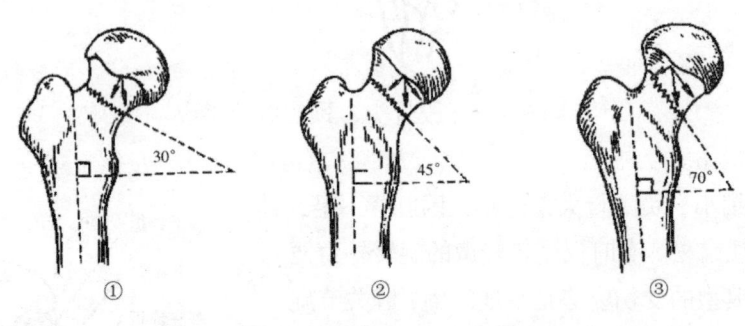

①　　②　　③

图 8-6　骨折的倾斜角与剪式伤力的关系

【诊断要点】

伤后有髋部疼痛，髋关节任何方向的被动或主动活动都能引起局部剧烈疼痛，有时疼痛沿大腿内侧向膝部放射。腹股沟中点附近有压痛和纵轴叩击痛。囊内骨折肿胀瘀斑不明显。囊外骨折则肿胀较明显，或伴有瘀斑。伤后即不能站立行走，髋关节功能丧失。但部分嵌插骨折仍可能站立或跛行，检查时应加以注意。有移位骨折，患肢呈外旋、缩短畸形，髋、膝关节轻度屈曲。囊内骨折受关节囊的束缚，外旋角度较小，约 45°～60°，囊外骨折则外旋角度较大，常达 90°，并可扪及股骨大转子上移。大转子上移的表现为：大转子在髂—坐骨结节连线之上，大转子与髂前上棘水平线间距离较健肢缩短（图 8-7）。

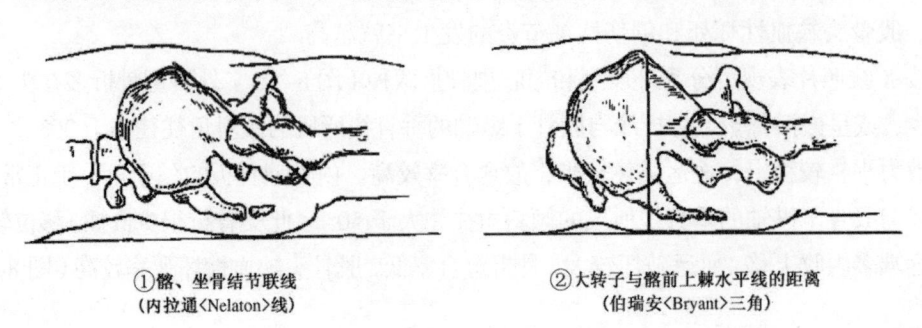

①髂、坐骨结节联线
（内拉通〈Nelaton〉线）

②大转子与髂前上棘水平线的距离
（伯瑞安〈Bryant〉三角）

图 8-7　测量股骨大转子上移的方法

老人伤后气血更加虚弱，常出现神色憔悴，面色苍白，倦怠懒言，胃纳呆减，舌质淡白，脉细弱等。津液亏损，中气不足，舟无水不行，可出现大便秘结。长期卧床还可出现褥疮、泌尿系感染、结石、坠积性肺炎等并发症。老年患者感染发热，有时体温不一定很高，而仅出现低热，临床应加以注意。

摄髋关节正侧位 X 线片可明确骨折部位、类型和移位情况，若受伤后，临床症状可疑，初次 X 线照片虽未发现明显骨折线，仍应摄健侧照片对比，或两周后再照片检查。

【治疗方法】

新鲜无移位或嵌插骨折不需复位，但患肢应制动；移位骨折应尽早给予复位和固定；陈旧骨折可采用三翼钉内固定或改变负重力线的截骨术及股骨头置换术，以促进骨折愈合或改善功能；儿童股骨颈骨折复位后采用钢针或螺纹钉内固定。

（一）整复方法

1. 骨牵引逐步复位法：病人外展中立位行骨牵引，重量 4~8kg，牵引 2~3 天后，将患肢由中立位改为轻度内旋位，纠正骨折的向前成角，使复位的骨折端紧紧扣住，并在床边拍摄髋关节正侧位 X 线片，如尚未复位，则调整内收或外展角度，或适当调整牵引重量。此时移位应大有改善，若仍有残余移位，则采用手法整复纠正。一般情况下，复位在 1 周内完成。

2. 屈髋屈膝法：患者仰卧，助手固定骨盆，术者握其腘窝，并使膝、髋均屈曲 90°向上牵引，纠正缩短畸形，然后伸髋内旋外展以纠正成角畸形，并使折面紧密接触。复位后可作手掌试验，如患肢外旋畸形消失，表示已复位（图 8-8）。

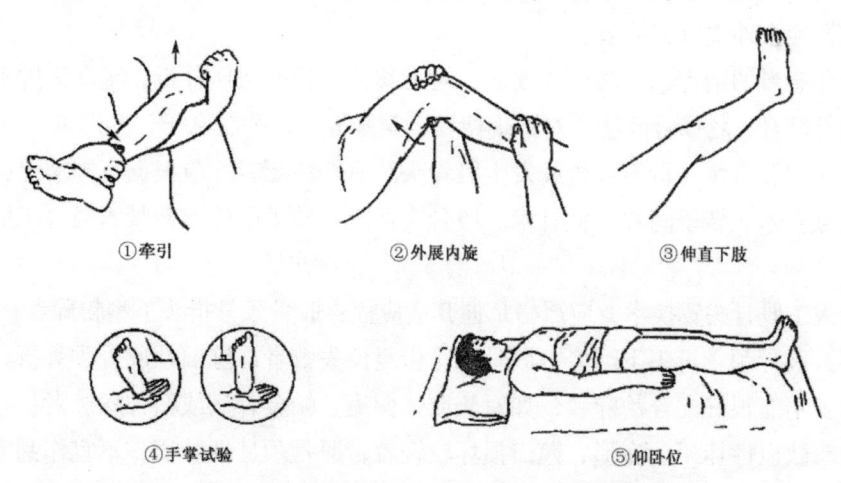

①牵引　　②外展内旋　　③伸直下肢

④手掌试验　　⑤仰卧位

图 8-8　股骨颈骨折复位法和手掌试验

（二）固定方法

无移位或嵌插骨折可用丁字鞋（图 8-9）或轻重量皮肤牵引制动 6~8 周。移位骨折则可选用持续牵引维持固定或三翼钉内固定（图 8-10），并保持患肢于外展中立或稍内旋位。

（三）练功活动

卧床期间应加强全身锻炼，鼓励患者每天做气功或深呼吸，主动按胸咳嗽排痰，给臀部垫气圈或泡沫海绵垫，预防发生长期卧床并发症，同时进行患肢股四头肌舒缩活动、踝关节和足趾屈伸功能锻炼，以防止肌肉萎缩、关节僵直的发生。无移位骨折3个月后可扶拐步行锻炼，一般不宜负重太早，应根据X线照片显示骨折愈合情况，考虑患肢逐步负重锻炼。

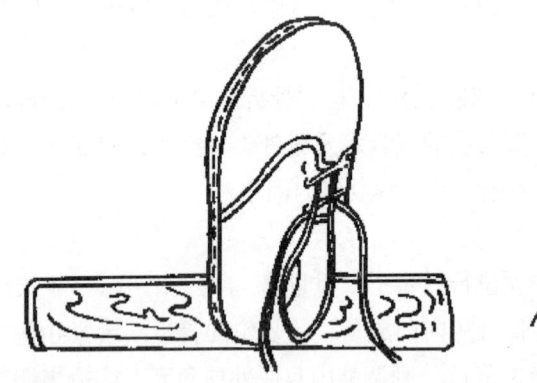

图8-9 丁字鞋　　　　　图8-10 股骨颈骨折三翼钉内固定

（四）药物治疗

早期瘀肿、疼痛较剧，应活血祛瘀、消肿止痛，方用桃红四物汤加田三七；中期痛减肿消，宜养气血、舒筋络，用舒筋活血汤。后期宜补肝肾、壮筋骨，用壮筋养血汤。

外用药早期可敷双柏散，消肿止痛；中期可用接骨续筋药膏，以接骨续筋；后期可用海桐皮汤煎水外洗以利关节。

对老年患者的治疗，要防治并发症，对无移位骨折或嵌插骨折，早期瘀肿不甚，可提早应用补肝肾、壮筋骨药物。对出现便秘、腹胀等症，酌服麻子仁丸即可。

对于出现股骨颈骨折不愈合或发生股骨头缺血性坏死者，应根据不同情况，选用转子下外展截骨术、转子间移位截骨术、股骨头切除及转子下外展截骨术或人工股骨头置换术。

施行人工股骨头置换术，应严格掌握其适应症：股骨颈骨折头下型粉碎者；60岁以上的老年人股骨颈骨折头下型者；股骨颈骨折复位失败者；陈旧性股骨颈骨折，颈已吸收者；患者不能很好配合治疗者，如对侧肢体偏瘫、帕金森病或精神病患者；各种原因所致股骨头缺血性坏死、变形、髋臼损坏较轻者；股骨颈良性肿瘤，不宜作刮除植骨术者；严重的骨关节炎；恶性肿瘤转移引起股骨颈病理性骨折，为减轻患者局部痛苦者。

第二节　股骨转子间骨折

股骨转子间骨折又叫股骨粗隆间骨折，即发生在股骨大小转子间部位的骨折。

因其位置较浅，直接暴力引起骨折的机会较多。患者多为老年人，男多于女，青壮年发病者较少。

【病因病机】

受伤原因及机制与股骨颈骨折相同。因转子部骨质松脆，故多为粉碎性骨折。根据骨折线的方向和位置，临床上可分为三型：顺转子间型、反转子间型、转子下型（图8-11）。

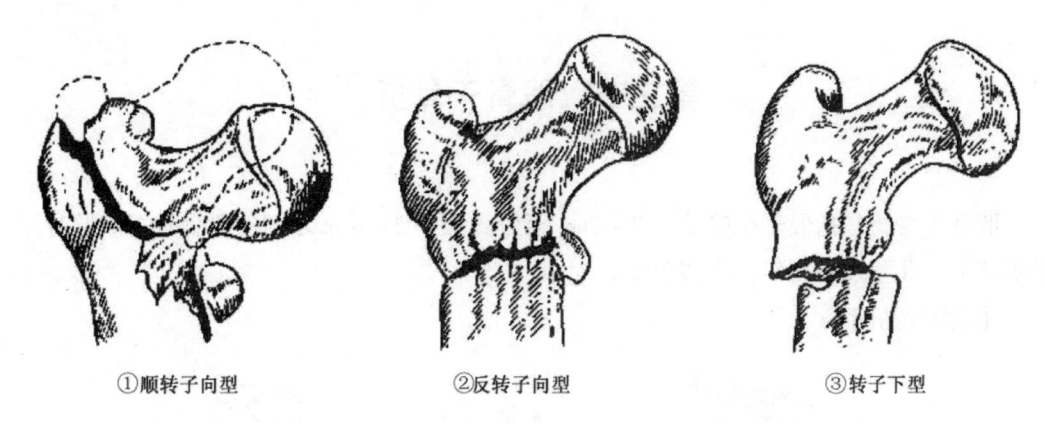

①顺转子向型　　②反转子向型　　③转子下型

图8-11　股骨转子间骨折类型

（一）顺转子间型骨折

骨折线自大转子顶点开始，斜向内下方行走，达小转子。依据暴力的情况不同，小转子或保持完整，或成为游离骨片。但髋内翻不严重，移位较少。骨折远端处于外旋位。粉碎型则小转子变为游离骨块，大粗隆及其内侧骨支柱亦破碎，髋内翻严重，远端明显上移、外旋。

（二）反转子间型骨折

骨折线自大转子下方斜向内上行走，达小转子的上方。骨折线的走向与转子间线或转子间嵴大致垂直。骨折近端外展、外旋，远端向内、向上移位。

（三）转子下型骨折

骨折线经过大小转子的下方。

顺转子间粉碎型骨折、反转子间骨折和转子下骨折均属不稳定型骨折，髋内翻的发生率最高。

【诊断要点】

伤后局部疼痛、肿胀明显。患者不能站立，患肢明显缩短内收、外旋畸形。股骨转子间骨折和股骨颈骨折的受伤姿势、临床表现、全身并发症大致相仿。但股骨转子部血运丰富，肿胀明显，有广泛的瘀斑，压痛点多在大转子处，预后良好；而股骨颈骨折瘀肿较轻，压痛点在腹股沟中点，囊内骨折愈合较难。X线照片可明确骨折类型和移位情况。

【治疗方法】

无移位骨折可采用丁字鞋制动或悬重3～5kg持续牵引6～7周。有移位骨折着重纠正患肢缩短和髋内翻。应采用手法整复（与股骨颈骨折同）。整复后，采用持续牵引、悬重 6~8kg，固定患肢于外展中立位 8 周（稳定型骨折）~10 周（不稳定型骨折）。固定期间，应注意不盘腿、不侧卧，经常做患肢肌肉运动和全身锻炼。药物治疗与股骨颈骨折相仿，但早期尤应注意采用活血祛瘀、消肿止痛之品。老人体衰，气血虚弱，不宜重用桃仁、红花，应用三七、丹参等，祛瘀而不伤新血。

第三节　股骨干骨折

股骨干骨折是指股骨小转子下 2~5cm 至股骨髁上 2~4cm 之间的股骨骨折。股骨干骨折多见于儿童及青壮年，男多于女。

【病因病机】

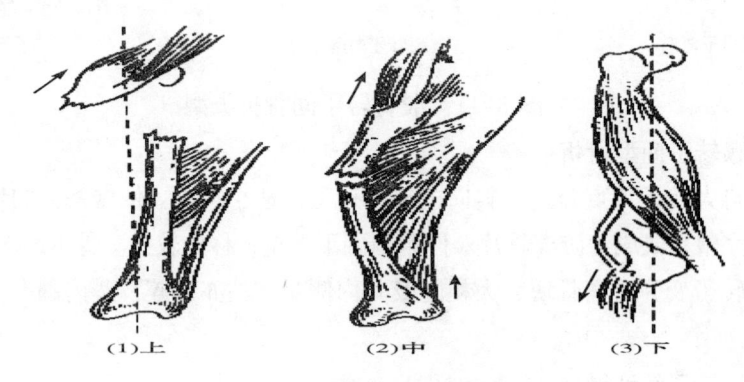

图 8-12　股骨干骨折移位

股骨干骨折多由从高处坠下、车祸或受重物打击、挤压等强大暴力而引起。直接暴力引起者多为横断或粉碎骨折，间接暴力引起者多为斜形或螺旋形骨折，均属不稳性骨折，儿童则可能为不完全骨折或青枝骨折，均类属稳定性骨折。成人一侧股骨干骨折后，即使是闭合性损伤，内出血亦可多达 500~1500ml，早期可能出现休克，大腿挤压伤又可引起挤压综合征。骨折断端呈现典型的移位。

1. 股骨干上 1/3 骨折时，骨折近段呈屈曲、外展、外旋移位，骨折远段向后、向上、向内移位。

2. 股骨干中 1/3 骨折时，两骨折端除有重叠外，移位无一定规律，多数骨折近端呈外展屈曲倾向，远端向内上方移位，故骨折断端多向前外突起成角。

3. 股骨干下 1/3 骨折时，骨折远端往往向后移位，严重者骨折端有损伤腘动脉、腘静脉及坐骨神经的危险（图 8-12）。

【诊断要点】

伤后局部肿胀、疼痛、压痛、功能丧失，出现缩短、成角和旋转畸形，可扪及骨擦音、异常活动。由于剧痛和出血，早期可合并创伤性休克。严重挤压伤、粉碎骨折或多发骨折，还可并发脂肪栓塞。严重移位的股骨下 1/3 骨折，在腘窝部有巨大血肿，小腿感觉和运动障碍，足背、胫后动脉搏动减弱或消失，末梢血循环障碍，应考虑为血管、神经受压损伤。X 线正侧位照片可以显示骨折的类型及移位的方向。

【治疗方法】

股骨干骨折的急救处理很重要，现场严禁脱鞋、脱裤或作不必要的检查，应用最简单而有效的方法固定，急速送往医院。

目前常用的方法是：手法复位、夹板固定配合持续牵引；持续牵引复位加夹板固定；切开复位和内固定。

（一）整复方法

患者取仰卧位，一助手固定骨盆，另一助手用双手握小腿上段，顺势拔伸，并徐徐将患肢屈髋 90°，屈膝 90°，沿股骨纵轴方向用力牵引，矫正重叠移位后，再按骨折不同部位分别采用下列手法。

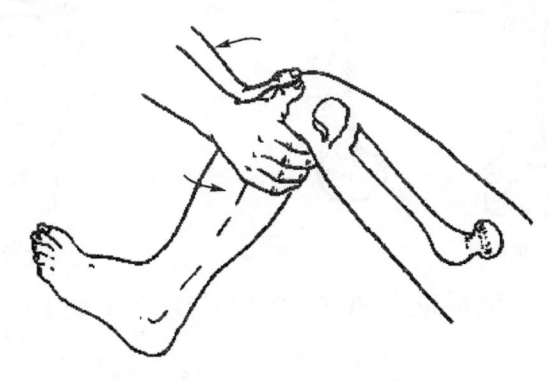

图 8-13 股骨干下 1/3 骨折复位法

1. 上 1/3 骨折：将患肢外展，并略加外旋，然后由助手握近端向后挤按，术者握住远端由后向前端提。

2. 中 1/3 骨折：将患肢外展，同时以双手自断端的外侧向内挤压，然后以双手在断端前后、内外夹挤。

3. 下 1/3 骨折：在维持牵引下，使膝关节徐徐屈曲，并以紧挤在腘窝内的两手作支点将骨折远端向近端推迫（图 8-13）。

若股骨干骨折重叠移位较多，手法牵引未能完全矫正时，可用反折手法矫正。若斜行、螺旋骨折背向移位，可用回旋手法矫正，往往断端间的软组织嵌顿也随之解脱。若有侧方移位可用两手掌指合抱或两前臂相对挤压，施行端提捺正手法。

（二）固定方法

儿童稳定骨折用夹板固定 3 周即可，对不稳定骨折需夹板固定配合持续牵引。

1.夹板固定　复位后根据上、中、下 1/3 骨折不同部位放置压垫，上 1/3 骨折放在近端的前方和外侧，中 1/3 骨折放在断端的外侧和前方，下 1/3 骨折放在近端的前方（图8-14），再放置夹板，内侧板由腹股沟至股骨内髁，外侧板由股骨大转子至股骨外髁，前侧板由腹股沟至髌骨上缘，后侧板由臀横纹至腘窝上缘，然后用布带捆扎。

2. 持续牵引：应按不同年龄采用不同的牵引方式。皮肤牵引适用于儿童和年老体弱的成年人；骨骼牵引适用于下肢肌肉比较发达的青壮年或年龄较大的儿童。儿童牵引重量约 1/6 体重，时间约 3 周，成人牵引重量约 1/7 体重，时间 8~10 周。第一周床边 X 线照片复查骨折对位良好，即可将牵引重量逐渐减轻至维持重量（一般成人用 5kg，儿童用 3kg）。若复位不良，应调整牵引的重量和方向，检查牵引装置，保持牵引效能，但要防止过度牵引。

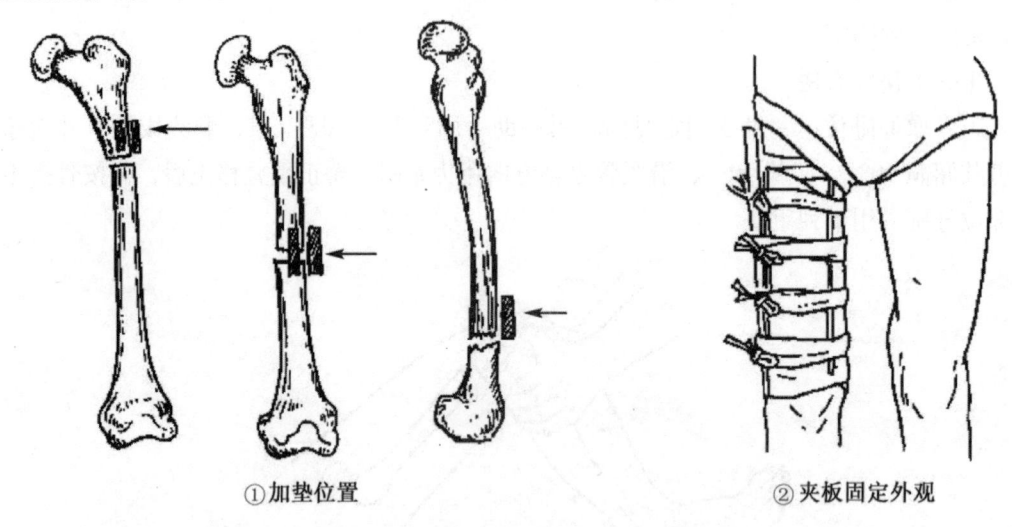

① 加垫位置　　② 夹板固定外观

图 8-14　加垫方法和夹板固定外观

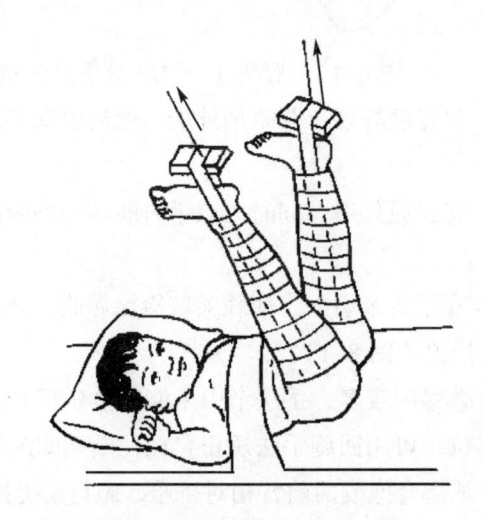

图 8-15　垂直悬吊皮肤牵引法

（1）垂直悬吊皮肤牵引：适用于三岁以下的幼儿。此法是把患肢和健肢同时垂直向上悬吊，牵引期间臀部要离床，并要注意双下肢血液循环情况（图 8-15）。

（2）水平位持续牵引：适用于年龄较大的儿童和成年患者。

患者在牵引时肢体的位置和牵引部位，可根据骨折部位和类型而定。股骨髁上牵引，适用于中 1/3 骨折及远端向后移位的下 1/3 骨折；股骨髁间牵引，适用于骨折位置很低且远端向后移位的下 1/3 骨折；胫骨结节牵引，适用于上 1/3 骨折及远端向前移位的下 1/3 骨折。上 1/3 骨折患肢应置于屈髋外展位，中 1/3 骨折应置于外展中立位，下 1/3 骨折远端向后移位时应置于屈髋屈膝中立位。

（三）练功活动

年龄较大的儿童、成人患者的练功活动应从复位后第二天起，开始练习股四头肌舒缩及踝关节、跖趾关节屈伸活动（图 8-16）。如小腿及足部出现肿胀可适当配合按摩。从第三周开始，直坐床上，用健足蹬床，以两手扶床练习抬臀使身体离开床面，以达到使髋、膝关节开始活动的目的。从第五周开始，两手拉吊杆，健足踩在床上支撑，收腹、抬臀，臀部完全离开床面，使身体、大腿与小腿成一水平线，以加大髋、膝关节活动范围。经拍片或透视，骨折端无变位，可从第七周开始扶床架练习站立活动。解除牵引后，对上 1/3 骨折加用外展夹板，以防止内收成角，在床上活动一周即可扶双拐下地作患肢不负重的步行锻炼。当骨折端有连续性骨痂时，患肢可循序渐进地增加负重。经观察证实骨折端稳定，可改用单拐。1～2 周后可弃拐行走，这时再拍 X 线片检查，若骨折端无变化，且愈合较好，方可解除夹板固定。

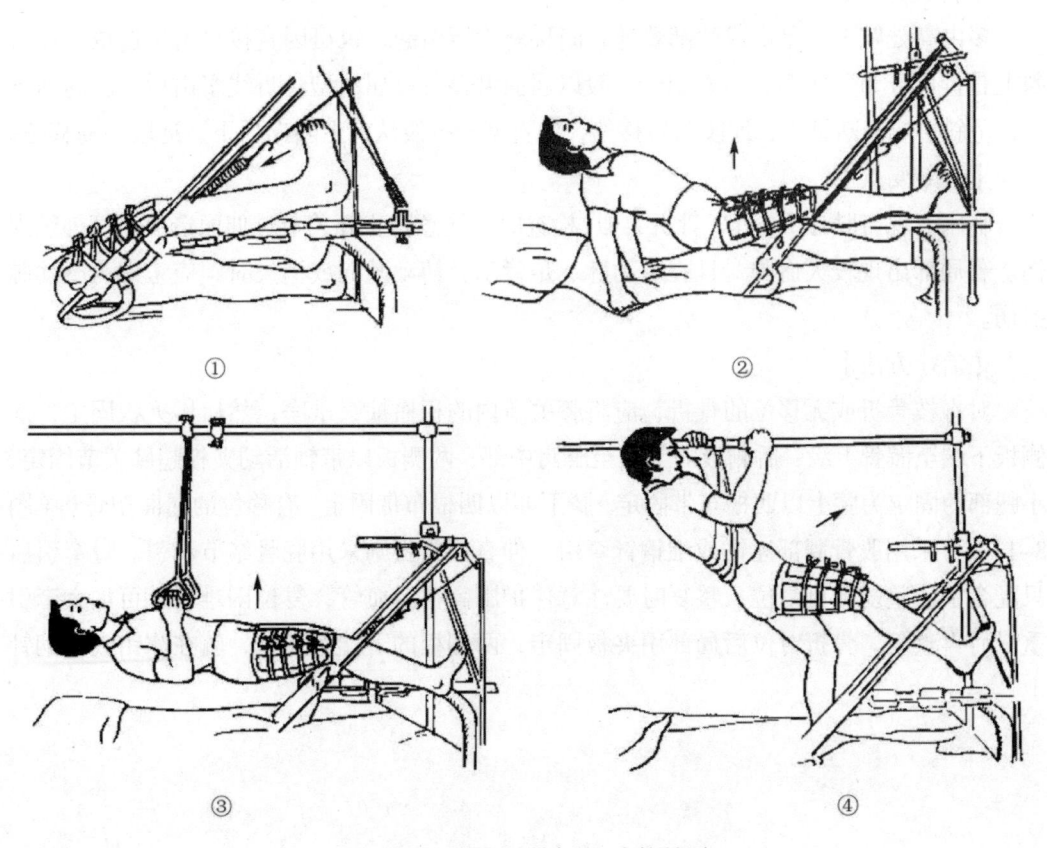

图 8-16 股骨干骨折的功能锻炼

（四）药物治疗

初期可服肢伤一方或新伤续断汤；中期服肢伤二方或接骨丹；后期可服肢伤三方或健步虎潜丸。

股骨干骨折出现畸形愈合，成角大于 10°～15°，旋转大于 30°、重叠在 2～3cm 以上者，若骨折在 3 个月以内，愈合未坚固，患者体质较好，可以在充分麻醉下，重新手法折骨复位后给予外固定；若骨折已超过 3 个月，愈合坚强，手法折骨困难者，可切开复位及内固定；对迟缓愈合者，应加强外固定，延长固定时间，可在骨折局部按摩、卡挤和纵向压力刺激，同时内服中药，应加强补肝肾、壮筋骨以促进骨折愈合；骨折不愈合者应施行手术内固定和植骨术。

第四节　股骨髁上骨折

股骨髁上骨折，是发生在腓肠肌起点上 2～4cm 范围内的骨折，多发生于青壮年。

【病因病机】

多由高处跌下，足部或膝部着地，间接暴力所引起，也可因直接打击所造成。股骨髁上骨折可分为屈曲型、伸直型，一般以屈曲型多见。屈曲型骨折线多由后上斜向前下方，呈斜形或横断骨折，远段向后移位，伸直型骨折线从前上斜向后下，远段向前移位。

【诊断要点】

临床表现与股骨干下 1/3 骨折类似，检查时应注意防止膝关节过伸而造成血管神经损伤。若局部出现较大血肿，且胫后动脉、足背动脉搏动减弱或消失时，应考虑为腘动脉损伤。

【治疗方法】

对青枝骨折或无移位的骨折，应将膝关节内的积血抽吸干净，然后用夹板固定，前侧板下端至髌骨上缘，后侧板的下缘至腘窝中部，两侧板以带轴活动夹板超膝关节固定，小腿部的固定为膝上以四根布带固定，膝下亦以四根布带固定。有移位的屈曲型骨折（图 8-17）可采用股骨髁部冰钳或细钢针牵引；伸直型骨折则采用胫骨结节牵引。骨牵引后只配合手法整复即可复位，整复时要注意保护腘窝神经血管，复位困难者，可加大牵引重量后再整复。骨折对位后局部用夹板固定，两侧板的下端呈叉状，骑在冰钳或细钢针上。

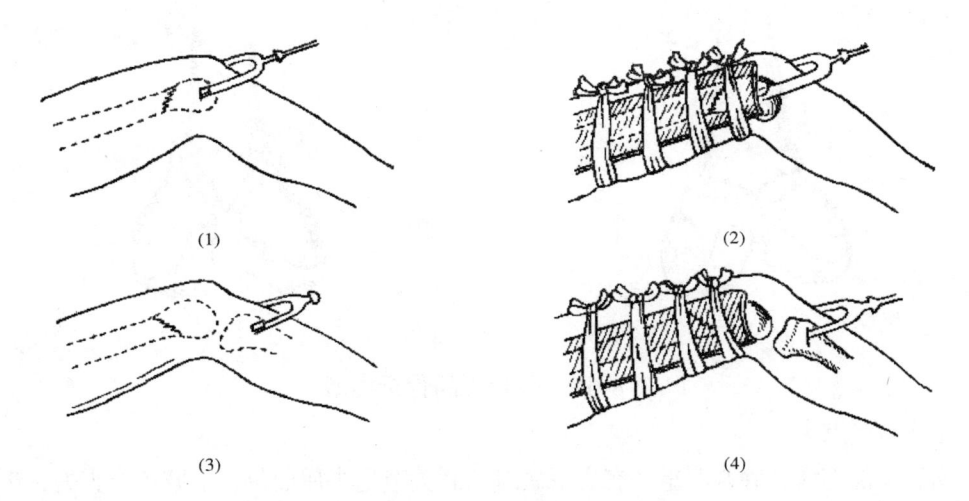

图 8-17　股骨髁上骨折及牵引法

若上述方法仍不能复位或合并腘动脉、腘静脉损伤和压迫者，可考虑手术探查、切开整复内固定。

练功方法与股骨干骨折基本相同，但因易发生膝关节功能受限，应尽早进行股四头肌舒缩活动和关节屈伸活动。5～7周后解除牵引，改用超膝关节夹板固定直至骨折愈合。

药物治疗按骨折三期辨证施治，解除夹板固定后应用中药熏洗并结合理筋按摩。

第五节　股骨髁间骨折

股骨髁间骨折又称股骨双髁骨折，属关节内骨折，是膝部较严重的损伤。

【病因病机】

多由较严重的间接暴力所致，根据受伤机制和骨折端移位方向，分为伸直型、屈曲型两种，以后者多见。

（一）屈曲型

损伤发生时，膝微屈位足底着地，暴力自地面向上经小腿传至膝部，在造成髁上屈曲型骨折的同时，暴力继续作用，骨折近端将远端劈开成两块，并向后移位，骨折近端则向前移位。

（二）伸直型

损伤发生时，膝关节受到过伸暴力，在造成髁上骨折使远折端向前移位，暴力继续作用，近折端插于远端并劈开，造成远折端被劈开并向前移，近折端后移，骨折线可呈"T"型或"Y"型（图8-18）。

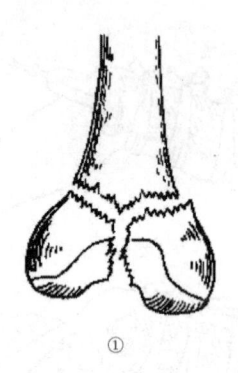

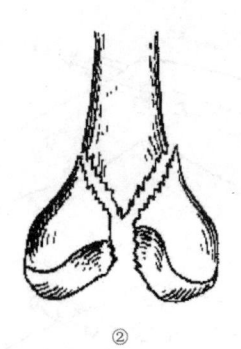

图 8-18　股骨髁间骨折类型

【诊断要点】

伤后膝部疼痛，肿胀严重，有皮下瘀斑，膝关节呈半屈曲位，下肢功能丧失，患肢缩短，膝部可能有横径或前后径增大，局部压痛明显，并可扪及骨擦音。应注意检查腘窝有否血肿，足背、胫前动脉的搏动，以及小腿和足背的皮肤感觉、温度，以便确定是否伴有血管神经损伤。

【治疗方法】

治疗时，应达到良好的对位，使关节面光滑完整，才能有效地恢复关节的功能和防止创伤性关节炎的发生。

整复前应先抽吸净关节内积血。对股骨内外二髁分离者，可采用股骨髁冰钳牵引；无明显移位者，用胫骨结节牵引。在牵引下用两手掌压迫股骨内外二髁，使骨折块复位，然后施行超膝关节夹板固定（固定方法股骨髁上骨折）。牵引期间应舒缩股四头肌，6~8周后解除牵引，继续用超膝关节夹板固定，指导患者练习不负重步行锻炼和关节屈伸活动。骨折愈合坚强后再负重行走。骨折有明显移位，手法整复不能达到满意复位者，应施行切开复位内固定手术。

第六节　髌骨骨折

髌骨骨折多见于成年人和老年人，儿童极为少见。

【病因病机】

髌骨骨折可由直接暴力或间接暴力所造成，以后者多见（图8-19）。

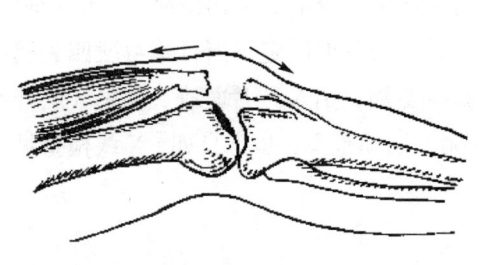

图 8-19　髌骨骨折分离移位情况　　　　图 8-20　抱膝环固定法

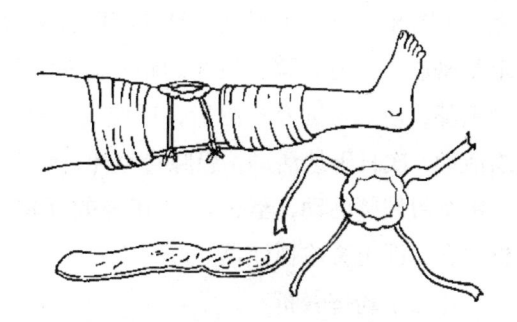

【诊断要点】

伤后局部肿胀、疼痛、膝关节不能自主伸直，常有皮下瘀斑以及膝部皮肤擦伤，骨折有分离移位时，可以摸到凹陷呈沟状的骨折断端，可有骨擦音或异常活动。膝关节 X 线侧、轴位照片可以明确骨折的类型和移位情况。

【治疗方法】

治疗髌骨骨折时，要求恢复伸膝装置的功能，并保持关节面的完整光滑，防止创伤性关节炎的发生。

（一）无移位的髌骨骨折

其关节面仍保持光滑完整，筋膜扩张部及关节囊亦无损伤者，在患肢后侧（由臀横纹至足跟部）用单夹板固定膝关节于伸直位；有轻度分离移位的骨折，患肢置于伸直位，术者用两手拇、食、中指捏住两端对向推挤，然后用一手的拇、食指按住上下两断端，以另一手触摸髌骨，如完整者可用抱膝环固定（图8-20）或采用弹性抱膝兜固定（图8-21），后侧用长夹板将膝关节固定在伸直位 4 周，外敷活血祛瘀、消肿止痛药物。

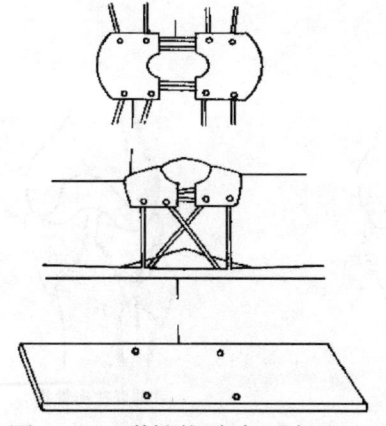

图 8-21　弹性抱膝兜固定法　　　　图 8-22　抓髌器固定

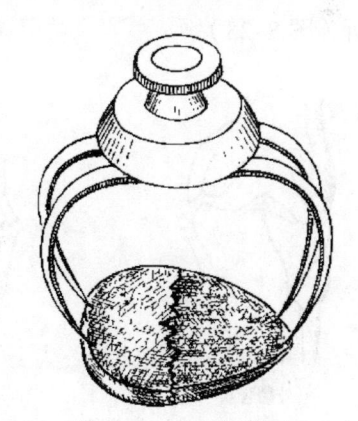

（二）两折端分离 2cm 以上的骨折

可分别在两骨折片水平方向钻入细骨圆针，针的两端均露在皮肤外，手法复位后，把两支细骨圆针相互靠紧，捆扎橡皮筋予以固定，至临床愈合后拔针。亦可采用抓髌器治疗，用拇指、食指挤按髌骨上下极向中心靠拢，将抓髌器钩尖分别抓在上下极的前侧缘上（图8-22），术者确定已抓牢髌骨缘后，令助手拧紧上面螺旋，使骨折块靠拢复位，至紧密嵌插。若系移位较大的粉碎骨折，还可用手挤压髌骨前侧及内侧缘，同时轻轻屈伸患膝，使关节面互相磨造，以便更好复位。术后不需另加固定，当日练习股四头肌收缩活动，次日下地活动，患膝自然伸直行走。每1～2周，拍X线片复查，从第3周开始积极练习屈膝活动，至5～6周患膝如有80°～90°活动范围，步态自如，X线检查见骨折愈合，即可去除抓髌器。

（三）粉碎骨折

难以整复及内固定的上下极粉碎骨折，可作髌骨部分切除术（部分骨块无法保留者可作髌骨全切除术），术后固定膝关节于伸直位4～5周。

髌骨骨折早期，应重用活血祛瘀消肿的药物；中期采用接骨续筋、通利关节的药物；后期（尤其是年老肾气虚弱者）应重用补肝肾、壮筋骨的药物。固定期间应逐步加强股四头肌舒缩活动，每天每小时活动4～5min。解除固定后，进行膝关节屈伸锻炼，并配合中药熏洗。

第七节　胫骨髁骨折

胫骨上端的扩大部分为内髁和外髁，其平坦的关节面称胫骨平台，故胫骨髁骨折又称胫骨平台骨折，多发生于外髁。青壮年多见。

【病因病机】

多由间接暴力所致。受伤姿势是高处坠下，足先着地，膝关节过度内翻或外翻引起髁部骨折（图8-23）。

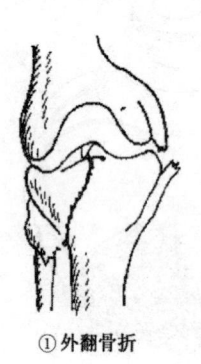

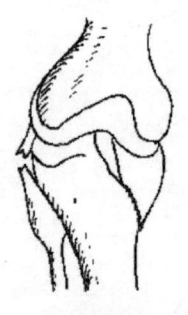

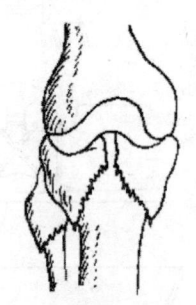

①外翻骨折　　　②内翻骨折　　　③垂直冲击骨折

图8-23　胫骨髁骨折的类型

【诊断要点】

伤后膝部明显瘀肿、疼痛、功能障碍，可有膝内、外翻畸形。若侧副韧带断裂，则侧向试验阳性。若交叉韧带亦断裂时，则抽屉试验阳性。膝关节X线正侧位照片可显示骨折类型和移位情况，疑有侧副韧带损伤者，还应在被动外（内）翻位拍摄双侧膝关节正位X线片，与健侧对比关节间隙的距离。

【治疗方法】

无移位骨折，先在无菌操作下，抽吸干净关节内积血或积液，用超关节夹板固定4~6周。有移位骨折，则视具体情况，确定复位手法及固定方式，并在有效的固定下，进行适当的功能锻炼。

(一) 整复方法

一般在腰麻或局部血肿内麻醉下进行，患者仰卧，将患膝屈曲20°~30°位。对移位不多，关节面无塌陷或塌陷不严重的单髁骨折，以外髁为例，助手一手按于股骨下段向外侧推，同时另一助手握小腿下段牵拉并向内扳拉，使膝呈内翻位，并扩大膝关节外侧间隙，有利于骨折复位。当膝关节外翻被矫正时，膝关节囊即紧张，可以将骨折块拉回原处。在助手牵拉的同时，术者用拇指推压骨片向上、向内，以进一步纠正残余移位。对骨折移位较多的单髁骨折，一助手握大腿下段，另一助手握小腿下段进行对抗牵引，在保持牵引下，远端助手略内收小腿使膝内翻，在外侧关节囊（若未破裂）被拉紧的同时，将骨折块拉向近、内侧。术者站于患侧，用两手拇指按压骨折片向上、向内复位。对于双髁骨折，手法复位时，两助手分别握大腿下段及小腿下段对抗牵引，在牵引下，术者以两手掌合抱，用大鱼际部置于胫骨内、外髁上端的两侧对向挤压，迫使骨折块复位。

(二) 固定方法

无移位骨折可用超膝关节夹板固定4~6周。有移位骨折在整复后，经X线照片复位良好，用超膝关节夹板固定。先在外髁的前下方放好固定垫，注意勿压迫腓总神经；双髁骨折则在内、外髁前下方各置一固定垫。放好固定垫后，可用夹板作固定。若骨折块移位较多的单髁骨折或双髁骨折，整复后骨折块仍有移位趋势，可加胫骨下端或跟骨牵引；亦可选加小腿皮肤牵引，以增强骨折复位固定的稳定性，减少继续移位。牵引时间一般为4周左右，重量3~5kg左右，夹板固定一般为6~8周。

(三) 练功活动及药物治疗

复位固定后，即应进行股四头肌功能锻炼及踝、趾关节屈伸活动，经8周左右，骨折已临床愈合，可去除夹板，注意避免过早下地负重活动，同时根据骨折三期辨证用药。

第八节　胫腓骨干骨折

胫骨干中上段横截面呈三角形，由前、内、外三嵴将胫骨干分成内、外、后三面，胫骨嵴前突并向外弯曲，形成胫骨的生理弧度，其上端为胫骨结节。胫骨干下1/3处，横截面变成四方形。该中下1/3交界处比较细弱、为骨折的好发部位。

胫腓骨干骨折很常见，各种年龄均可发病，尤以10岁以下儿童或青壮年为多，儿童为青枝骨折或无移位骨折。儿童的骨折以胫骨干骨折最多，胫腓骨干双骨折次之，腓骨干骨折少见。成人的骨折以胫腓骨干双骨折为多见。

【病因病机】

直接暴力或间接暴力均可造成胫腓骨干骨折。

（一）直接暴力

暴力多由外侧或前外侧而来，而骨折多是横断、短斜面，也可造成粉碎骨折。胫腓骨两骨折线都在同一水平，软组织损伤较严重。

（二）间接暴力

由传达暴力或扭转暴力所致，骨折线多为斜形或螺旋骨折，双骨折时，腓骨的骨折线较胫骨骨折线为高，软组织损伤较轻（图8-24）。

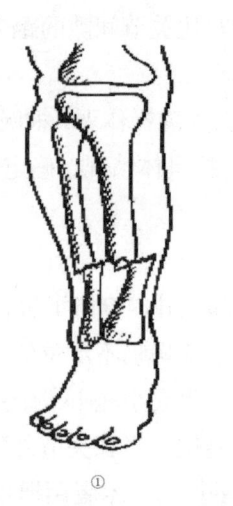

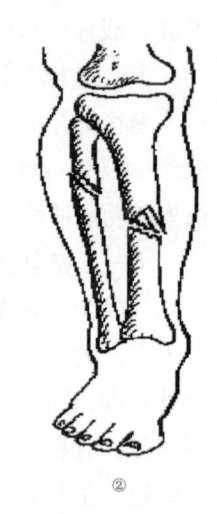

图8-24 不同暴力所致胫腓骨干骨折

【诊断要点】

伤后患肢肿胀、疼痛和功能丧失，可有骨擦音和异常活动。有移位骨折者，可有肢体缩短、成角及足外旋畸形。损伤严重者，在小腿前、外、后侧间隔区单独或同时出现极度肿胀，扪之硬实，肌肉紧张无力，有压痛和被动牵拉痛，胫后或腓总神经分布区域的皮肤感觉丧失，即属筋膜间隔区综合征
的表现。严重挤压伤、开放性骨折应注意早期创伤性休克的可能。胫骨上1/3骨折者，检查时应注意腘动脉的损伤。腓骨上端骨折时应注意腓总神经的损伤。小儿青枝骨折或裂纹骨折，临床症状可能很轻，但患儿拒绝站立或行走，局部有轻微肿胀及压痛。小腿正侧位X线照片可以明确骨折类型、部位及移位方向。因胫骨和腓骨骨折处可以不在同一平面（尤其是间接暴力引起的骨折），故X线照片应包括胫腓骨全长。

【治疗方法】

胫腓骨骨折的治疗原则主要是恢复小腿的长度和负重功能。因此，应重点处理胫骨骨折。对骨折端的成角和旋转移位，应予纠正。无移位骨折只需用夹板固定，有移位的稳定性骨折，可用手法整复，夹板固定；不稳定性骨折，可用手法整复、夹板固定，同时配合跟骨牵引，或选用固定器固定。

开放性骨折应彻底清创，尽快闭合伤口，将开放性骨折变为闭合性骨折。合并筋膜间隔区综合征者应切开深筋膜，彻底减压。陈旧性骨折畸形愈合者，可用手法折骨、夹板固定或配合牵引；对畸形愈合牢固，或骨折不愈合者，应切开复位加植骨术。

（一）整复方法

患者平卧，膝关节屈曲20°~30°，一助手用肘关节套住患肢腘窝部，另一助手握住足部，沿胫骨长轴作拔伸牵引3~5min，矫正重叠及成角畸形。若近端向前内移位，则

术者两手环抱小腿远端并向前提，一助手将近端向后按压，使之对位。如仍有左右侧移位，术者两手对向推挤，使近端向外、远端向内，一般即可复位。螺旋、斜形骨折时，远端易向外侧移位，术者可用拇指置于胫腓骨间隙，将远端向内侧推挤；其余四指置于近段的内侧，向外用力提拉，并嘱助手将远端稍稍内旋，可使完全对位（图8-25）。然后在维持牵引下，术者两手握住骨折处，嘱助手徐徐摇摆骨折远段，使骨折端紧密相插，最后以拇指和食指沿胫骨前嵴及内侧面来回触摸骨折处，检查对线对位情况。

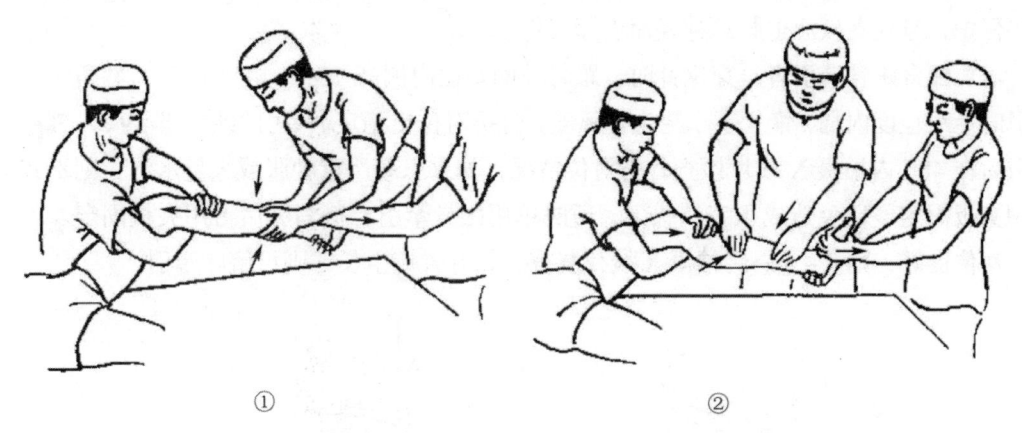

图 8-25 胫腓骨干骨折复位法

（二）固定方法

1.夹板固定：根据骨折断端复位前移位的方向及其倾向性而放置适当的压力垫。上1/3部骨折时，膝关节置于屈曲40°～80°位，夹板下达内、外踝上4cm，内、外侧夹板上端超过膝关节10cm，胫骨前嵴两侧放置两块前侧板，外前侧板正压在分骨垫上。两块前侧板上端平胫骨内、外两髁，后侧板的上端超过腘窝部，在股骨下端作超膝关节固定（图8-26）。

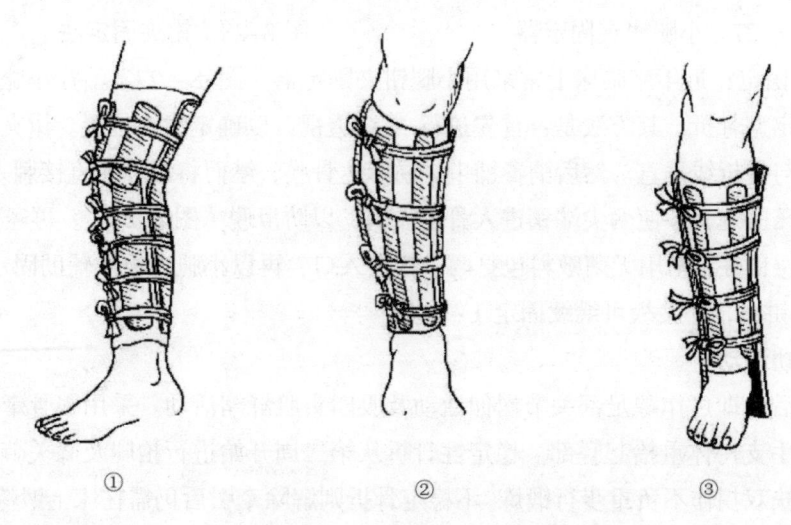

图 8-26 胫腓骨干骨折夹板固定

中1/3部骨折时，外侧板下平外踝，上达胫骨外髁上缘；内侧板下平内踝，上达胫骨内髁上缘；后侧板下抵跟骨结节上缘，上达腘窝下 2cm，以不妨碍膝关节屈曲 90° 为宜；两前侧板下达踝上，上平胫骨结节（图 8-26）。

下 1/3 部骨折时，内、外侧板上达胫骨内、外髁平面，下平齐足底；后侧板上达腘窝跟骨结节上缘；两前侧板与中 1/3 骨折固定方法相同（图 8-26）。

将夹板按部位放好后，横扎 3~4 道布带。下 1/3 骨折的内外侧板在足跟下方作超踝关节捆扎固定；上 1/3 骨折内、外侧板在股骨下端作超膝关节捆扎固定，腓骨小头处应以棉垫保护，避免夹板压迫腓总神经而引起损伤。

需要配合跟骨牵引者，穿钢针时，跟骨外侧要比内侧高 1cm（相当于 15° 斜角），牵引时足跟轻度内翻，恢复了小腿生理弧度，骨折对位更稳定。牵引重量一般为 3~5kg，牵引后在 48h 内拍摄 X 线片检查骨折对位情况，如果患肢严重肿胀或大量水泡，则不宜采用夹板固定，以免造成压疮、感染，暂时单用跟骨牵引，待消肿后再用夹板固定。若骨折对位良好，则 4~6 周后拍摄 X 线片复查，如有骨痂生长，则可解除牵引。

图 8-27　小腿钳夹固定器　　　图 8-28　钳夹固定法

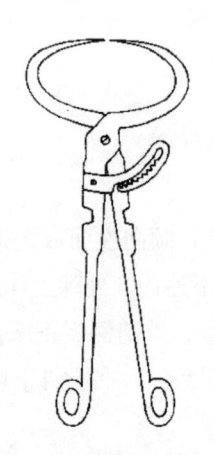

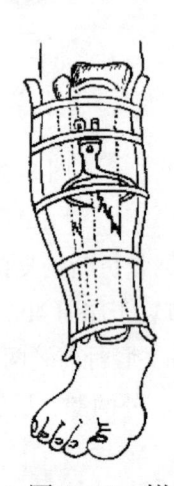

2. 固定器固定：近年来临床上常采用小腿钳夹固定器（图 8-27）治疗小腿斜形、螺旋形等不稳定型骨折。其方法是：首先进行 X 线透视，以确定钳夹位置。钳夹力的方向应尽量做到与骨折线垂直。然后消毒铺巾，局麻达骨膜，继而将钳环尖直接刺入皮肤，直达骨质作加压固定，务使两尖端稍进入骨皮质内，以防滑脱（图 8-28）。再经 X 线检查，若骨折对位良好，则用无菌敷料包扎两个钳夹入口，再以小腿夹板做辅助固定患肢。6~8 周后拆除钳夹，小夹板可继续固定 1~2 周。

（三）练功活动

整复固定后，即可作踝足部关节屈伸活动及股四头肌舒缩活动。采用跟骨牵引者，可用健腿和两手支持体重抬起臀部。稳定性骨折从第二周开始进行抬腿及膝关节活动，从第四周开始扶双拐作不负重步行锻炼。不稳定骨折则解除牵引后仍需在床上锻炼 5~8d 后，才可扶双拐作不负重步行锻炼。足底要放平，不要用足尖着地，锻炼后骨折部若无疼痛，自觉有力，即可改用单拐逐渐负重锻炼，若解除跟骨牵引后，胫骨有轻度向内成角者，可让患者屈膝 90°，髋关节屈曲外旋，将患肢的足部放于健肢的小腿上，呈盘腿姿势，利用肢体本身的重力来恢复胫骨的生理弧度（图 8-29）。8～10 周根据 X 线照片及临床检查，达到临床愈合标准，即可去除外固定。

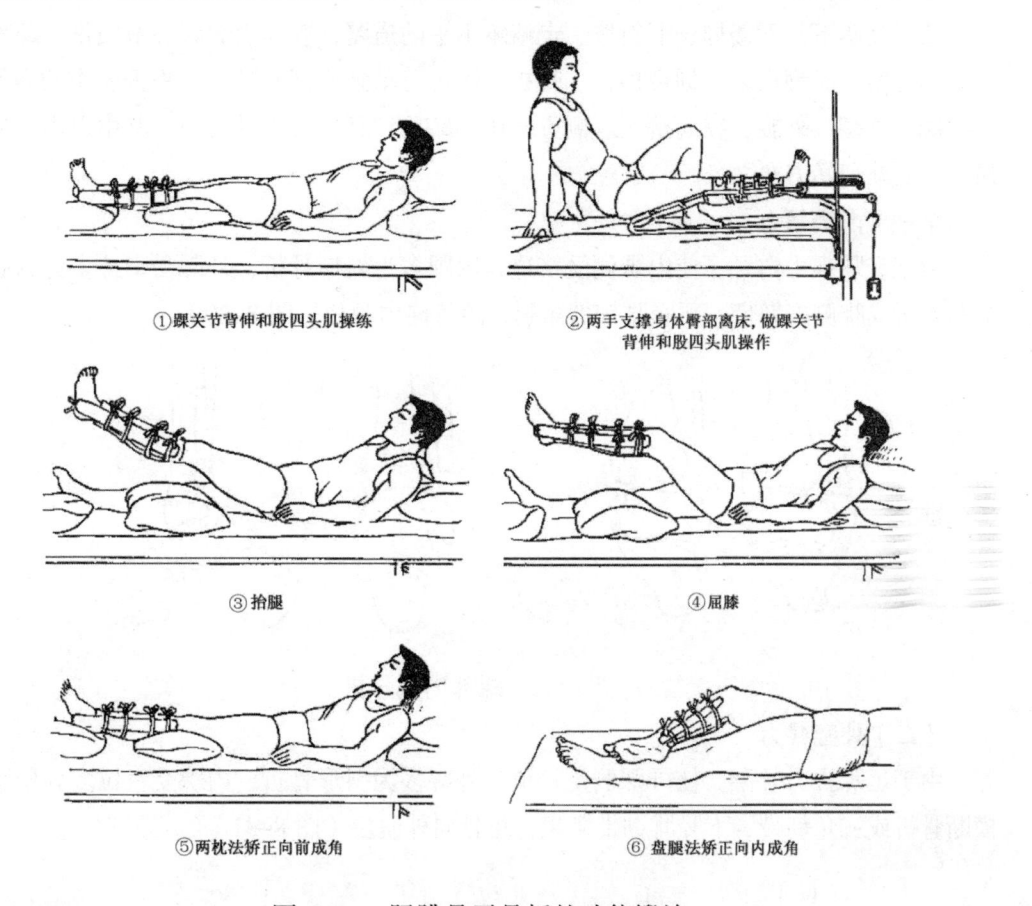

① 踝关节背伸和股四头肌操练

② 两手支撑身体臀部离床，做踝关节背伸和股四头肌操作

③ 抬腿

④ 屈膝

⑤ 两枕法矫正向前成角

⑥ 盘腿法矫正向内成角

图 8-29　胫腓骨干骨折的功能锻炼

（四）药物治疗

按骨折三期辨证施治。

第九节　踝部骨折

踝关节由胫、腓骨下端和距骨组成。外踝比较窄而长，位于内踝的稍后方。内踝的三角韧带较外踝的腓距、腓跟韧带坚强；故阻止外翻的力量大，阻止内翻的力量小。内、外、后三踝构成踝穴，而距骨居于其中，形成屈戌关节。胫腓骨下端之间被坚强而有弹性的下胫腓韧带连接在一起。距骨分体、颈、头三部，其体前宽后窄，其上面为鞍状关节面，当作背伸运动时，距骨体之宽部进入踝穴，腓骨外踝稍向外后侧分开，而踝穴较跖屈时能增宽 1.5～2mm，以容纳距骨体。当下胫腓韧带紧张时，关节面之间紧贴，关节

稳定，不容易扭伤，但暴力太猛仍可造成骨折。而踝关节处于跖屈位时，下胫腓韧带松弛，关节不稳定，容易发生扭伤。

【病因病机】

从高处坠下、下楼梯、下斜坡、走崎岖不平的道路，容易引起踝关节损伤。踝部损伤原因复杂，类型很多。韧带损伤、骨折、脱位可单独或同时发生。根据受伤的姿势可有内翻、外翻、外旋、纵向挤压、侧方挤压、跖屈和背伸等多种暴力，其中以内翻暴力最多见，外翻暴力次之。

（一）内翻暴力

由于足踝强力内翻，使内踝侧受挤迫，内踝多为斜形骨折，外踝受牵拉多为撕脱性横断骨折或腓侧副韧带、下胫腓韧带撕裂，距骨向内脱位（图8-30）。

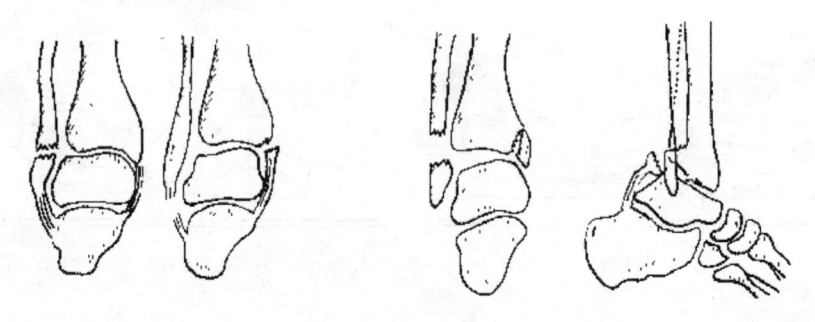

图8-30 踝部内翻骨折

（二）外翻暴力

由于足踝强力外翻，使外踝侧受挤迫，外踝多为斜形骨折，内踝受牵拉多为撕脱性横断骨折或三角韧带、下胫腓韧带撕裂，距骨向外脱位（图8-31）。

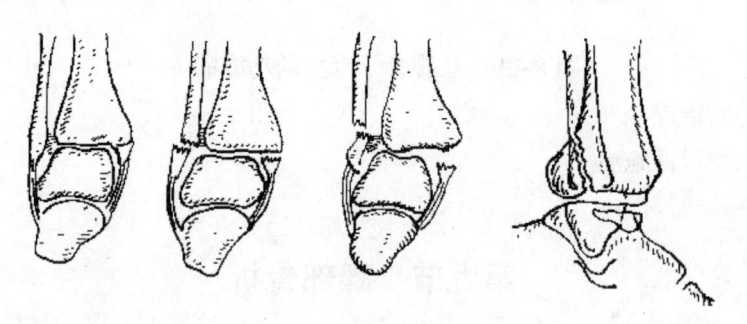

图8-31 踝部外翻骨折

在上述暴力作用时，若踝关节处于跖屈位，距骨可向后撞击胫骨后踝，引起三踝骨折并向后脱位；若此时踝关节处于背伸位，可引起胫骨前唇骨折。

根据骨折脱位的程度，损伤又可分为三度：单踝骨折为一度；双踝骨折、距骨轻度脱位为二度；三踝骨折、距骨脱位为三度。

【诊断要点】

伤后局部瘀肿；疼痛和压痛；功能障碍，可闻及骨擦音。外翻骨折多呈外翻畸形，内翻骨折多呈内翻畸形，距骨脱位时，则畸形更加明显。踝关节 X 线正侧位照片可显示骨折脱位程度和损伤类型。

【治疗方法】

踝部骨折是关节内骨折，无移位骨折仅将踝关节固定在 0° 中立位 3~4 周即可，有移位骨折，要求准确的复位、有效的固定及早期合理的练功活动。

（一）整复方法

患者平卧屈膝，助手抱住其大腿，术者握其足跟和足背作顺势拔伸，外翻损伤使踝部内翻，内翻损伤使踝部外翻。如有下胫腓关节分离，可以内外踝部加以挤压；如后踝骨折并距骨后脱位，可用一手握胫骨下段向后推，另一手握前足向前提，并徐徐将踝关节背伸。利用紧张的关节囊将后踝拉下，或利用长袜袜套，套住整个下肢，下端超过足尖 20cm，用绳结扎，做悬吊滑动牵引，利用肢体重量，使后踝逐渐复位（图 8-32）。若手法整复失败或系开放性骨折脱位，可考虑切开复位内固定，陈旧性骨折脱位则可考虑切开复位植骨术或关节融合术。

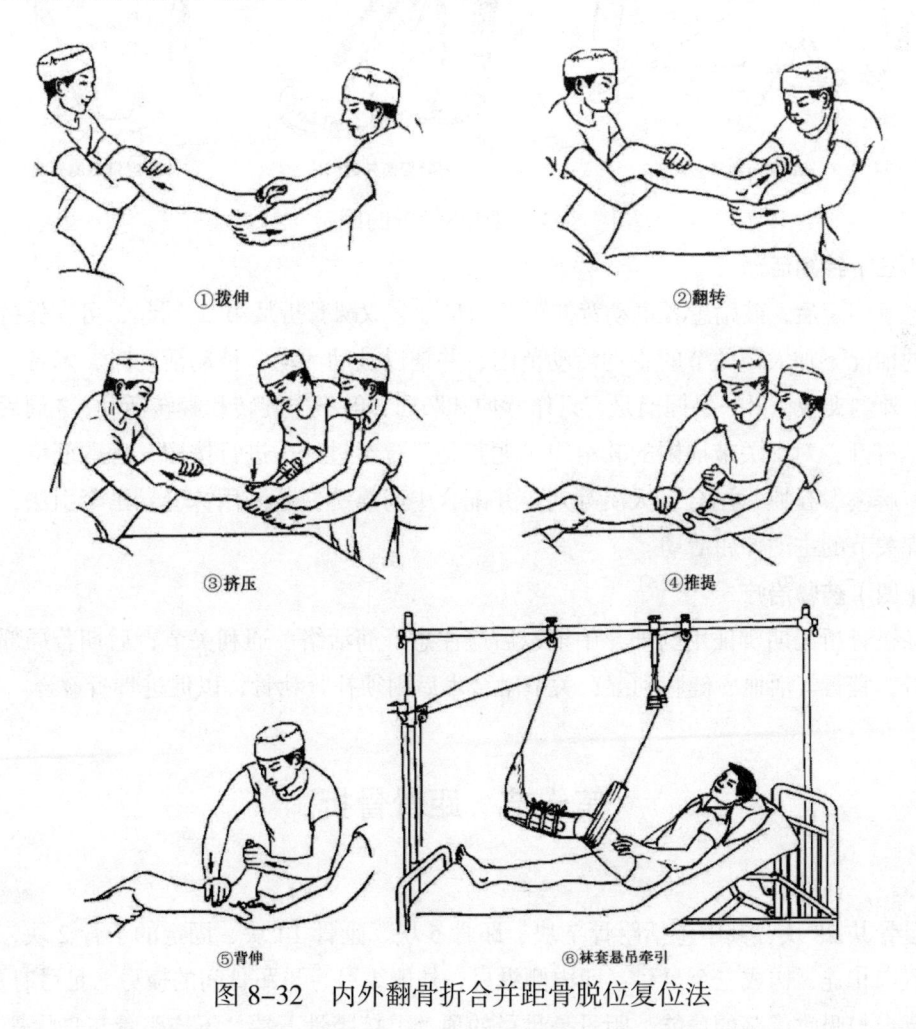

①拔伸　②翻转　③挤压　④推提　⑤背伸　⑥袜套悬吊牵引

图 8-32　内外翻骨折合并距骨脱位复位法

（二）固定方法

先在内外两踝的上方各放一塔形垫，下方各放一梯形垫，或放置一个空心垫，防止夹板直接压在两踝骨突处。用五块夹板进行固定，其中内、外、后侧板上自小腿上 1/3，下平足跟，前内侧及前外侧板较窄，其长度上起胫骨结节，下至踝关节上方。夹板必须塑形，使内翻骨折固定在外翻位，外翻骨折固定在内翻位。最后可加用踝关节活动夹板（铝制或木制），将踝关节固定于 90° 位置 4～6 周（图 8-33）。兼有胫骨后唇骨折者，还应固定踝关节于稍背伸位；胫骨前唇骨折者，则固定在跖屈位，并抬高患肢，以利消肿。施行关节融合术者，应固定 3 个月。

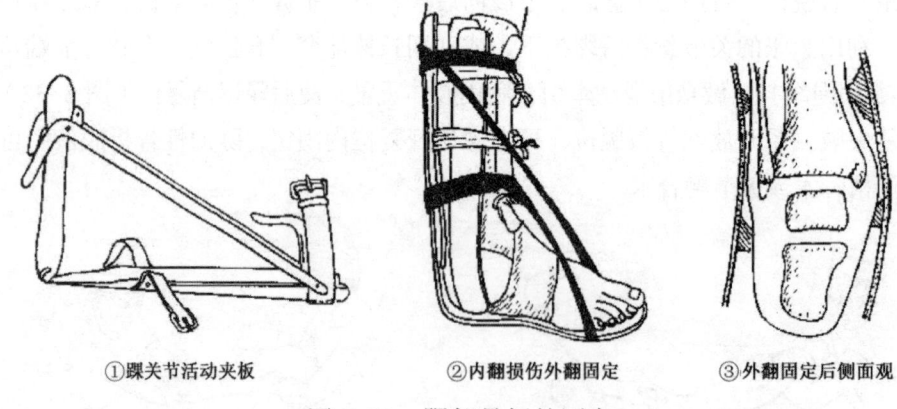

①踝关节活动夹板　②内翻损伤外翻固定　③外翻固定后侧面观

图 8-33　踝部骨折的固定

（三）练功活动

整复固定后，鼓励患者主动背伸踝部和足趾。双踝骨折从第 2 周起，可在保持夹板固定的情况下加大踝关节的主动活动范围，并辅以被动活动。被动活动时，术者一手握紧内、外侧夹板，另一手握前足，只作背伸和跖屈，但不作旋转和翻转活动，3 周后可将外固定打开，对踝关节周围的软组织（尤其是肌腱经过处）进行按摩，理顺筋络。点按商丘、解溪、丘墟、昆仑、太溪等穴，并配合中药熏洗。若采用袜套悬吊牵引法，亦应多作踝关节的主动伸屈活动。

（四）药物治疗

除按骨折三期辨证用药外，中期以后应注意舒筋活络、通利关节；后期若局部肿胀难消者，宜行气活血、健脾利湿；关节融合术后则须补肾壮骨，以促进骨折愈合。

第十节　距骨骨折

足骨共 28 块，其中包括跗骨 7 块、跖骨 5 块、趾骨 14 块、固定的子骨 2 块，由韧带与肌肉相连，构成三个足弓：即内侧纵弓、外侧纵弓、与跖骨间的横弓。足弓有负重、推进行走与吸收震荡的功能。距骨是足弓的顶，上接胫骨下端，下连跟骨与舟状骨。

【病因病机】

踝关节受背伸外翻暴力使胫骨下端的前缘像凿子一样插入距骨颈体之间,将距骨劈成前后两段,而引起距骨颈及体部骨折,其中尤以颈部骨折为多见。如暴力继续作用,则合并跟距关节脱位,跟骨、距骨头连同足向前上方移位。因跟腱与周围肌腱的弹性,足向后回缩,跟骨的载距突常钩住距骨体下面之内侧结节,而使整个骨折的距骨体向外旋转,骨折面朝向外上方,甚至合并内踝骨折(图8-34)。踝关节跖屈内翻暴力可引起距骨前脱位,单纯跖屈暴力可因胫骨后踝与距骨体后唇猛烈顶压而引起距骨后唇骨折,临床较为少见。距骨表面3/5为软骨面,故发生骨折时,骨折线多经过关节面,发生创伤性关节炎的机会较多。距骨的主要血液供应自距骨颈部进入,距骨颈骨折时,来自足背动脉的血液供应常受损害,以致距骨体很容易发生缺血性坏死。

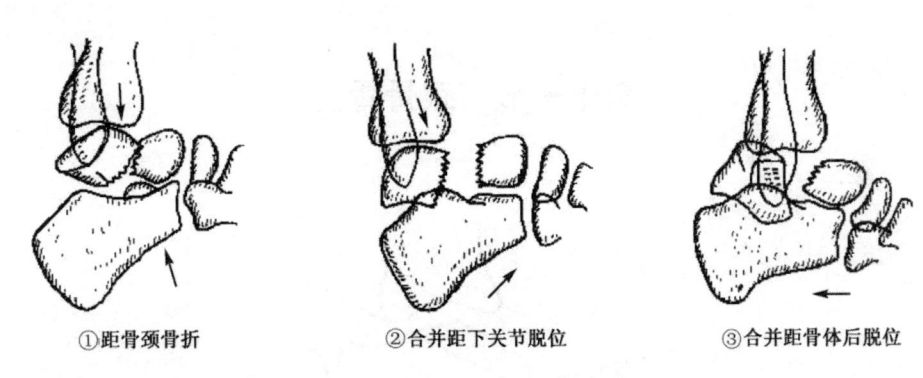

①距骨颈骨折　②合并距下关节脱位　③合并距骨体后脱位

图8-34 踝背伸外翻应力引起的距骨颈骨折脱位

【诊断要点】

有明显的外伤史,伤后局部肿胀、疼痛,不能站立行走,骨折明显移位则出现畸形。踝部与跗骨正侧位X线照片,可以明确骨折的移位、类型以及有无合并脱位。

【治疗方法】

(一)整复方法

单纯距骨颈骨折时,患肢膝关节屈至90°,助手把住小腿。术者一手握住前足,轻度外翻后,向下向后推压,另一只手握住胫骨下端后侧向前端提,使距骨头与距骨体两骨折块对合;合并距骨体后脱位时,应先增加畸形,即将踝关节极度背伸、稍向外翻,以解除载距突与距骨体的交锁,并将距骨体向前上方推压,使其复入踝穴,然后用拇指向前顶住距骨体,稍跖屈踝关节,使两骨折块对合。距骨后唇骨折伴有距骨前脱位时,先将踝关节极度跖屈内翻,用拇指压住距骨体的外上方,用力向内后方将其推入踝穴。距骨脱位复位后,往往其后唇骨折片亦随之复位。新鲜骨折手法整复失败,可切开整复。距骨体缺血性坏死、距骨粉碎骨折、距骨体陈旧性脱位或并发踝关节严重创伤性关节炎者,应行胫距、距跟关节融合术。

(二)固定方法

距骨颈骨折整复后,应将踝关节固定在跖屈稍外翻位8周,距骨后唇骨折伴有距骨前脱位者，应固定在功能位4~6周；切开整复内固定或关节融合术者，应用管形石膏固定踝关节在功能位3个月。

（三）练功活动

固定期间应作足趾、膝关节屈伸锻炼，因一般骨折需3~4个月才能愈合，故在固定期间不宜早期负重。解除固定后应施行局部按摩，配合中药熏洗，并进行踝关节屈伸、内翻、外翻活动锻炼，开始扶拐作逐渐负重步行锻炼。施行关节融合术者，则扶拐锻炼时间要适当延长。

（四）药物治疗

距骨骨折容易引起骨的缺血性坏死，故中后期应重用补气血、养肝肾、壮筋骨的药物，以促进骨折愈合。

第十一节 跟骨骨折

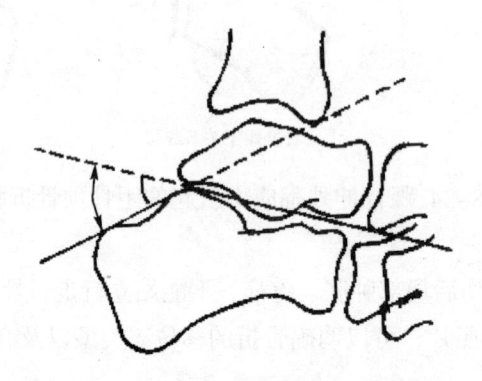

图 8-35 跟距关节面所成结节关节角

正常足底是三点负重，在跟骨、第一跖骨头和第五跖骨头三点组成的负重面上。跟骨和距骨组成纵弓的后臂，负担60%的重量。通过跟距关节还可使足内收、内翻或外展、外翻，以适应在凹凸不平的道路上行走。跟骨结节为跟腱附着处，腓肠肌、比目鱼肌收缩，可作强有力的跖屈动作。跟骨结节上缘与跟距关节面成30°~45°的结节关节角，为跟距关系的一个重要标志（图8-35），跟骨前面与骰骨构成跟骰关节。跟骨载距突承受距骨颈，也是跟舟韧带的附着处，跟舟韧带很坚强，支持距骨头，并承担体重。

【病因病机】

跟骨骨折多由传达暴力造成。从高处坠下或跳下时，足跟先着地，身体重力从距骨下传至跟骨，地面的反作用力从跟骨负重点上传至跟骨体，使跟骨被压缩或劈开；亦有少数因跟腱牵拉而致撕脱骨折。跟骨骨折后常有足纵弓塌陷，结节关节角减小、甚至变成负角，从而减弱了跖屈的力量和足纵弓的弹簧作用。

根据骨折线的走向可分为不波及跟距关节面骨折和波及跟距关节面骨折两类（图

8-36)。前者预后较好，后者预后较差。

①跟骨结节纵形骨折　②跟骨结节横形骨折　③载距突骨折

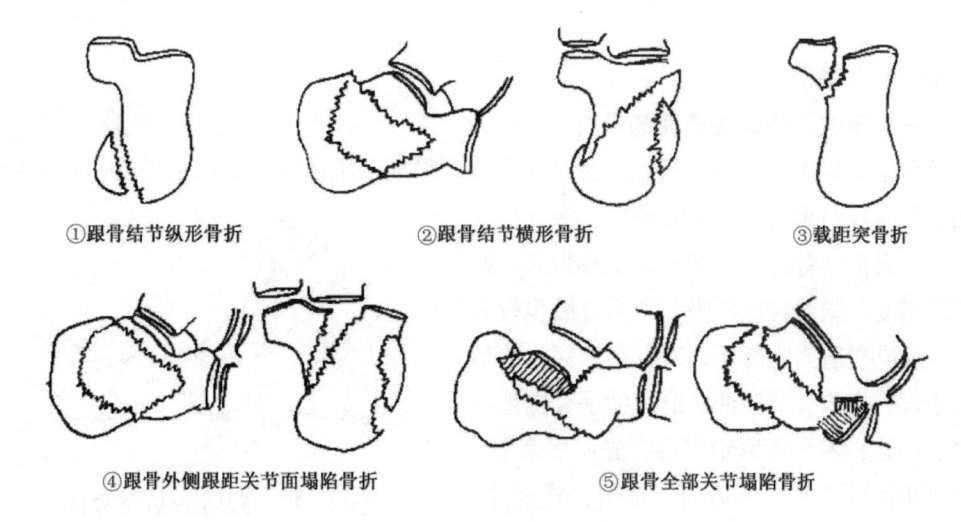

④跟骨外侧跟距关节面塌陷骨折　⑤跟骨全部关节塌陷骨折

图 8-36　跟骨骨折

（一）不波及跟距关节面的骨折

1. 跟骨结节纵形骨折：从高处坠下，跟骨在足外翻位时，结节底部触地引起。骨骺未闭合前，结节部触地，则形成跟骨结节骨骺分离。

2. 跟骨结节横形骨折：又名"鸟嘴"型骨折，是跟骨撕脱骨折的一种，撕脱骨块小，可不影响或较少影响跟腱功能；骨折块较大且向上倾斜移位时，则严重影响跟腱功能。

3. 载距突骨折：由于足处于内翻位，载距突受距骨内侧下方的冲击而致，一般少见。

4. 跟骨前端骨折：由前足强力扭转所致，极少见。

5. 接近跟距关节的骨折：为跟骨体骨折，骨折线斜行，从正面观骨折线由内后斜向外前，但不通过跟距外侧的关节面，可有跟骨体增宽及跟骨结节角减少。

（二）波及跟距关节面的骨折

1. 跟骨外侧跟距关节面塌陷骨折：与接近跟距关节的骨折相似，只是骨折线通过跟距关节外侧，亦因重力使跟骨外侧跟距关节面塌陷。因关节面塌陷严重而关节面粉碎，跟骨结节上移和跟骨体增宽。

2. 跟骨全部跟距关节面塌陷骨折：此型最常见，跟骨体部因受挤压完全粉碎塌陷，跟骨体增宽，跟距关节面中心塌陷，跟骨结节上移，体部外翻，跟骨前端亦可能骨折，骨折线波及跟骰关节。

【诊断要点】

伤后跟部肿胀、瘀斑、疼痛、压痛明显，足跟部横径增宽，严重者足弓变平。跟骨 X 线侧位、轴位照片可明确骨折的类型程度和移位方向，轴位照片还能显示距骨下关节和载距突。

从高处坠下时，若冲力强大，足跟部先着地，继而臀部着地，脊柱前屈，可引起脊椎压缩性骨折或脱位，甚至冲力沿脊柱上传，引起颅底骨折和颅脑损伤，所以诊断跟骨骨折时，应常规询问和检查脊柱和颅脑的情况。根据受伤史、临床表现和 X 线检查可作出诊断。

【治疗方法】

（一）不波及跟距关节面的骨折

跟骨结节纵形骨折的骨折块一般移位不大，早期采用祛瘀活血药物外敷，局部制动，扶拐不负重步行锻炼 3~4 周即可。跟骨结节骨骺未闭合前，骨折块有明显向上移位者，如不予以整复，则跟骨底不平，影响日后步行和站立，故应在适当麻醉下，以骨圆针穿过结节骨块中部，将膝关节屈曲，由两助手分别把住患足及小腿，术者握紧牵引弓，先向后牵引，松解骨折面的交锁，然后向下牵引，直至骨折片复位为止。复位后采用外固定患肢于膝微屈、足跖屈位 4 周。4 周后拔去钢针，再固定 2~3 周。跟骨结节横形骨折是一种跟腱撕脱骨折。若撕脱骨块移位不大，可外固定患肢于跖屈位 4 周即可。若骨折块较大，且向上移位者，可在适当麻醉下，患者取俯卧位，屈膝，助手尽量使足跖屈，术者以两拇指在跟腱两侧用力向下推挤骨折块，使其复位。复位后外固定患肢于屈膝、足跖屈 30°位 4~6 周。

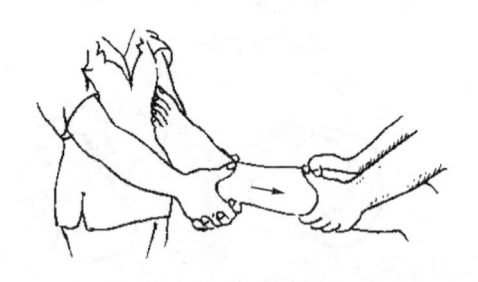

图 8-37　跟骨骨折整复法

骨折线不通过关节面的跟骨体骨折，从侧位看，若跟骨体后部同跟骨结节向后向上移位，减弱了腓肠肌的紧张力，影响足的纵弓，从而妨碍了站立和步行，应充分矫正。可在适当麻醉下，屈膝 90°，一助手固定其小腿，术者两手指相叉于足底，手掌紧扣跟骨两侧，矫正骨折的侧方和跟骨体的增宽，同时尽量向下牵引以恢复正常的结节关节角（图 8-37）。若复位仍有困难，可在跟骨上作骨牵引，复位后用长腿石膏靴固定。

（二）波及跟距关节面的骨折

跟骨外侧跟距关节面塌陷骨折或全部跟距关节面塌陷骨折，治疗较为困难。年老而骨折移位不明显者，不必复位，仅做适当固定，6~8 周后逐渐下地负重。年轻而骨折移位较明显者，可在适当麻醉下予以手法复位，尽可能地矫正跟骨体的增宽和恢复结节关节角，2 周后做不负重步行锻炼，在夹板固定下进行足部活动，关节面可自行模造而恢复部分关节功能。陈旧性骨折已形成创伤性关节炎者，常因疼痛而步履艰难，可考虑作关节融合术。

第十二节　跖骨骨折

第一与第五跖骨头是构成内外侧纵弓前方的支重点，与后方的足跟形成整个足部主要的三个负重点。五根跖骨之间又构成足的横弓，跖骨中以第一跖骨最粗、亦最坚强，负重亦最重要，较少骨折，由于其互相间的联系和接近，除疲劳骨折和第五跖骨基底部骨折外，单独骨折的机会较少。跖骨骨折后必须恢复其纵弓与横弓的关系。

【病因病机】

跖骨骨折多由直接暴力，如压砸或重物打击而引起，以第二、三、四跖骨较多见，可几根跖骨同时骨折，间接暴力如扭伤等，亦可引起跖骨骨折。长途跋涉或行军则可引起疲劳骨折。骨折的部位可发生于基底部、骨干及颈部。按骨折线可分为横断、斜行及粉碎骨折。因跖骨相互支持，骨折移位多不明显。按骨折的原因和解剖部位，临床上跖骨骨折可分为下列三种类型（图8-38）。

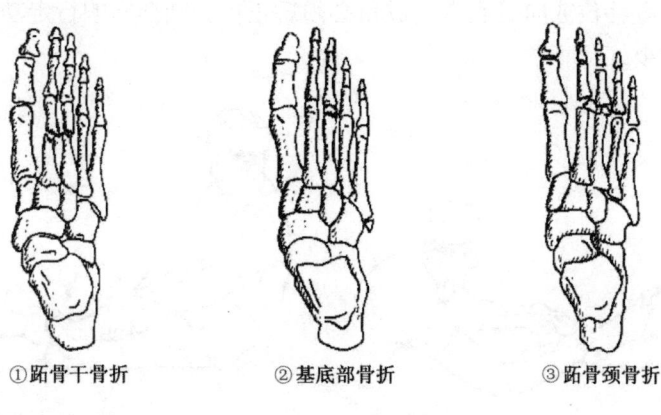

①跖骨干骨折　②基底部骨折　③跖骨颈骨折

图8-38　距骨骨折类型

（一）跖骨干骨折

多由重物压伤足背所致，常为开放性、多发性，有时还并发跖跗关节脱位。且足部皮肤血供较差，容易引起伤口边缘坏死或感染。

（二）第五跖骨基底部撕脱骨折

因足内翻扭伤时附着于其上的腓骨短肌或第三腓骨肌的猛烈收缩所致，一般骨折片的移位不严重。

（三）跖骨颈疲劳骨折

好发于长途行军的战士，故又名行军骨折，多发于第二、三跖骨颈部，其中尤以第二跖骨颈发病率较高。由于肌肉过度疲劳，足弓下陷，第二、三跖骨头负重增加，外力的积累超过骨皮质及骨小梁的负担能力，即逐渐发生骨折，但一般骨折处不至完全断离，同时骨膜产生新骨。

【诊断要点】

伤后局部疼痛、压痛、肿胀，活动功能障碍，有纵向叩击痛。跖骨骨折应常规摄前足正位、斜位X线片。第五跖骨基底部骨折应与跖骨基底骨骺未闭合、腓骨长肌腱的子骨相鉴别，后两者压痛肿胀不明显，骨片光滑规则，且为双侧性。跖骨颈疲劳骨折最初为前足痛，劳累后加剧，休息后减轻，2～3周后在局部可触摸到有骨隆凸。由于没有明显的暴力外伤病史，常被延误。X线检查早期可能为阴性，2~3周后可见跖骨颈部有球形骨痂，骨折线多不清楚，不要误认为肿瘤。根据受伤史、临床表现和X线检查可作出诊断。

【治疗方法】

（一）**有移位的跖骨干骨折**

骨折脱位或多发性骨折，可采用手法整复。在适当麻醉下，先牵引骨折部位对应的足趾，以矫正其重叠及成角畸形，以另一手的拇指从足底部推压断端，使其复位。如仍有残留的侧方移位，仍在牵引下，从跖骨之间用拇食二指夹挤分骨法迫使其复位（图8-39）。最后用分骨垫放置背侧跖骨间隙之间，上方再以压力垫加压包扎于足托板上。跖骨骨折上下重叠移位或向足底突起成角必须矫正，否则会影响行走功能，而侧方移位则对功能妨碍较少。

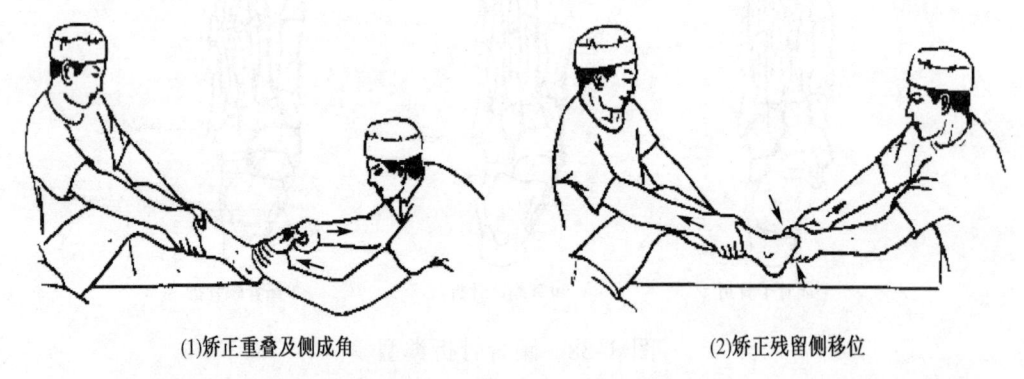

(1)矫正重叠及侧成角　　　　　　(2)矫正残留侧移位

图8-39 距骨骨折整复法

（二）**第五跖骨基底骨折**

行军骨折或无移位的骨干骨折可应用局部敷药，外用夹板或胶布固定6周，以后应用药物熏洗并开始行走锻炼。第五跖骨基底骨折片常有软组织嵌入，骨折线存在时间较长，只要症状消失，即可负重行走，不必待X线片示骨性愈合才进行负重。开放性骨折或闭合性骨折在手法复位失败后，可采用切开复位内固定，术后用石膏托固定4~6周。

第十三节　趾骨骨折

趾骨骨折占足部骨折的第二位，多因砸伤或踢撞硬物造成，易合并皮肤和趾甲损伤，伤后亦容易引起感染，故应保持清洁。甲下血肿严重者，可以放血或拔甲。骨折向跖侧成角及移位严重者，应手法复位纠正，采用邻趾固定法，3~4周即可拆除固定。

第九章　躯干骨骨折

躯干骨包括脊柱骨、胸骨、肋骨和骨盆等，其构成躯干的支柱，支撑着人体的上身，并保护着人体的重要器官，如心、肺、脊髓等。躯干骨折易造成胸腹腔内脏器或血管、脊髓神经损伤，严重者常危及生命，因此，应高度重视躯干骨折和并发症的早期诊断，积极抢救治疗。

第一节　肋骨骨折

肋骨古称"胸肋"、"胁肋"。肋骨共有12对，左右对称，连接胸椎和胸骨而组成胸廓，对胸部脏器起着保护作用。肋骨靠肋软骨与胸骨相连，具有缓冲外力作用。青少年肋骨与肋软骨柔软而富有弹性，因而不易折断。成年以后，尤其老年人，气血虚衰，骨质脆弱，肋骨失去弹性，肋软骨趋于骨化，所以容易发生骨折。肋骨骨折多发生于第4~7肋。因第1~3肋骨较短，且受锁骨和肩胛骨保护；自第7肋以下肋软骨不连于胸骨而连于上一肋软骨，故弹性较大；第11~12肋骨是浮肋，较易避御暴力，故上述肋骨骨折较少见。

【病因病机】

直接和间接暴力都能引起骨折。直接暴力如拳棒打击、车撞等，肋骨在受暴力打击处发生骨折，骨折端向内移位，可穿破胸膜及肺脏（图9-1）；间接暴力如塌方、车轮辗压等，胸部受到前后方对挤的暴力，往往肋骨在腋中线附近发生骨折，骨折端向外弯曲。亦有暴力打击前胸而后肋骨折或打击后背而前肋骨折。胸部肌肉急剧而强烈的收缩，如严重咳嗽、喷嚏时亦可偶发肋骨骨折，但均发生在体质衰弱、骨质松脆者。

骨折可发生在一根或数根肋骨。在肋骨上只有一处被折断，称单处骨折；有两处被折断者，称双处骨折，较少见。多根肋骨双处骨折时，该处胸廓失去支持，吸气时因胸腔内负压增加而向内凹陷；呼气时因胸腔负压减低而向外凸出，恰与正常呼吸活动相反，称为反常呼吸。若骨折端刺破胸膜，空气进入胸膜腔，则可并发气胸，流入的空气使伤侧肺萎陷，影响了正常呼吸功能和血液循环。如胸膜穿破口已闭合，不再有空气进入胸膜腔，则称为闭合性气胸；如胸膜穿破口未闭合，空气仍自由沟通，则称为开放性气胸

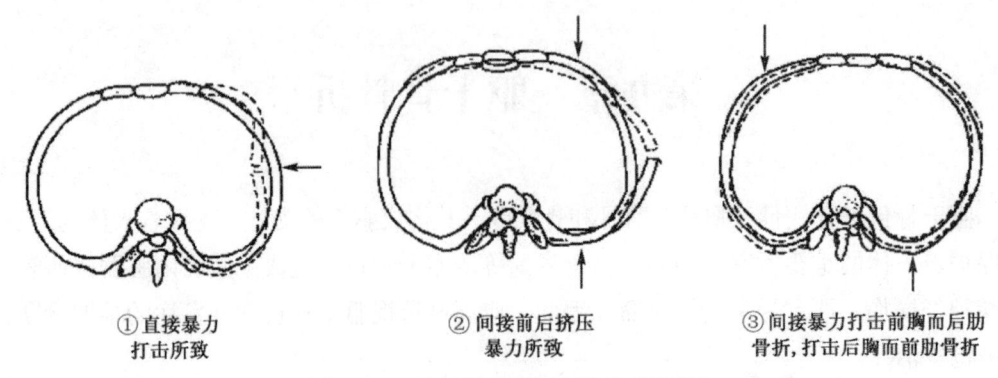

① 直接暴力打击所致　　② 间接前后挤压暴力所致　　③ 间接暴力打击前胸而后肋骨折，打击后胸而前肋骨折

图 9-1　引起肋骨骨折的几种原因

（图 9-2）；如胸膜穿破口形成阀门，吸气时空气通过穿破口进入胸膜腔，呼气时则不能将空气排出胸膜腔，胸膜腔内压力不断增高，对肺的压迫和纵隔的推移也愈来愈大，则称为张力性气胸（图 9-3）。

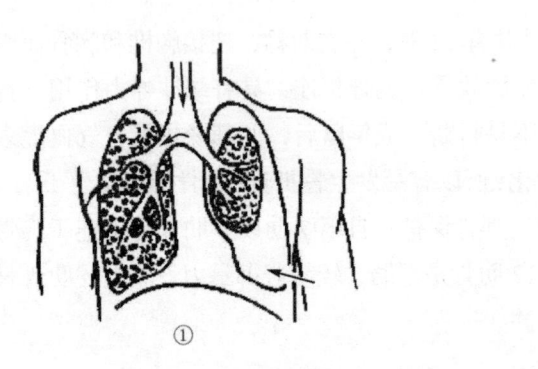

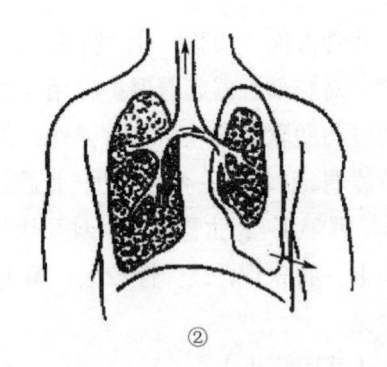

图 9-2　开放性气胸的病理变化

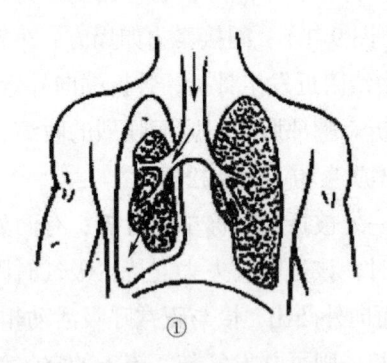

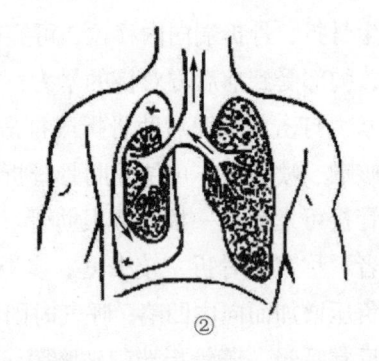

图 9-3　张力性气胸的病理变化

若骨折端刺破胸壁和肺的血管，血液流入胸膜腔，则并发血胸。早期因胸部呼吸活动，胸膜腔内的瘀血不易凝固；后期由于气血凝滞，形成"干血"或"老血"，胸膜粘连，终为纤维组织填塞，成为机化血胸、纤维胸。胸部损伤后，若未及时治疗或治疗不彻底，瘀血散而未尽，气滞而不流畅，则可形成陈伤（或称宿伤）。

【诊断要点】

伤后局部疼痛、肿胀，有血肿或瘀斑。说话、喷嚏、咳嗽、深呼吸和躯干转动时疼痛加剧。检查骨折处有压痛或畸形，有时可闻及骨擦音。两手分别置于前胸和后背，前后挤压胸廓，可引起剧烈疼痛，称胸廓挤压征阳性（图9-4）。多根双处骨折时，该部胸廓失去支持而出现反常呼吸，吸气时骨折处胸壁陷落，呼气时反而隆起，影响呼吸与循环功能，产生呼吸困难、紫绀，甚至气脱等严重症状。X线摄片可以了解骨折的状况。但骨与软骨交接处骨折，在X线照片上不易看出。

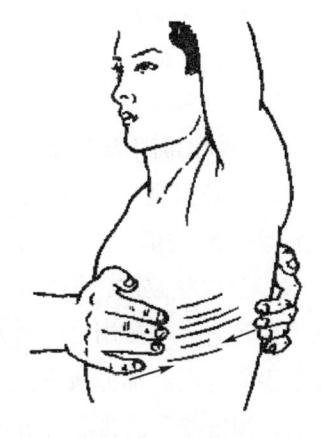

图9-4　胸廓挤压试验

并发闭合性气胸时，可出现胸闷、气促等不适，检查伤侧呼吸运动减弱，叩诊呈鼓音，呼吸音及语颤减低或消失。开放性气胸患者，呼吸困难、紫绀，血压下降，脉细数，伤侧呼吸音低微或消失，同时可听到空气经胸壁伤口进出的声音，叩诊呈鼓音。张力性气胸患者，有严重的呼吸困难、紫绀和休克，有时气体由胸膜腔挤入纵隔和皮下组织，在头、颈、上肢、胸部等处可触及皮下气肿，伤侧呼吸音极度减弱或消失，叩诊呈鼓音，胸腔穿刺抽出部分气体后，压力减低，但不久又增高，X线检查可了解气胸程度以及肺萎陷和纵隔移位的程度。

并发血胸时，小量的胸膜腔积血，常无自觉症状。大量积血可出现面色苍白、气促、紫绀，脉细数。检查见肋间饱满，叩诊呈浊音，呼吸音及语颤减低，胸腔穿刺可明确诊断。X线检查时，小量积血仅见肋膈角消失，大量积血则全肺为液体阴影所掩盖，若同时存在气胸则出现液平面（图9-5）。血胸形成后，出血停止，称非进行性血胸；如破裂的血管继续出血，症状逐渐加剧，则称为进行性血胸。

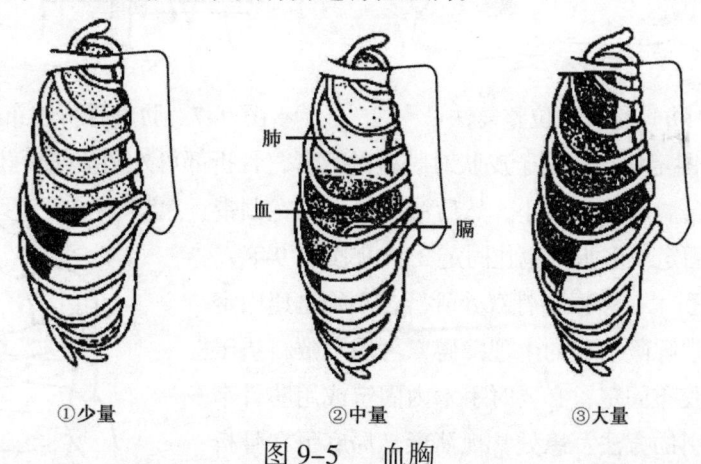

①少量　　②中量　　③大量

图9-5　血胸

胸部陈伤多见虚证，胸胁隐隐作痛，经久不愈，时轻时重，每因劳累或风寒外袭而诱发，外无明显肿胀及固定压痛点，苔薄白，脉多细涩。

根据受伤史、临床表现和X线检查可作出诊断。

【治疗方法】
(一)整复方法

单纯肋骨骨折，因其有肋间肌的保护和其余肋骨的支持，所以多无明显移位，且较稳定，一般无需手法整复。若有明显移位的肋骨骨折，则采用下列方法整复。

1. 立位整复法：嘱患者站立靠墙，医者与患者相对，并用双足踏患者双足，双手通过患者腋下，相叉抱于背后，然后双手扛起肩部，使患者挺胸，骨折断端自然整复。

2. 坐位整复法：根据上法原理，嘱患者正坐，助手在患者背后，将一膝顶住背部，双手握其肩，缓缓用力向后方拉开，使患者挺胸，医者一手扶健侧，一手按定患侧，用推按手法将高凸部分按平。若后肋骨骨折，助手扶住胸前，令患者挺胸，医者立在患者背后，用推按手法将断骨矫正。

3. 卧位整复法：用于前胸肋骨骨折，且病人身体衰弱时。患者仰卧，背部垫高，医者仍按坐位时的手法进行整复（图9-6）。

(二)固定方法

1. 胶布固定法：患者正坐，在粘贴胶布的皮肤上涂复方安息香酸酊，作深呼气使胸围缩至最小，然后浅呼吸，用宽7~10cm的长胶布，自健侧肩胛中线绕过骨折处紧贴至健侧锁骨中线，第二条盖在第一条的上缘，互相重叠1/2，由后向前、由下至上地进行固定，一直将骨折区和上下邻近肋骨全部固定为止（图9-7）。固定时间约3~4周。

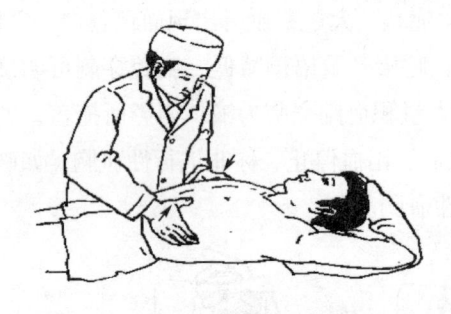

图9-6 肋骨骨折卧位整复法　　图9-7 肋骨骨折胶布固定法

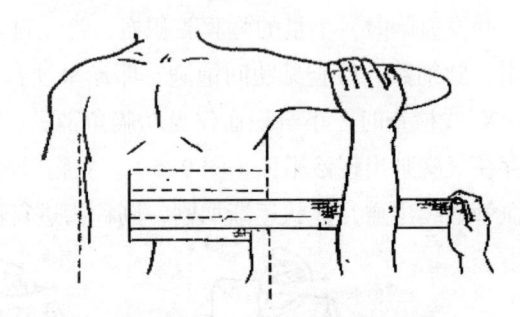

2. 宽绷带固定法：适用于皮肤对胶布过敏者，骨折部可外贴治伤膏药或消瘀膏。嘱患者作深呼气，胸廓缩至最小，然后浅呼吸，用宽绷带多层环绕包扎固定或多头带包扎固定3~4周（图9-8）。

3. 肋骨牵引术：多根肋骨双处骨折，必须迅速固定胸廓，减少反常呼吸引起的生理障碍，可用厚敷料垫于伤部，然后用胶布固定，必要时手术内固定或用肋骨牵引术。肋骨牵引的方法：患处常规消毒，局麻下在骨折中部作一小切口，并将骨折段中部行骨膜下剥离，穿过一根不锈钢丝，同牵引装置相连接。若多根肋骨骨折，需一一进行牵引，牵引重量0.5~1kg。2~3周后解除

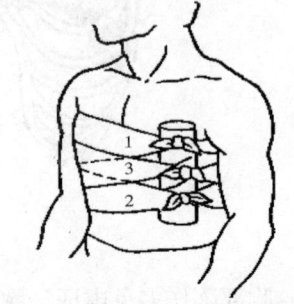

图9-8 多头带或宽绷带固定

牵引，皮肤消毒后抽出钢丝。也可用持巾钳夹住内陷的肋骨进行牵引，效果亦佳（图9-9）。

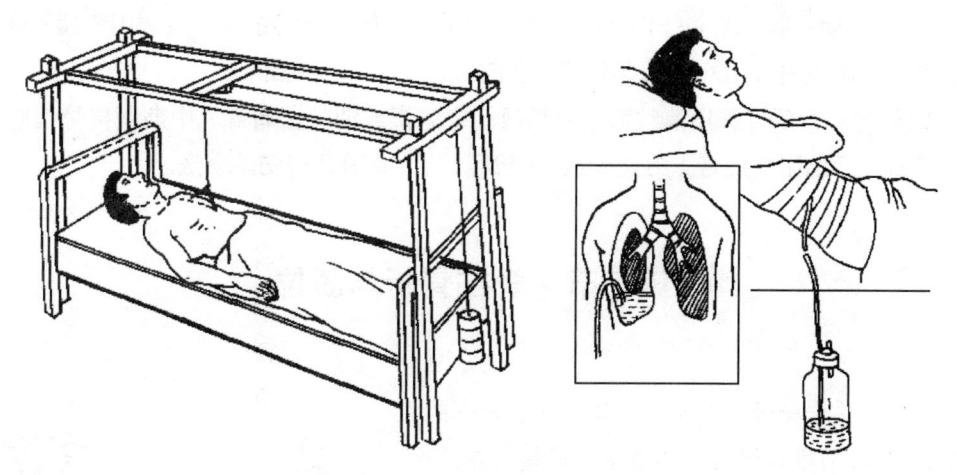

图9-9　肋骨牵引术　　　　图9-10　肋间闭合水封瓶引流

（三）穿刺引流

合并闭合性气胸而胸腔积气较少者，不需要特殊处理，积气往往能自行吸收，肺再扩张。若积气较多，有胸闷、气急存在，可自第二肋间锁骨中线处行胸腔穿刺抽出积气。开放性气胸急救时用消毒纱布或凡士林纱布填塞创口包扎，阻止胸腔与外界空气相通。待一般情况改善后，在手术室进行清创术，如合并内脏损伤者，应先处理脏器损伤。术中要去除异物、碎骨片和部分失去活力的胸壁组织，污染严重者宜胸壁引流，并积极控制感染。张力性气胸急救时，在前胸第二肋间插入一针头排气，暂时降低胸腔内压力，以后插入引流管进行水封瓶引流（图9-10）。非进行性血胸可在损伤12～24小时后施行胸腔穿刺术，在腋后线6～7肋间抽吸积血，如积血较多者可分次吸出，每日1次，量不超过1000ml，每次抽吸后可注入抗生素，预防感染。对进行性血胸，在抗休克、给予静脉或动脉内输血后予以剖胸探查，妥善止血，术后插入引流管作水封瓶引流。疑有胸腔内脏损伤，严重血胸或机化血胸、纤维胸等需要手术治疗者，应转胸外科处理。

（四）练功活动

整复固定后，轻者可下地自由活动，重症需卧床者，可取半卧位（肋骨牵引者取平卧位），并锻炼腹式呼吸运动，待症状减轻，即应下地自由活动。

（五）药物治疗

1. 内治

（1）初期：应活血化瘀、理气止痛。伤气为主者，宜理气止痛，佐以活血祛瘀，可选用理气止痛汤、金铃子散、柴胡疏肝散。气逆喘咳者可加瓜蒌皮、杏仁、枳壳等；伤血为主者，宜活血祛瘀，佐以理气止痛，可选用复元活血汤、血府逐瘀汤、和营止痛汤加减。痛甚可加云南白药或三七，咯血者可加白及、仙鹤草、血余炭、藕节等；气血两伤者，宜活血祛瘀，理气止痛并重，可用顺气活血汤或胸伤一方加减。寒热往来，胸胁苦满者，宜疏肝解郁，和解表里，可用小柴胡汤加减。

（2）中期：宜补气养血，接骨续损，可选用接骨紫金丹、接骨丹或胸伤二方。

（3）后期：胸胁隐隐作痛或陈伤者，宜化瘀和伤、行气止痛，可选用三棱和伤汤、黎洞丸。气血虚弱者用八珍汤合柴胡疏肝散。

2. 外治：初期可选用消肿散、双柏散、定痛膏或消肿止痛膏。中期用接骨续筋药膏或接骨膏。后期用狗皮膏、万应膏或万灵膏敷贴，或用海桐皮汤熏洗。

第二节 脊柱骨折与脱位

脊柱俗称脊梁骨，位于项、背、腰、臀部的正中，由33节椎骨组成，各节呈塔状紧密连接，构成躯干的中轴。脊柱是负重、运动、吸收震荡及平衡肢体的重要结构，具有保护及支持内脏、脊髓等作用。

脊柱有颈椎7节；胸椎12节；腰椎5节；骶椎幼年为5节，至成年融合为1块，尾椎4节；总共33节。颈椎较小居上，胸椎稍大居中，腰椎最大居下，呈塔式连接以负重与运动。再下有上宽下窄的骶骨，其两侧各有四孔谓之八髎，为五节骶椎融合为一的合缝之处，末端接有尾椎（图9-12）。

颈椎的活动范围最大，它能旋转、前后屈伸和左右侧弯。旋转活动主要发生在环椎和枢椎之间。颈椎3～7负责屈、伸、侧弯等活动。胸椎1～10的活动力极少，略有屈伸，旋转的活动。胸椎11～12和腰椎的活动范围仅次于颈椎，它的主要作用是前屈、背伸、侧弯和旋转。

椎骨的棘突较小，向后，位置表浅，而椎体较大，向前，居内。除了第一、二颈椎及骶尾椎

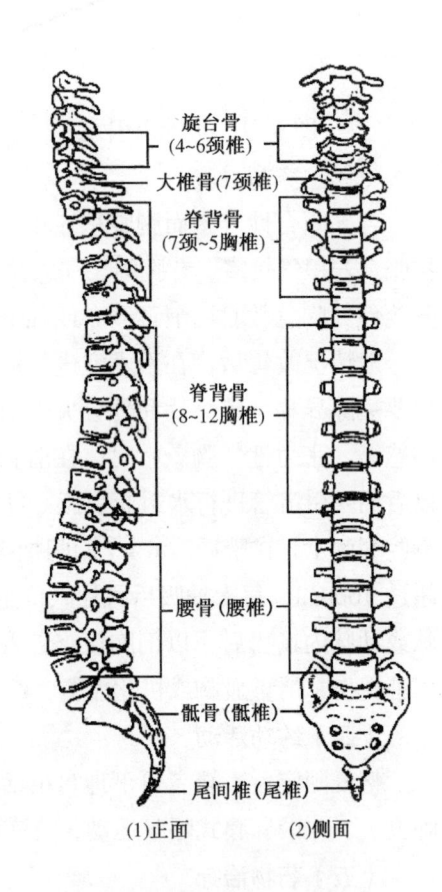

图9-12 脊柱的正侧面观

外，椎骨的形态基本相似，椎体后面为椎弓根与椎板，构成椎孔，通过脊髓。椎弓根上下切迹组成椎间孔，脊神经从该孔穿出椎管。附连于椎弓有7个骨突，即两侧横突、上下关节突和后侧棘突（图9-13）。椎体之间以椎间盘相连。正常脊柱有4个生理弧度，颈椎和腰椎向前突，胸椎和骶尾椎向后突。

各椎骨间有韧带相连接，椎体前面为前纵韧带，后面为后纵韧带，在各横突间有横突间韧带，各棘突间有棘上韧带和棘间韧带（颈部棘上韧带比较发达，称项韧带），椎

板间亦有坚强的韧带连结,该韧带略呈黄色,称黄韧带。各韧带在维护脊柱运动和承重功能上有重要作用。

椎骨的椎孔连成椎管,内含脊髓。脊髓发出31对脊神经,包括颈神经8对,胸神经12对,腰神经5对,骶神经5对,尾神经1对。在人体发育过程中,脊柱的生长速度超过了脊髓,因此,在成人脊髓的末端仅达第一腰椎的下缘,第二腰椎以下为马尾神经,故脊髓的节段与椎体的节段不相符合。一般说来,颈段脊髓分节平面等于颈椎数目加1,上胸段脊髓相当胸椎数目加2,下胸段脊髓相当于胸椎数目加3,腰脊髓位于第10~11胸椎之间,骶尾脊髓位于第12胸椎与第1腰椎之间(图9-14)。

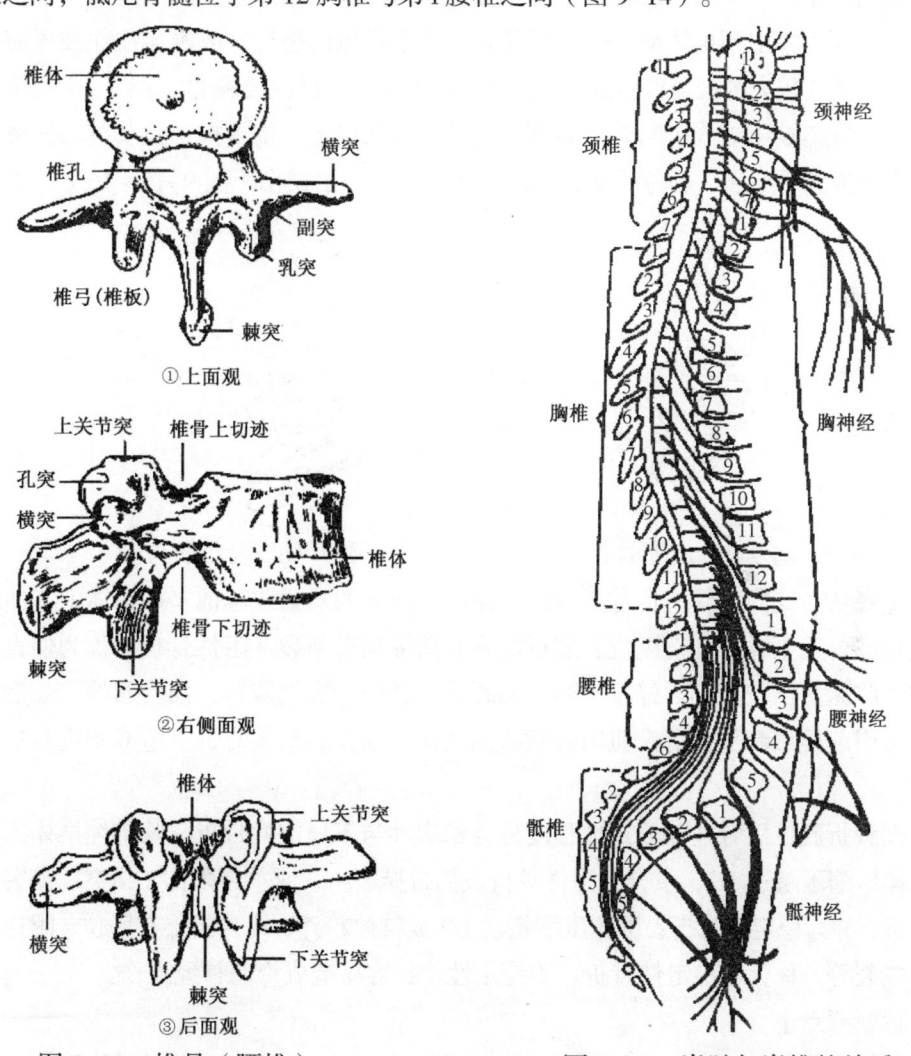

图9-13 椎骨(腰椎)

图9-14 脊髓与脊椎的关系

第1、2颈椎又称为环椎和枢椎,两椎构成环枢关节,有旋转与前屈的功能,活动度大,韧带松弛单薄,所以容易发生骨折脱位。脊髓有两个扩张部,一个在第3~7颈椎之间,称颈膨大;另一个在第10胸椎与第1腰椎之间,称腰膨大。肢体的运动与感觉中枢集中于此。因此,脊髓膨大部发生脊椎骨折时常引起截瘫。

【病因病机】

造成脊椎骨折和脱位的损伤有直接、间接暴力两种。直接暴力如打击、碰撞等。在颈、胸、腰椎多是横突或棘突骨折，在骶椎多是无移位的横断或粉碎骨折。严重者可能发生粉碎骨折移位，临床较少见。

脊椎骨折与脱位多因间接暴力所致。根据其发病机制可分为屈曲型和伸直型两种类型。屈曲型较常见，占所有脊椎骨折脱位的90%以上，其中大部分（超过70%）发生在胸腰段。例如患者自高处坠堕，足或臀部先着地；或重物由高处落下，冲击患者头、肩、背部；或因翻车，跳水等事故，由于脊椎受到暴力作用而骤然过度屈曲所致。脊椎在屈曲位受伤，外力集中到椎体前部，同时受到上、下椎体的挤压，故椎体往往被压缩成楔形。活动范围比较大的椎体或骨突，如第1~6颈椎，第11、12胸椎，第1、2腰椎等是好发处。除椎体被压缩或折断外，后部的附件（包括椎板、椎弓根、关节突、横突与棘突）可发生撕脱、断裂、脱位或交锁，严重者常并发脊髓损伤（图9-15~16）。

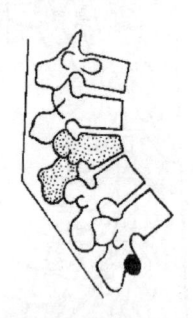

图9-15 压缩骨折　　　图9-16 骨折脱位

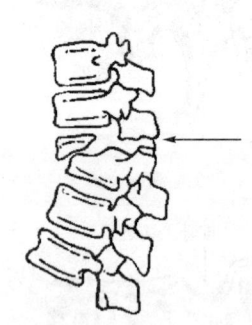

若患者从高处仰面跌下，背部或腰部撞击在地面的木梁或其他坚硬物体上，使脊柱骤然过伸，可发生脊椎骨折脱位，还可能合并前纵韧带断裂及附件骨折，称为伸直型骨折脱位，临床上比较少见，好发于颈椎和腰椎。此外，突然旋转，强力屈伸，如滑冰时摔倒，可引起椎弓峡部骨折。肌肉骤然猛烈收缩，如强力举重时，可造成棘突骨折，但均少见。

根据骨折脱位后脊柱的稳定性程度分为稳定性与不稳定性骨折。凡单纯椎体压缩骨折（椎体压缩不超过1/2，不合并附件骨折或韧带撕裂），或单纯附件（横突、棘突或椎板）骨折，称为稳定性骨折；椎体压缩超过1/2或椎体粉碎、或骨折伴有脱位、附件骨折及韧带撕裂等，称为不稳定性骨折。不稳定性骨折容易造成脊髓神经损伤。

【诊断要点】

伤后局部肿胀、疼痛，骨折处两侧肌肉紧张，不能站立，翻身困难，脊椎各方向运动障碍。屈曲型可见后凸畸形，颈椎骨折可见头颈倾斜，常用两手托住头部，检查时棘突有明显压痛，棘突间距离改变，局部有肿胀、瘀斑。腰椎骨折时由于腹膜后血肿刺激，可伴有腹部胀痛、胃纳不佳、便秘、舌苔薄白转黄腻、脉弦数等里实证。伴有脊髓神经损伤者，则出现截瘫，损伤平面以下肢体麻木、无知觉、不能活动、排尿及大便功能障碍。

X线正侧位片可显示脊柱骨折的类型和移位情况。应注意椎体是否压缩及压缩的程度；有无粉碎或脱位；椎管、椎间孔是否变形或有骨片进入；椎间隙是否变窄；椎板、椎弓根、关节突、横突、棘突等附件是否骨折；棘突是否排列在一直线上等。怀疑椎弓骨折者可加摄斜位片。根据受伤史、临床表现和X线检查可作出诊断。

【治疗方法】

（一）急救处理

脊柱骨折和脱位的急救处理，对患者预后常有重大关系。如搬运不当可加重脊柱和脊髓损伤，造成不可挽回的严重后果。对于任何脊柱骨折脱位的可疑者，不得任意搬动，就地给予止痛剂及抗休克处理后，方可转送。在搬运过程中，应使脊柱保持伸直位置，避免屈曲和扭转，可采用二人或数人在患者一侧，动作一致地平托头、背、腰、臀、腿的平卧式搬运法，或用滚动的方法，将患者移至有厚垫的木板担架或硬板床上，使患者仰卧。如为颈椎损伤，应有一人固定头部，并略加牵引，勿使其有旋转活动。如用帆布担架抬运屈曲型骨折的患者时，则应采用俯卧位。

（二）整复方法

1. 屈曲型脊椎骨折：屈曲型脊椎压缩骨折时，前纵韧带往往保持完整，但发生皱缩。通过手法整复，加大脊柱背伸，前纵韧带由皱缩变为紧张，韧带附着的椎体前部及椎间盘有可能膨胀，恢复其压缩前的外形。

（1）双踝悬吊法：此法复位前可给止痛剂（度冷丁100mg肌内注射）或局部麻醉（1%普鲁卡因40～60ml注入椎板附近）。患者俯卧，两踝部衬上棉垫后用绳缚扎，将两足徐徐吊起，使身体与床面约成45°角（图9-17）。术者用手掌在患处适当按压，矫正后凸畸形。复位后患者仰卧硬板床，骨折部垫软枕。

（2）攀索叠砖法：此法是一种过伸位脊椎骨折复位法。先让患者双手攀绳，以砖6块，分左右各置3块，双足踏于砖上，然后抽去足下垫砖，让身体悬空（足尖触地），脊柱呈过伸位，医者在患者腰后，将后凸畸形矫正。此法适用于体格健壮屈曲型单纯性胸腰椎压缩骨折患者。

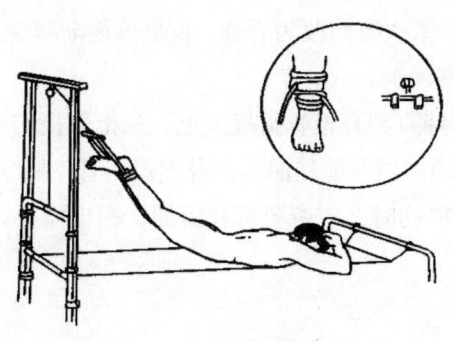

图9-17 双踝悬吊法

（3）垫枕法：此法患者仰卧硬板床，骨折部垫软枕，垫枕可逐渐加高，使脊柱过伸

（图 9-18）。此法配合练功疗法效果更好，适用于屈曲型单纯性胸腰椎压缩骨折，以及过伸复位后维持整复效果。

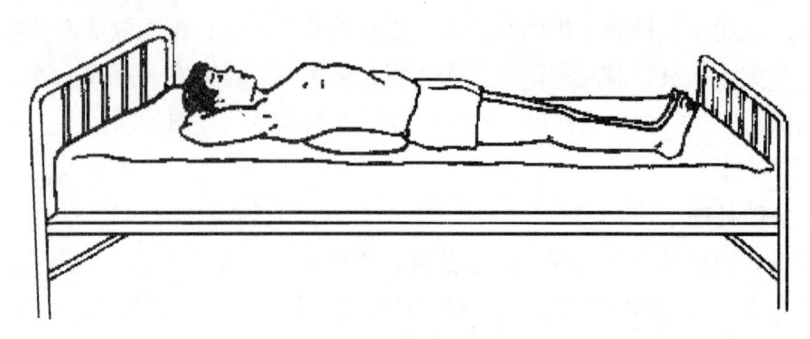

图 9-18 垫枕法

（4）攀门拽伸法：嘱患者俯卧在硬木板上，双手攀住木板上缘。用三人在下腰部与双下肢拔伸牵引，用手按压骨折部进行复位。这是一种非过伸位脊柱骨折复位法，适用于不稳定性的屈曲型胸腰椎压缩或粉碎骨折，以及年老体弱的患者。

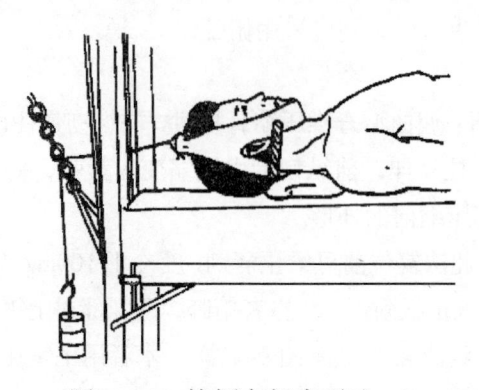

图 9-19 枕颌布托牵引法

（5）持续牵引法：此法适用于轻度移位、无关节交锁的颈椎骨折，一般采用枕颌布托牵引。将枕颌布托套住枕部与下颌部，通过滑车进行牵引，头颈略后伸，牵引重量 2～3kg，持续牵引 4～6 周（图 9-19）。若颈椎骨折伴有关节交锁者，需用颅骨牵引。牵引重量应逐步增加，并及时摄片了解复位情况，一般采用 5～10kg 即可将交锁解除。牵引方向先略加前屈，复位后，牵引方向改为后伸，重量可逐渐减少至 1～2kg，继续牵引 4～6 周后换颈托或用石膏围领保护。

2. 伸直型脊椎骨折：伸直型脊椎骨折极少见。颈椎部损伤时，可采用颈椎中立位枕颌布托牵引，必要时可使颈椎稍向前屈曲。无脊髓损伤者，持续牵引 4～6 周后，换颈托或石膏围领保护。腰椎部损伤时，应避免脊柱后伸，根据需要将脊柱安置于伸直或略屈曲的位置。

（三）固定方法

脊椎骨折脱位整复后，应予以适当固定，一般单纯性胸腰椎压缩骨折，须仰卧硬板床，骨折部垫软枕。卧床时间 3～4 周。对于不稳定性胸腰椎骨折，《医宗金鉴·正骨心法要旨》记载用塑形杉木制成的"通木"与"腰柱"固定。现多采用脊椎骨折夹板（图9-20）或石膏背心、金属支架固定，固定时间 4~6 个月，必要时亦可手术治疗。颈椎骨折脱位者，经整复与持续牵引后，可给予颈托或石膏围领固定。

① 脊柱骨折夹板固定法　② 腰柱与通木结合固定胸、腰椎骨折夹板

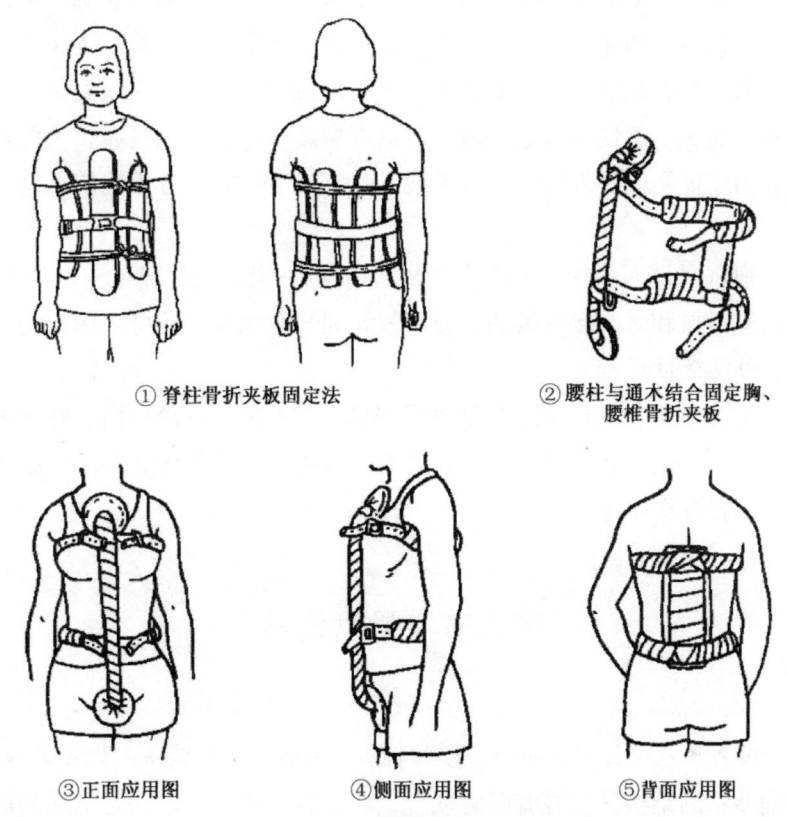

③ 正面应用图　④ 侧面应用图　⑤ 背面应用图

图 9-20　脊柱夹板固定法

（四）练功活动

胸腰椎骨折通过练功活动可达到复位与治疗目的，不但能使压缩的椎体复原，保持脊柱的稳定，而且由于早期活动可增加腰背肌肌力，不至于产生骨质疏松现象，亦可避免或减少后遗慢性腰痛。伤后若无休克等合并症的单纯压缩骨折，应在复位后第二天起开始逐步练功，一般 4 周以后即可带夹板下床活动。对于不稳定性骨折，卧床 1~2 周后开始练功，下床时间应在 6~8 周以后，且须用胸腰椎夹板固定。伤后 4 个月内应避免向前弯腰动作。一般屈曲型胸腰椎压缩骨折可采用下列练功法：

1. 仰卧式

（1）五点支撑法：在木板床上，患者仰卧，用头部、双肘及双足跟五点支撑起全身，使背部尽力腾空后伸。伤后早期即可采用此法。

（2）三点支撑法：患者双臂置于胸前，用头部及双足跟撑在床上，而全身腾空后伸。本法是在五点支撑法基础上的发展，适用于中后期。

2. 俯卧式　飞燕点水法：患者俯卧，两上肢后伸，头部与肩部都尽量后仰，在上肢

后伸、头与背部尽力后仰的同时，下肢伸直后伸，全身翘起，仅让腹部着床呈一弧形。适用于中后期。

（五）药物治疗

1. 早期：局部肿胀、剧烈疼痛、胃纳不佳、大便秘结、苔薄白、脉弦紧，证属气滞血瘀，治宜行气活血，消肿止痛。方用复元活血汤、腰伤一方或膈下逐瘀汤，外敷消瘀膏或消肿散。兼有少腹胀满、小便不利者，证属瘀血阻滞、膀胱气化失调，治宜活血祛瘀，行气利水，用膈下逐瘀汤合五苓散。若局部持续疼痛、腹满胀痛、大便秘结、苔黄厚腻、脉弦有力，证属血瘀气滞，腑气不通，治宜攻下逐瘀，方用桃核承气汤或大成汤加减。

2. 中期：肿痛虽消而未尽，仍活动受限，舌暗红、苔薄白、脉弦缓，证属瘀血未尽，筋骨未复，治宜活血和营，接骨续筋。方用复元通气散加减，还可应用腰伤二方或跌打养营汤内服，外贴接骨膏。

3. 后期：腰酸腿软、四肢无力、活动后局部隐隐作痛、舌淡苔白、脉虚细，证属肝肾不足、气血两虚，治宜补益肝肾，调养气血，方用六味地黄汤、八珍汤或壮腰健肾汤加减，外贴万应膏或狗皮膏。

第二节　骨盆骨折

骨盆是由骶骨（八髎骨）、尾骨（尾闾骨）、耻骨（下横骨）、坐骨（楗骨、交骨）连接而成如漏斗状的结构。前方有耻骨联合，后方有骶髂关节，均有坚强的韧带附着。骨盆上连脊柱，支持上身体重，同时又是连接躯干与下肢的桥梁。骨盆髋臼是髋关节的组成部分，躯干重力必须通过骨盆才能传达到下肢，下肢的运动必须通过骨盆才能传达到躯干（图9-21）。骨盆环的后方有两个负重主弓。站立时，重力线经骶髂关节至两侧髋关节，称骶股弓；坐位时，重力线经骶髂关节至两侧坐骨结节，称骶坐弓。前方上下各有一个起约束作用的副弓。上束弓经耻骨体及耻骨上支，防止骶股弓分离；下束弓经耻骨下支及坐骨下支，支持骶坐弓，防止骨盆向两侧分开。副弓（尤其是下束弓）较薄弱，容易发生骨折。若主弓有骨折时，副弓多同时骨折。骨盆对盆腔内的脏器和组织（如膀胱、直肠、输尿管、血管、神经和性器官）有保护作用。严重的骨盆骨折，除影响其负重功能外，常可伤及盆腔内脏器或血管、神经，尤其是大量出血会造成血脱，可能危及生命。

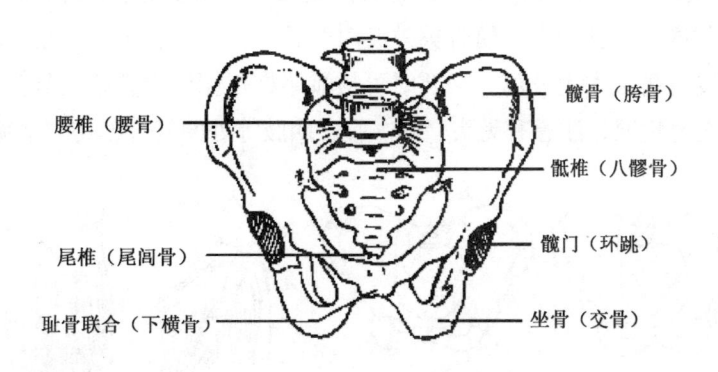

图 9-21 骨盆的结构

【病因病机】

骨盆骨折多由强大的直接暴力所致，如车轮碾轧、坑道或房屋倒塌、机械碰撞等。此外，跌倒时骶尾部撞击于硬物，可发生骶、尾骨骨折，肌肉的强烈收缩可发生髂前上、下棘或坐骨结节撕脱骨折。

暴力可来自骨盆的侧方、前方或后方，骨折既可以发生于直接受力的部位，也可以通过骨盆环传达受力而发生在它处。骨盆由侧面受挤压时，强大的外力和对侧面的反冲击力首先使结构薄弱的骨盆前部发生骨折。继而在骶髂关节处产生一种合页样动作，髂骨发生内旋移位，骶髂关节韧带断裂并向后方移位，并由于肌肉牵拉，患侧半骨盆向后上方移位。骨盆前后方受挤压时，如车轮辗过骨盆一侧时，可造成耻骨部和髂骨部联合骨折，或一侧耻骨上、下支骨折合并骶髂关节脱位或髂骨骨折。骨盆骨折按盆弓断裂的程度分为三类（图 9-22）。

（一）盆弓无断裂骨折

如髂骨翼骨折；耻骨一支骨折；髂前上、下棘骨折；坐骨结节骨折；骶骨骨折；尾骨骨折或脱位。

（二）骨盆环单弓断裂骨折

如一侧或双侧耻骨上、下支骨折；耻骨联合分离；一侧骶髂关节脱位或一侧骶髂关节附近的髂骨骨折。

（三）骨盆环双弓断裂骨折

如一侧耻骨上、下支骨折合并同侧骶髂关节脱位或髂骨骨折；耻骨联合分离合并一侧骶髂关节脱位或髂骨骨折；骨盆环多处骨折。

【诊断要点】

伤后局部疼痛、肿胀、瘀斑，不能起坐、站立和翻身，下肢活动困难。骨盆挤压试验（即以两手向内对向挤压两侧髂骨翼）和分离试验（即以两手分别置于两侧髂前上棘向后外方推压骨盆）时骨折处疼痛加剧（图 9-23～图 9-24）。若尾骨骨折，坐位时疼痛加重，站位或卧位则减轻，尾椎压痛明显，肛门指检有触痛或摸到移位的骨片。摄骨盆正位 X 线片可明确骨折部位和类型。髂骨翼内旋时，其宽度变小、耻骨联合向对侧移位或耻骨支发生驾叠、闭孔变大；髂骨翼外旋时，其宽度增加、闭孔变小、耻骨联合向同侧移位或耻骨支骨折端发生分离。必要时可摄骶尾椎正侧位或骶髂关节斜位片。对骨盆骨折应先检查全身情况，注意有无头、胸、腹、四肢等处的复合损伤。常见的并发症有：

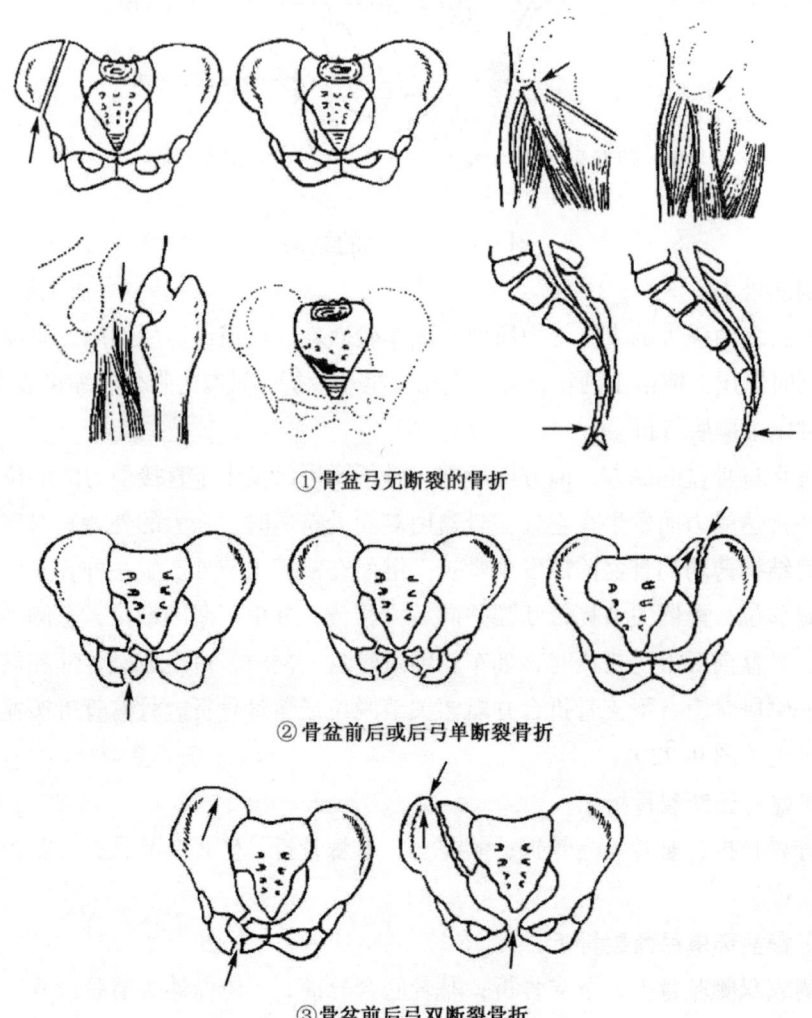

① 骨盆弓无断裂的骨折

② 骨盆前后或后弓单断裂骨折

③ 骨盆前后弓双断裂骨折

图 9-22　骨盆骨折的分类

（一）血管损伤

髂内动静脉的壁支都紧靠骨盆壁行走，骨盆骨折可引起盆腔内血管破裂，往往经抢救处理，血压仍然继续下降，进行性贫血，骨盆附近瘀血肿胀范围不断扩大，有出血性休克的表现。此外，盆腔后壁静脉丛破裂可形成腹膜后血肿。严重骨盆骨折的失血量可达 2500～4000ml，这是伤后早期造成死亡的主要原因。

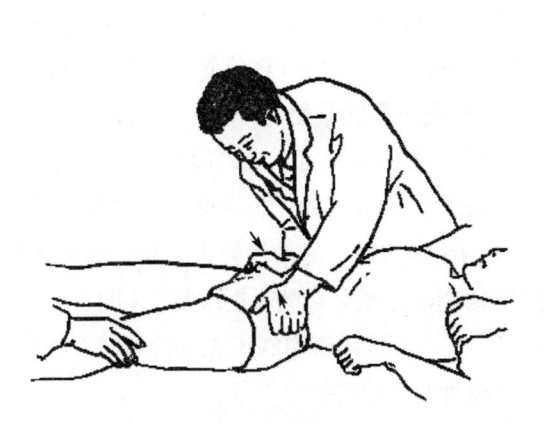

图 9-23　骨盆挤压试验　　　　图 9-24　骨盆分离试验

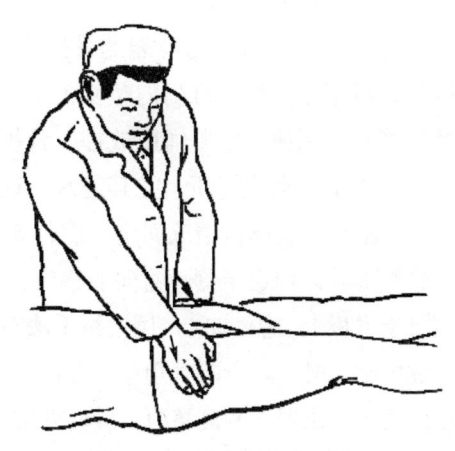

（二）神经损伤

多因骨折移位牵拉或骨折块压迫所致，可引起腰丛、骶丛、闭孔神经或股神经损伤。伤后可出现臀部或肢体某部麻木、感觉减退或消失、肌肉萎缩无力，多为可逆性，一般经治疗后能逐渐恢复。

（三）尿道破裂

古称"海底穴伤"。多发生于后尿道，表现为尿滴血、膀胱膨胀、排尿困难、会阴部血肿及尿外渗等症状。

（四）膀胱破裂

在膀胱充盈时容易发生骨折端刺破膀胱。可分为腹膜外破裂与腹膜内破裂两种。前者无腹膜刺激征，患者仍可自行排出少量血尿，尿外渗至耻骨上前腹壁及膀胱直肠间隙，致下腹肿胀、发硬及明显压痛；后者因尿液流入腹腔而引起腹膜刺激征，如腹痛、恶心、呕吐、腹肌紧张、下腹压痛、反跳痛及膀胱空虚等。

（五）直肠破裂

患者下腹部疼痛，有里急后重感，直肠指诊时有压痛和血迹，腹膜内破裂时出现腹膜刺激征，而腹膜外破裂则在肛门周围发生严重感染。

【治疗方法】

（一）急救处理

骨盆骨折死亡率较高，首先应把抢救创伤性出血性休克放在第一位。对于失血过多造成血脱者，要迅速补充血容量，若估计出血量已接近或超过总量的1/2，经积极的抗休克治疗，休克仍不能纠正，甚或进行性加重时可考虑结扎髂内动脉，若合并盆腔内脏损伤，应请专科会诊，及时处理。

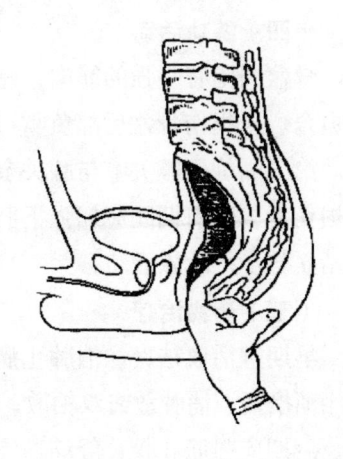

图 9-25　尾骨骨折检查及复位法

（二）整复方法

1. 盆弓无断裂或单弓断裂的骨折，多无明显移位，一般不必整复。有移位的尾骨骨折脱位，可用手指伸入肛门内整复（图9-25）。坐骨结节骨折有移位者，使患者侧卧，保持髋伸直膝屈曲，使腘绳肌放松，骨折移位可用按压手法整复。

2. 有移位的骨盆骨折：尤其是盆环双弓断裂者，若病情许可，应采用手法复位。复位的方法应根据骨折移位情况而定。髂骨翼外旋、耻骨联合分离者，患者仰卧，术者先纵向牵引患侧下肢以纠正半侧骨盆向上移位，然后用两手对挤髂骨部，使骨折整复。或者使患者侧卧于木板上，患侧向上，用推按手法对骨盆略加压力，使分离的骨折段复位（图9-26）；髂骨翼内旋、耻骨联合向对侧移位者，患者仰卧，术者先纵向牵引纠正患侧骨盆向上移位，然后以两手分别置于两侧髂前上棘向外推按，分离骨盆，使骨折段复位。

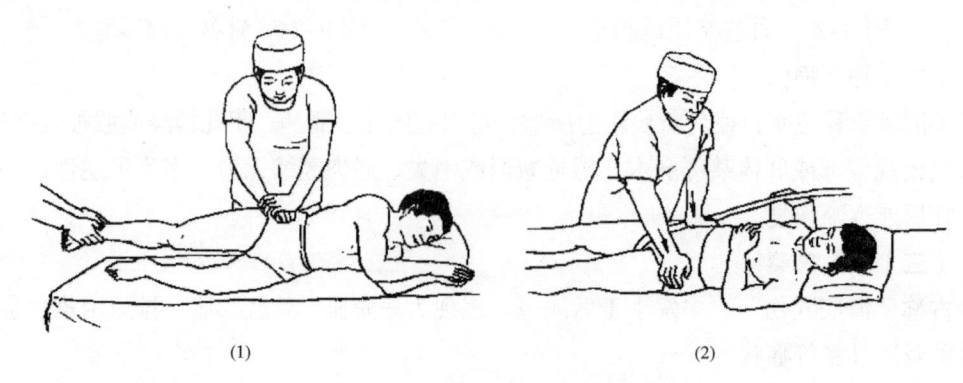

（1）　　　　　　　　　　　　　（2）

图9-26　骨盆骨折整复手法

（三）固定方法

无明显移位的骨盆骨折，卧床3~5周即可，不必固定。髂骨翼外旋、耻骨联合分离者，手法复位后可应用多头带包扎或骨盆帆布兜悬吊固定，固定时间4~6周。骨盆向上移位者，应采用患侧下肢皮肤牵引。向上移位超过2cm者，应采用股骨髁上或胫骨结节骨牵引，牵引重量为体重的1/5~1/7，牵引时间需6~8周。骨盆兜悬吊固定法

（四）练功活动

骨盆周围有坚强的筋肉，骨折整复后不易再移位，且骨盆为松质骨，血运丰富，容易愈合。未损伤骨盆后部负重弓者，伤后第一周练习下肢肌肉收缩及踝关节屈伸活动，伤后第二周练习髋关节与膝关节的屈伸活动，伤后第三周可扶拐下地站立活动。骨盆后弓损伤者，牵引期间应加强下肢肌肉舒缩和关节屈伸活动，解除固定后即可下床开始扶拐站立与步行锻炼活动。

（五）药物治疗

早期宜活血祛瘀、消肿止痛，内服活血汤或复元活血汤加减，亦可用接骨丹冲服，外用消瘀膏、消肿散或双柏散。若合并大出血发生血脱者，应急投独参汤加炮姜、附子。中、后期应强筋壮骨、舒筋通络，内服选用舒筋汤、生血补髓汤或健步虎潜丸，外用海桐皮汤或骨科外洗一方煎水熏洗。

第十章　骨骺损伤

骨骺损伤是小儿和青少年骨骼发育停止以前的一种特殊损伤，也是18岁以前儿童期的常见骨伤科病。由于骨骺是人体骨骼纵向生长的部位，其生长潜力大，部分骨骺损伤可引起骨骺早闭而影响骨骼发育，导致肢体短缩和关节畸形。在小儿骨折中大约有15%涉及到骨骺损伤，男孩比女孩多，这是因为男孩受外伤的机会较多，而且男性骺板闭合的时间较女性晚。临床上往往由于不了解骨骺损伤的特点而多有误诊、漏诊。各类骨骺损伤的特点不同，在治疗方法选择上及治疗标准上也存在较大差别，使得骨骺损伤既不同于一般成人骨折，也不同于儿童四肢骨干骨折，而具有了鲜明特征。

【病因病理】

1. 骨骺和骺板的解剖生理特点

（1）骨骺：骨骺位于长骨两端，在出生时为完全软骨结构，称为软骨骺。多在出生后数年内相继骨化，称为二级骨化中心，其中股骨远端的软骨骺在胚胎末期发生骨化，是人体骨化最早的软骨骺。各部位的骨骺二级骨化中心的出现时间不同，但又是恒定的。骨骺软骨自中心向外连续不断地成骨活动，使其不断增大，软骨细胞骨化的结果，使得骨骺中骨的成分持续增加，而软骨成分逐渐减少；至青春期后，整个骨骺仅关节面保留一薄层的关节软骨，其余部分均转化为骨组织。根据骨骺所在部位及生理功能，可将其分为压力性骨骺和牵拉性骨骺两种。压力性骨骺在四肢关节部直接承受并向骨干传导应力，是四肢骨的纵向生长区。牵拉性骨骺则多为肌肉或肌腱附着部，常因肌肉牵拉而撕脱损伤。

（2）骺板：是位于骨骺二级骨化中心与长骨干骺端之间的软骨结构，在生长过程中由原始球形骺板逐渐变为扁平盘状骺板。在光镜下观察骺板的纵切面，从骨骺向干骺一端依次可分为4个细胞层：①静止细胞层，是圆或椭圆形的小而密集、生长不活跃的幼稚软骨细胞；②增殖细胞层，是软骨生长活跃区，细胞大而扁平，沿长骨纵轴方向成柱状排列，基质丰富，强度较好；③肥大细胞层，是软骨成熟区，由于软骨基质相对减少，因而强度减低；④软骨内骨化层，是软骨细胞崩解，软骨基质骨化区，标志着软骨的消亡和骨的新生，由于基质骨化而强度较高。由于肥大细胞层软骨基质少，强度最低，故为外伤性骨骺分离的恒定发生区域。通常将通过骺板的软骨细胞增殖与成骨活动产生的垂直骺板增长能力称为骺板的生长潜力，这种潜力在同一骨和各骨之间为一恒定的比例，使骨骼发育得以相称地进行。一般说来，骨化越早的骨骺其骺板生长潜力越大。在上肢肩和腕部的骨骺生长潜力明显大于肘部，而在下肢则膝部生长潜力大于踝部，髋部最小。骺板的损伤可引起生长障碍或紊乱，表现为生长迟缓、生长停止、生长不对称及过度生长。

（3）骨骺的血液供应：有两种血供方式营养骨骺。一种是血管经附着在骨骺上的软组织直接进入骨骺，而且进入的血管往往是数条，此时在骨骺分离时，血管不易损伤。另外一种是整个骨骺在关节内，为关节软骨所覆盖，血管通过紧贴骺板边缘的关节软骨进入骨骺，股骨头和桡骨头骨骺属于此类，一旦骨骺分离，血管常遭破坏，引起骨骺和骺板缺血（图10-1）。

（4）骺板的血液供应：有两组供血系统，一为由骨骺动脉的分支穿过骺板进入增殖细胞层为软骨提供营养，所以骺板的血供破坏，可直接影响骺板增殖细胞的增殖能力。另一组血供来源于干骺动脉，其终末支进入骺板的软骨内骨化层，可促进新骨沉积，有利于软骨内成骨过程的顺利完成，此组血管损伤可致软骨基质不能钙化。

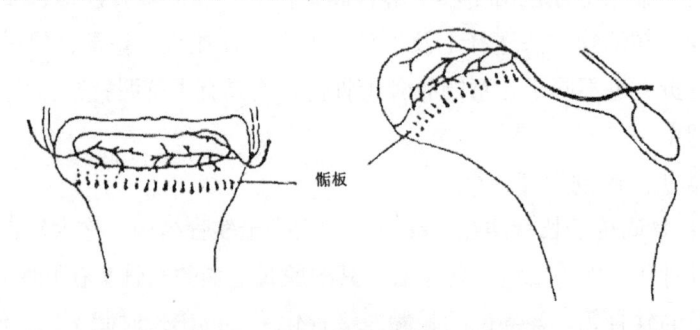

图10-1 骨骺及骺板的血液供应

2.损伤机制和分型：骨骺损伤多为间接外力所致。跑跳中摔倒传达外力或成角作用力，使比关节囊和韧带强度更低的骺板首先断裂分离。由高处坠落时纵向外力挤压可致骺板压缩损伤。另外可因肌肉肌腱的过度牵拉，使其附着处的骺板发生撕脱性损伤。因生发细胞层被破坏常发生骨骺早期闭合或骺板早期骨化的骨桥生成，发生于一侧的骺板早闭可致关节成角畸形；骺板中央的骨桥形成，可牵拉骨骺中央形成鱼尾状畸形；而全骨骺早闭可致肢体短缩。由于干骺端骨松质强度较低，在骨骺损伤分离过程中常合并有与其相连的干骺端骨松质骨折。根据外力作用的方式不同，损伤的类型和程度也有较大差别，通常分为6种类型。

Ⅰ型：骨折线通过骺板软骨成熟区的肥大细胞层，此层软骨强度最弱，新生儿肱骨经髁全骺分离、感染或佝偻病继发的病理性骨骺分离多属此型损伤。

Ⅱ型：与Ⅰ型损伤近似，骨折线主要通过骺板软骨肥大细胞层，到达骺板边缘之前折向干骺端，分离的骨骺侧带有小块干骺端骨片，骨片侧为软组织铰链所在，肱骨近端骨骺分离多属于此型。

Ⅲ型：为关节内骨折，骨折线从关节面开始通过骨骺进入骺板软骨生长区与成熟区，然后转弯沿骺板肥大细胞层直达骺板边缘。此型损伤较少见，好发生于胫骨两端骨骺。

Ⅳ型：亦为关节内骨折，骨折线开始于关节面，经骨骺、骺板全层和干骺端三部分，肱骨外髁骨折和内踝骨折多属此型损伤。此型骨折不稳定，复位不良容易产生并发症。

Ⅴ型：乃垂直挤压暴力引起的骺板软骨压缩骨折，好发于膝部和踝部骨骺，X线检查常无阳性发现，早期诊断困难，若与健侧对比可能发现骺板厚度减小。由于软骨生长层细胞严重破坏和来自骨骺营养血管广泛损伤，常导致骺板生长功能丧失，提前闭合。

Ⅵ型：此为骺板软骨膜环或骺板软骨膜沟损伤，常见于踝部被硬物撞击或股骨髁部韧带撕脱骨折，X线检查显示骺板边缘骨折或缺损，骨折常涉及邻近骨骺和干骺端，造成畸形（图10-2）。

【诊断要点】

骨骺损伤的发病率很高，好发于学龄和青春期的男孩。在此年龄期，凡疑有韧带损伤和关节脱位者，均应考虑到骨骺损伤的可能。其好发部位，依次为：桡骨下端、肱骨内上髁、肱骨外上髁、桡骨小头、胫骨下端、肱骨上端、股骨下端、肱骨下端全骺和股骨头骺。若按关节分则肘关节部骨骺损伤最多，几乎占全部骨骺损伤的一半以上；其次为腕关节，占全部骨骺损伤的 1/3 左右。

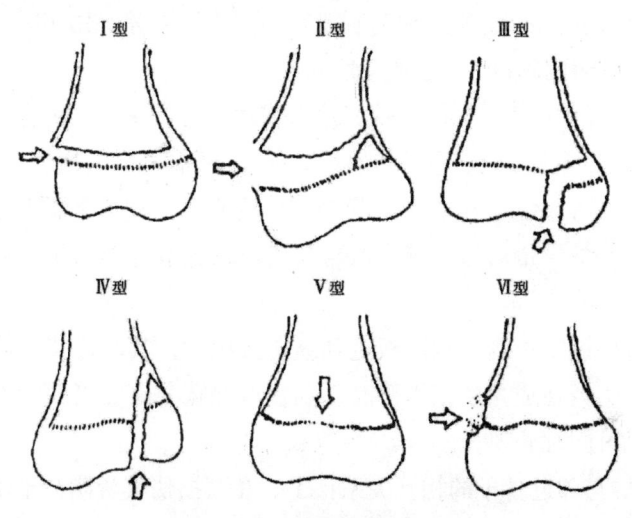

图 10-2 骨骺损伤的分型

1. 外伤史：由于压力性骨骺均位于四肢长骨的骨端，是构成关节的重要部分，任何外力作用均可造成其损伤。临床常见的损伤类型主要为摔伤后的传达暴力、成角暴力和肌肉的强力收缩所致，而由高处坠落伤的纵向挤压或车祸直接挤压挫伤则相对少见。由于小儿叙述能力的限制，在表述受伤过程及症状时往往不能提供充分的信息，因此要从患儿家长、保育员或目击者处了解更多的有关受伤史、症状演变及处理方法等信息。

2. 临床表现：由于儿童骺板的强度远不及韧带和关节囊，当作用到关节部位的暴力尚不足以引起韧带及关节囊损伤时，就已经超过了骺板所能耐受的程度，而发生骨骺损伤。因此对于儿童关节部位的损伤应首先考虑到有骨骺损伤的可能性，而韧带断裂极为少见，关节脱位则更为罕见，作出任何小儿韧带损伤和脱位的诊断都应慎重。外伤程度重者，患儿可以表现为关节及其附近的肿胀、疼痛和功能障碍，移位明显者可出现肢体畸形，甚至伴有血运障碍和神经损伤的表现。而在损伤较轻的患儿可仅仅表现为肢体不能持物或不能负重，局部肿胀和静止痛却不明显。由于骺软骨在 X 线片上不显影，其损伤移位多需通过骨化中心及干骺端等可显影部分的移位来"间接"印证，无移位的Ⅰ型骨骺损伤，X线检查更无异常发现，此时在生长板部位的压痛是惟一的诊断依据。因此从某种意义上来讲，临床检查甚至比X线片所提供的诊断线索更要确切。凡是应用于成人的检查方法也同样适用于儿童。局限而固定的压痛、有移动性的骨块均说明有骨骺损伤。当关节成角或旋转扭力致骨骺分离，外力消失后又自动复位，或鉴别是韧带损伤断裂亦或是骨骺损伤时，可在麻醉下小心地施加应力重复损伤过程，以观察关节间隙变化或骨骺移动表现，加以确诊。

3. X线检查：常规行正侧位X线摄片，必要时加照斜位及正常肢体作为对照。骨骺损伤的X线检查有以下特征：

（1）化骨核小：骨骺在X线片上可显影的部分只是其骨化了的成分，即化骨核。当化骨核的位置发生了变化就意味着骨骺发生了移位。由于化骨核周围包绕着较其大几倍的骺软骨是不显影的，因此X线片上所能看到的骨块影像要比实际"骨块"小。损伤时间距化骨核出现的时间越近，这种差别就越大。

（2）干骺端骨折片：其干骺端出现三角形或片状骨折块，提示骨骺后损伤，是Ⅱ型和Ⅳ型骨骺后损伤的特征，也是引导作出诊断的重要线索。Ⅱ型损伤骨折片与骨膜相连，故移位较小。Ⅳ型损伤骨折片较长，骨膜断裂分离明显，故与干骺端分离较大。骨折片移位越大，说明损伤的骨骺后移位越大，与其对应的关节骨端的相互关系也随之发生改变。

（3）骺板宽度改变：当一侧骺板遭到纵向挤压时，其骺板宽度可被压缩而变窄，当骺板遭到牵拉外力或在成角的张力侧时，骺板可增宽分离，当一侧被挤压而对侧呈现张力时，两种情况可同时显现。

（4）关节骨端与邻近骨干的相互关系：Ⅰ、Ⅱ型损伤其骨骺与干骺端分离，而相对应的关节骨端的关系正常。Ⅲ、Ⅳ型损伤骨骺与干骺端和其相对应的关节骨端的关系均异常。Ⅴ型损伤只发生骺板厚度的改变，无其他关系异常。如果Ⅲ、Ⅳ型损伤同时合并关节脱位，则同时伴有形成关节的骨端及相邻骨干的相互关系异常。Ⅵ型损伤在骨骺部位有特殊外伤史，但早期诊断较为困难，一般在晚期才出现局部骨桥或骨疣形成。

（5）应注意副骨化中心的存在：正常骨化中心附近出现另外的骨化中心，是一种解剖变异，其X线特点是边缘光滑、间隙对称、密度均匀，无骨皮质断裂。应注意结合病史及体征加以鉴别。

【治疗方法】

骨骺损伤的治疗，依其损伤的类型和年龄的不同又很大差异。对于骨骺分离和骨骺骨折，通常采用手法复位和局部小夹板外固定治疗，绝大多数预后良好。对可疑为骨骺软骨压伤者，应该延期负重，为骺板损伤的修复创造条件。避免或减少后期畸形的发生。下肢需要负重，故较上肢短缩或畸形明显。对功能的影响也较大。

1. 整复方法：手法整复的原则是越早越好。Ⅰ、Ⅱ型损伤以闭合复位夹板固定为主。

复位手法须轻柔稳妥，避免加重损伤。特别是新鲜的肿胀较轻的Ⅱ、Ⅲ型骨折，骨骺损伤的周围软骨强度低，不能耐受挤压，粗暴的强力整复或手术中用器械撬压骺板复位等，均可造成医源性骨骺损伤。因此手法复位时，需要充分麻醉，使肌肉完全放松，重叠骨端得到完全牵开，使骨骺端在"不接触"的状态下得到整复。

2. 固定方法：可采用夹板或石膏固定，骨骺损伤愈合较快，需3~4周即可，固定时间不需过分延长，以避免关节僵硬。但Ⅳ型损伤骨折不稳定，易移位而影响愈合，故需拍片证实骨折已愈合后才能去除固定。固定去除后需加强关节功能锻炼，下肢应延后负重时间。

3. 手术治疗：骨骺损伤手术治疗的适应证相对较少：对已经超过10天的陈旧性骨骺损伤，估计手法复位困难者；个别不稳定骨折或因有软组织嵌入断端而复位失败者，常需手术治疗。Ⅲ、Ⅳ型损伤要求解剖对位，使关节面光滑平整，防止肢体发育障碍，故需手术治疗。内固定物不宜选用螺丝钉或金属丝，增加骨骺损伤的程度，应注意选择较细的克氏针。手术时不能够剥离太多的骨膜以及周围的软组织，保留较多的血供给骺；固定时避开骺板插入，或尽量垂直骺板插入，切莫横向穿过骺板，且不能用器械粗暴的撬拨骺板端面，以免再次挫伤骺板。

4. 药物治疗：初期可根据骨骺损伤或骨折和瘀血肿胀的情况采用活血祛瘀消肿类药物内、外兼用，使肿胀尽快消除，以保持和恢复骨骺的良好血运，消除或减少对骨骼发育的影响。中期则以补营和血为主，兼用接骨续伤的药物。由于小儿稚阴稚阳之体，发育迅速，故后期一般可以不用药；如果由于固定引起的关节僵硬，可以适当给予部分外洗药，用于通利关节，舒筋活络。

第十一章 脱位概念

凡骨端关节面相互间的关系越出正常范围，引起功能障碍者，称为脱位。关节脱位，多发生在活动范围较大，活动较频繁的关节。临床以肩、肘、髋和颞颌关节脱位较为常见。

脱位是骨伤科骨与关节学科临床常见疾病，对脱位的学习有助于我们对骨伤科疾病有更全面的认识和了解。学习前因复习和熟悉四肢常见关节的结构和解剖特点。这一章中，主要介绍了颞颌关节脱位、肩关节脱位、肘关节脱位、小儿桡骨头半脱位、髋关节脱位。学习中，我们须掌握脱位的定义、病因病理、临床分类、诊断和治疗原则，熟悉脱位的常见并发症，熟悉颞颌关节、肩、肘、髋关节脱位及小儿桡骨头半脱位的常见病因及发病机制，掌握其诊断要点和脱位后的临床特征，掌握其常见脱位类型的复位原则及其要领。在临床见习和实习中，要重视其复位手法技能的锻炼。

一、脱位的病因

（一）外因

关节脱位多由直接或间接暴力所致，其中以间接暴力所致者为多见。如跌仆、挤压、扭转、冲撞、坠堕、牵拉等，当暴力达到一定程度，使构成关节的骨端越出正常范围，就可引起关节脱位。

（二）内因

先天性发育不良、体质虚弱或关节囊及其周围的韧带松弛者，较易发生脱位。关节本身的病变（如化脓性关节炎、关节结核），可引起病理性脱位。关节脱位还与关节解剖结构的特点有关，如肩关节，肱骨头大而关节盂小而浅，加上关节活动范围大，故容易发生脱位。

关节脱位多伴有关节囊撕裂，关节周围的韧带、肌腱和肌肉亦往往有不同程度的撕裂，形成血肿，有时可伴有骨端关节面或关节盂边缘部骨折或血管、神经损伤，若暴力强大尚可造成开放性脱位。若治疗不当，关节囊及其周围的韧带未能很好的修复，易发生习惯性脱位。

二、脱位的分类

（一）按脱位的原因分

可分为外伤性脱位、病理性脱位和习惯性脱位。

（二）按脱位的程度分

可分为部分性脱位（亦称为半脱位）和完全性脱位。

（三）按脱位的方向分

可分为前脱位、后脱位、上脱位、下脱位和中心性脱位等。

（四）按脱位后的时间分

在 2~3 周以内者为新鲜脱位，超过 2~3 周仍未复位者为陈旧性脱位，多次复发的关节脱位为习惯性脱位。

（五）按脱位关节是否有创口与外界相通分

可分为闭合性脱位和开放性脱位。

三、脱位的诊断

关节脱位的诊断，主要根据外伤史、临床一般症状、关节脱位特有体征，以及 X 线照片检查。

（一）一般症状

1. 疼痛与压痛：关节脱位时，可引起疼痛，关节周围有广泛的压痛。
2. 肿胀：关节内、外组织损伤，形成血肿，出现局部肿胀。
3. 功能障碍：脱位后关节正常结构破坏，关节周围肌肉又因疼痛发生痉挛，因而出现关节功能障碍。

（二）特有体征

1. 畸形：脱位后，骨端关节面的位置改变，因而出现特殊的畸形。例如肩关节前脱位出现方肩畸形。
2. 关节盂空虚：原来位于关节盂的骨端脱出，致使关节盂空虚，关节头处于异常位置。如肩关节前下脱位，肩峰下关节盂空虚，可在喙突下、盂下或锁骨下触及肱骨头。
3. 弹性固定：脱位后，关节周围的肌肉痉挛收缩。可将脱位后的骨端保持在特殊的位置上，对该关节进行被动活动时，仍可轻微活动，但有弹性阻力，被动活动停止后，脱位的骨端又恢复原来的特殊位置。这种现象，称为弹性固定。如肩关节脱位可弹性固定于肩外展 20°~30° 位置。

四、脱位的并发症

（一）骨折

多发生于关节邻近关节面的骨端或关节盂的边缘，如肩关节前脱位并发肱骨大结节撕脱骨折。

（二）血管损伤

由于遭受强大暴力，脱位骨端损伤血管，可导致肢体远端血运障碍，如肩关节前下脱位、肘关节后脱位分别可引起腋动脉、肱动脉挫伤，影响患肢血液循环。

（三）神经损伤

多为脱位骨端压迫或牵拉所致，如髋关节脱位时坐骨神经被股骨头压迫或牵拉等。由于复位后解除了压迫牵拉因素，大多数神经挫伤可在 3 个月左右功能逐渐恢复，不必行手术治疗。

（四）骨的缺血性坏死

关节囊、韧带被撕裂，破坏了骨的血液供应，可发生骨的缺血性坏死。如髋关节脱位可并发股骨头缺血性坏死。

（五）外伤性骨化性肌炎

脱位使关节囊附近的骨膜被掀起，并处于周围血肿之中，随着血肿机化而形成骨样组织；尤其在复位时关节被强烈牵伸活动时人更易引起骨膜下血肿扩散，形成广泛的骨化性肌炎。多见于肘关节脱位。

（六）创伤性关节炎

多在脱位时关节软骨面受损伤，造成关节面不平整，由于负重、活动，关节面不断遭受到磨压，引起退行性变与骨端边缘骨质增生，产生创伤性关节炎，常见于下肢负重的关节。

五、脱位的治疗方法

（一）新鲜外伤性脱位的治疗

1. 麻醉：很多早期新鲜的脱位可不用麻醉，若复位有困难，可选用合适的麻醉，如局部麻醉、臂丛神经阻滞麻醉、硬膜外麻醉等。

2. 复位：复位手法要根据脱位关节的类型、关节脱位的病理部位和局部解剖，运用拔伸牵引、旋转屈伸、提按端托等手法，利用杠杆原理，将脱位的骨端轻轻地通过关节囊破裂口返回原位，并结合理筋手法，理顺筋络，从而达到解剖复位。

多数新鲜脱位可通过手法获得复位；复位不能成功时，应找出阻碍复位的原因。

手术复位的适应症：①关节囊裂口与肌腱呈钮扣状，将脱位的骨端交锁住者；②脱位并发骨折或韧带、肌腱断裂，复位后，还可能影响到日后关节不稳定者；③脱位并发严重血管、神经损伤者；④开放性脱位。

3. 固定：复位后应将伤肢固定于功能位或关节稳定的位置，一般用胶布、绷带、托板或石膏固定 2～3 周即可。

4. 练功疗法：复位固定后，一切未固定的关节应开始作主动活动锻炼，受伤关节附近的肌肉也应作主动的收缩活动，以避免发生肌肉萎缩、骨质疏松和关节僵硬等。功能锻炼应循序渐进。

5. 药物治疗：复位后，初期宜活血祛瘀、消肿止痛，可内服舒筋活络汤、云南白药或跌打丸等，外敷消肿散、消瘀退肿膏等；中、后期宜舒筋活络、强壮筋骨，可内服壮筋养血汤或补肾壮筋汤等，外贴跌打膏药，选用骨科外洗一方、骨科外洗二方、上肢损伤洗方或下肢损伤洗方等煎汤熏洗。

(二) 陈旧性外伤性脱位的治疗

新鲜脱位未及时复位，日久由于关节内、外血肿机化，关节囊破裂口、关节囊与周围软组织之间产生疤痕组织及粘连，关节周围的肌肉、韧带也出现不同程度的萎缩，造成整复的困难。近年来，采用中西医结合治疗，提高了整复率和疗效。

陈旧性关节脱位采用手法复位，应严格掌握适应症和禁忌症，脱位时间在 3 个月以内，无合并症的青壮年患者，关节周围粘连不严重者，可试用手法复位；脱位时间长，关节周围有明显骨化性肌炎、合并骨折且有大量骨痂、合并血管神经损伤、骨质普遍疏松或年老体弱者，均不宜采用手法复位。

手法复位步骤：复位前，应作全身和局部的详细检查，并根据 X 线照片仔细研究其病理变化，确定治疗方案及步骤，估计治疗中出现的问题及订出防治措施。具体步骤为牵引、松解和复位。

第十二章 上肢关节脱位

第一节 肩关节脱位

肩关节脱位较多见,好发于 20~50 岁的男性。多为间接暴力所致。根据脱位后肱骨头的位置可分为前脱位、后脱位两大类。前脱位还可分为喙突下、盂下、锁骨下脱位三型,前脱位较为常见,其中又以喙突下脱位最多见(图 12-1)。

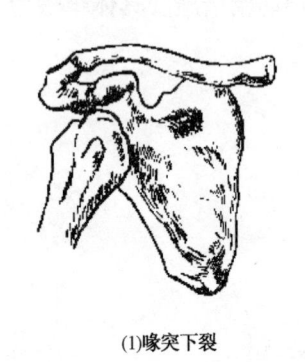

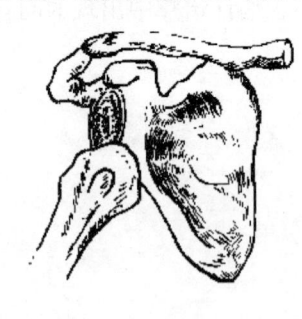

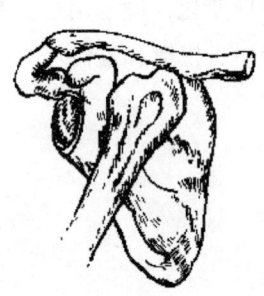

(1)喙突下裂　　　　(2)盂下型　　　　(3)锁骨下型

图 12-1　肩关节前脱位类型

【病因病机】

肩关节是一个典型的球窝关节,肱骨头大,呈半球状,关节盂小而浅,约为肱骨头关节面的 1/3,关节囊和韧带薄弱松弛,形成了肩关节的灵活性和不稳定性。当肩关节处于外展外旋位跌倒时,手掌或肘部触地,外力沿肱骨纵轴向上传至肱骨头,顶破关节囊的前下部,形成前脱位。极个别情况,由于暴力强大,肱骨头冲破肋间隙而进入胸腔,形成胸腔内脱位。

【诊断要点】

1. 有明显外伤史,肩部疼痛、肿胀和功能障碍等。

2. 体征:伤肩呈"方肩"畸形,并弹性固定于肩外展 20°~30°位置,在喙突下或腋窝内或锁骨下可触及肱骨头。伤侧肘关节贴着胸前壁,伤肢手掌不能触摸健侧肩部,即搭肩试验(即杜加征)阳性的表现。

3. 合并肱骨大结节撕脱骨折者,局部肿胀明显,可有瘀斑及骨擦音。腋动脉栓塞者,上肢变冷,桡动脉消失。腋神经被肱骨头牵拉,可出现三角肌麻痹及肩后部感觉减退。

4. X 线检查可明确脱位的方向和类型,以及是否合并骨折。

【治疗方法】

新鲜脱位应尽可能争取早期手法复位，整复操作手法要轻柔准确，切忌暴力，以免发生合并伤。若手法复位未能成功，应考虑切开复位。对陈旧性肩关节前脱位的治疗，应根据年龄、职业、局部病变、脱位时间和临床症状等不同情况，选择不同的治疗方法。

（一）手法复位

1. 拔伸足蹬法（即希波克拉底法）：一般不需麻醉，或取臂丛麻醉。患者仰卧，术者立于伤侧，用两手握住伤肢腕部，并以足（右侧脱位用右足，左侧脱位用左足）伸入腋窝内，在肩外旋、稍外展位置沿伤肢纵轴方向缓慢而有力地牵引，继而徐徐内收、内旋，利用足跟为支点的杠杆作用，将肱骨头挤入关节盂内，当有回纳感觉，复位即告完成。在足蹬时，不可用暴力，以免引起腋窝部血管、神经损伤（图12-2）。

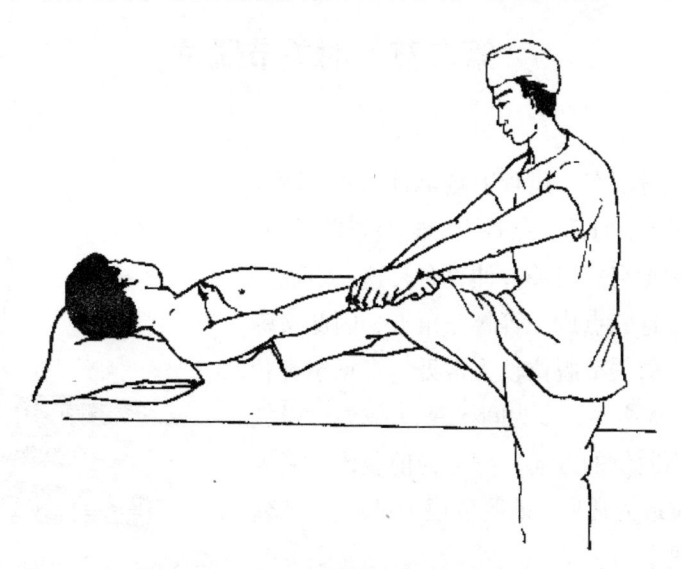

图 12-2　肩关节前脱位拔伸足蹬法

2. 拔伸托入法：患者坐位，第一助手立于患者健肩后，两手斜形环抱（也可用布带套住）固定患者，第二助手一手握住患者肘部，另一手握住腕上部，由轻至重地向前外下方作拔伸牵引。在第一助手和第二助手作对抗拔伸牵引的同时，术者立于伤肩的外侧，以两手拇指压住其肩峰，其余指插入（也可用布带套住）腋窝，将肱骨头向外上方钩托，第二助手逐渐向内收、内旋位继续拔伸，直至肱骨头有回纳感觉，复位即告完成（图12-3）。

（二）固定方法

复位后一般可用胸壁绷带固定法，即在伤侧腋窝垫一棉垫，此棉垫中穿一绷带并系在对侧肩上以作固定，上臂保持在内收、内旋位，肘关节屈曲60°～90°，将上臂用绷带包扎固定于

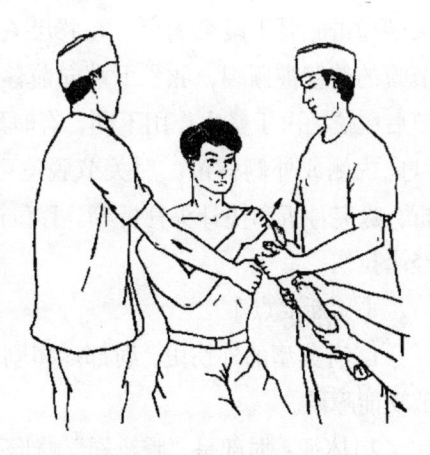

图 12-3　拔伸托入法

胸壁，前臂用颈腕带或三角巾悬托于胸前。固定时间为2~3周。

（三）练功活动

在固定期间，伤肢未固定的关节均应及时作主动活动锻炼。解除固定后应逐步作肩关节各方向主动锻炼，并作推拿按针灸、理疗，以防肩关节软组织粘连。

（四）药物治疗

早期疼痛肿胀明显，宜活血祛瘀、消肿止痛，可内服舒筋活血汤加减，外敷消肿散等。肿痛减轻后，宜舒筋活血、强筋壮骨，可内服壮筋养血汤加菟丝子、补骨脂，外洗药可选用骨科外洗一方、上肢损伤洗方煎汤熏洗。

第二节　肘关节脱位

肘关节由肱骨滑车、尺骨上端半月切迹、肱骨小头、桡骨头构成。肘部三点骨突标志是指肱骨内、外上髁及尺骨鹰嘴突。肘关节伸直时，这三点成一直线；屈肘时，这三点成一等腰三角形，因此又称为"肘三角"。肘关节脱位较为常见，多见于青壮年，儿童与老年人少见，多为间接暴力所致。按尺、桡骨上端关节面脱位的方向，可分为前脱位、后脱位两种。后脱位最为常见。前脱位很少见，故从略。

【病因病机】

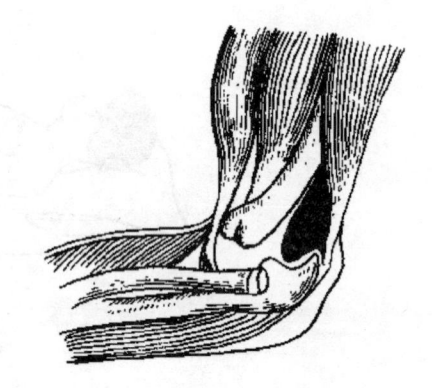

图12-4　肘关节后脱位

上肢处于外展过伸位跌倒时，手掌着地，鹰嘴突尖端撞击肱骨下端鹰嘴窝，在肱尺关节处形成杠杆作用，使止于喙突上的肱前肌腱及关节囊的前壁被撕裂，肱骨下端向前移位，桡骨头与尺骨喙突同时滑向后方，而形成肘关节后脱位。由于暴力作用不同，有时尺骨鹰嘴和桡骨头还可向内侧或外侧移位。肘关节脱位可合并肱骨内上髁骨折，喙突骨折和桡骨头骨折等。移位严重时，可引起尺神经牵拉伤。

【诊断要点】

1. 有典型的外伤史，肘部疼痛剧烈，肿胀明显，肘关节功能障碍。

2. 体征：肘部呈"胶靴样"畸形，肘关节弹性固定于120°~135°半伸半屈位，可触及鹰嘴明显向后突出，在其上方可见一明显凹陷，肘窝可摸到肱骨下端，肘部前后径增宽。前臂缩短。肘三角发生改变，这一点可与伸直型肱骨髁上骨折相鉴别。

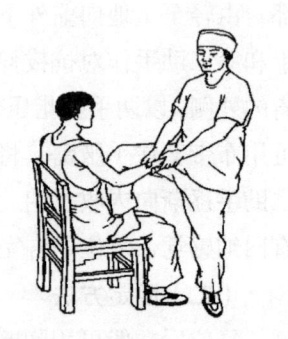

图12-5　膝顶拔伸法

3. X线检查：可确诊并可看出有无并发骨折（图12-4）。

【治疗方法】

（一）手法复位

一般不需麻醉或可选用臂丛神经阻滞麻醉进行复位。

1. 膝顶拔伸法：患者端坐位，术者立于伤侧前面，一手握住其上臂，另手握住腕部，同时以一足踏在椅面上，以膝顶在患肢肘窝内，沿前臂纵轴方向用力牵引，并逐渐屈肘（图12-5）

2. 拔伸屈肘法：患者坐位，助手立于患者背后，以双手握其上臂，术者站在伤侧前面，以双手握住其腕部，置前臂于旋后位，两人同时做对抗牵引数分钟。然后术者以一手握腕部继续保持牵引，另一手拇指抵住肱骨下端向后推按，其余四指抵住鹰嘴向前端提，并慢慢将肘关节屈曲。或用卧位拔押屈肘法，患者仰卧，伤肢靠床边，术者一手按压其上臂下段，另一手握住伤肢前臂顺势拔伸，有入臼声后屈曲肘关节（图12-6）。

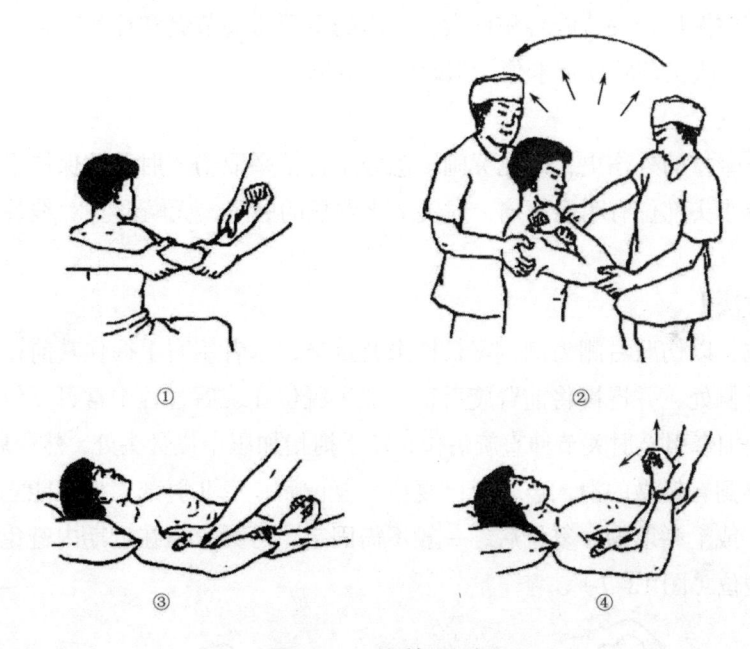

图12-6 拔伸屈肘法

在一般情况下，合并肱骨内上髁骨折者，脱位得位后，骨折块亦随之复位。但有少数病例骨折块夹于关节腔内，手法复位不能成功者，可采用手术复位。

（二）固定方法

复位后，肘关节取屈曲90°位置，固定3周左右，并以三角巾悬吊伤肢于胸前。关节积血较多者，宜在无菌条件下穿刺抽出，可以减少关节粘连和骨化性肌炎的形成。

（三）练功活动

去除固定后逐渐开始肘关节主动活动。但必须避免肘关节的强烈被动活动，以防发生外伤性骨化性肌炎。

（四）药物治疗

复位后，初期宜活血祛瘀、消肿止痛，可内服接骨紫金丹或续断紫金丹，外敷消瘀退肿膏药；中期宜活血祛瘀、舒筋活络，可内服生血补髓汤，外敷跌打膏药；后期宜补益气血，可内服八珍汤或补中益气汤，外用上肢损伤洗方煎汤熏洗。

第三节　小儿桡骨头半脱位

小儿桡骨头半脱位多见于 4 岁以下的幼儿，其桡骨头发育尚不完全，头颈直径几乎相等，有时头甚至还小于颈，环状韧带松弛，故在外力作用下容易发生半脱位。

【病因病机】

多为间接外力引起。当幼儿肘关节在伸直位受到牵拉，如穿衣或在练习步行中摔倒时，幼儿腕部被握住，关节腔容积增大，其内的负压将关节囊和环状韧带一起吸入肱桡关节间隙，桡骨头被环状韧带卡住，阻碍回复原位。

【诊断要点】

患肢有被牵拉的外伤史，幼儿哭闹，患肢不肯抬举取物，肘关节保持半屈曲、前臂旋前位，桡骨小头部位有明显压痛，肘关节无明显的肿胀，无畸形。X 线检查常不能显示病变。

【治疗方法】

手法复位：以伤肢右侧为例，家长抱患儿正坐，术者用右手握住其前臂，左手拇指放于桡骨头外侧处，并慢慢将前臂旋后，一般半脱位在旋后过程中常可复位，若不能复位，则右手稍加牵引至肘关节伸直旋后位，左手拇指加压于桡骨头处，然后屈曲肘关节，常可听到或感到有轻微的滑入声，便已复位。复位后，患儿肘部疼痛多能立即消失，且能屈肘自如，或上举取物。复位后，一般不需固定，可嘱家长在近期内避免牵拉患肢，以防发生再脱位（图 12-7）。

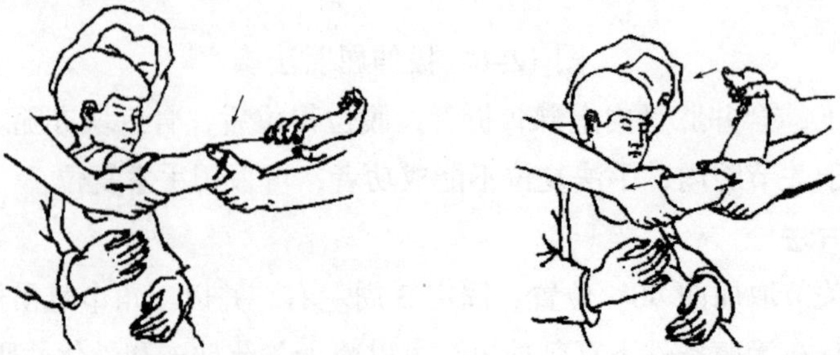

图 12-7　小儿桡骨头半脱位复位方法

五、髋关节脱位

第四节　肩锁关节脱位

肩锁关节属微动关节，由锁骨外侧端与肩峰内端组成，主要由肩锁韧带和喙锁韧带维持稳定。肩锁关节脱位分为半脱位和全脱位，其中肩锁韧带断裂则引起半脱位，喙锁韧带断裂则引起全脱位。

【病因病机】

暴力由上向下冲击肩部或过度牵拉肩关节向下均可引起肩关节脱位，其中跌倒时肩部着地，肩峰的外侧缘受撞击是肩锁关节脱位的最常见原因，多见于从自行车上摔下肩峰外缘着地或体育运动时身体暴力接触引起。

通常肩锁关节脱位可观察到典型的锁骨远端向上移位翘起，临床常分为半脱位和全脱位（图12-8）。另有根据韧带损伤情况分为三度（Tossy分类）：

Ⅰ度：肩锁韧带不全损伤，喙锁韧带完整。

Ⅱ度：肩锁韧带断裂，喙锁韧带完整。

Ⅲ度：肩锁韧带，喙锁韧带同时断裂。

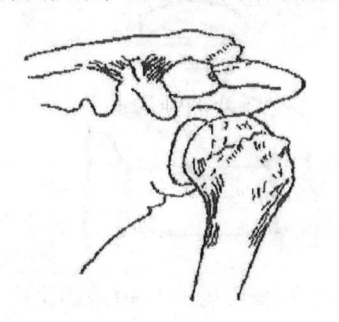

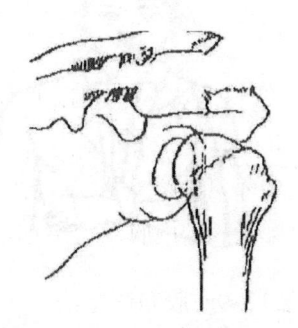

图12-8　肩关节脱位：左图为半脱位，右图为全脱位

【诊断要点】

患者大多有明显的肩部外伤史，伤后肩部疼痛，肿胀，畸形，肩关节功能障得，半脱位时压痛，可触及肩锁关节高低不平，但外观畸形不明显；完全脱位则畸形明显，有典型"琴键"样畸形表现。

按Tossy分类，Ⅰ、Ⅱ度损伤为半脱位，Ⅲ度损伤则为全脱位。

Ⅰ度：肩锁关节处的肿胀，压痛，肩关节上举功能受限，X线检查可见关节间隙可有轻度改变。

Ⅱ度：肩锁关节处的肿胀，压痛，肩上举受限，可有浮动感，锁骨远端向上轻度突起，外展时肩锁关节部位疼痛，X线检查可见锁骨远端向上轻度移位。

Ⅲ度损伤：锁骨远端明显向上突起，有典型"琴键"样畸形表现，触压锁骨远端有弹性感。X线检查可见锁骨远端向上突起。

【治疗方法】

（一）手法复位

让患者取坐位，双手叉腰或患侧肘部屈曲90°，术者一手用力往下压锁骨远端，另一手则向上提拉患侧肘部，即可复位。

（二）固定方法

1．胶布固定法：复位后，术者保持纵向挤压对位，助手用宽胶布自患侧胸锁关节，经锁骨上窝斜向脱位之肩锁关节处，然后沿患侧上臂纵轴，缠绕锁骨远端与肘关节，最后拉向患侧肩胛骨下角，并拉紧固定，前臂以颈腕带悬吊于胸前，固定3~4周（图12-9）。

2．石膏围腰及压迫带固定法：患者取坐位，高举双上肢，先做石膏围腰，上缘齐乳头平面，下缘髂前上棘稍下部，（双髂前上棘等骨突位置适当放置棉垫），围腰前后各放一枚腰带铁扣，待石膏凝固后，用厚棉垫置于患侧隆起的锁骨远端，另用宽约5cm皮带或帆布带，通过锁骨远端所放置的厚棉垫上，术者纵向挤压复位脱位，并维持对位，助手则将皮带或帆布带拉紧，两端分别系于石膏围腰前后的铁扣上，拍摄X线片证实复位后，用三角巾将患肢悬吊于胸前，固定3~4周（图12-10）。

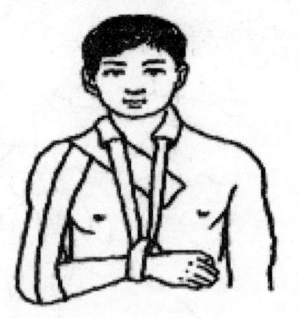

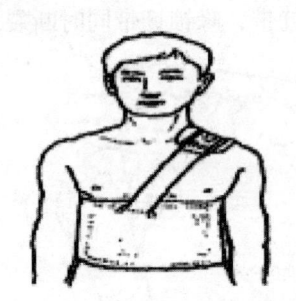

图12-9 胶布固定法　　图12-10 石膏围腰及压迫带固定法

Ⅲ度损伤固定需适当延长至4~6周，8~10周后开始逐渐加强肩关节功能锻炼。

（三）练功活动

固定期间，主动练习患腕及手，去除固定后开始主动活动肩关节，先作肩部的前屈、后伸活动，逐渐增加外旋、内旋、外展、内收及上举等动作，要循序渐进，防止粗暴被动活动，否则会加重损伤，或再次脱位。

（四）药物治疗

1．内服药：初期患肩瘀肿疼痛者，宜活血化瘀、消肿止痛，以血府逐瘀汤、舒筋活血汤、肢伤一方或接骨七厘片内服。中后期肿痛已消减，宜舒筋活血、强筋壮骨，以壮筋养血汤、跌打养营汤、补肾壮筋汤或仙灵骨葆胶囊内服。年老体弱的患者，则可选用补益肝肾、益气养血之方，如八珍汤、左归丸、补中益气汤等。

2．外用药物：初期可选用消肿散、活血散、消肿膏或奇正消痛贴等外敷；1~2周后，可用接骨续筋药膏或舒筋散外敷，八仙逍遥汤熏洗；后期应用舒筋药水配合按摩进行治疗。

（五）手术治疗

Tossy Ⅲ度的治疗，现代文献研究仍支持先行手法复位外固定，若位置不满意，或保守治疗后仍有持续性疼痛症状，影响肩关节功能，或病人工种对肩功能要求较严，则行手术治疗。也有学者主张Ⅲ度损伤直接以手术治疗为主：

1.克氏针内固定术：切开复位，用克氏针通过肩峰固定肩锁关节，术中修补喙锁韧带，术后三角巾固定6周后，开始自主活动，半年内避免体力劳动（图12-11）。

2. Dewar手术：对于Ⅲ度肩锁关节脱位，尤其陈旧性Ⅲ度损伤，在切开复位克氏针内固定肩锁关节的同时，将喙突从基底切断，将止于喙突上的肱二头肌短头，喙肱肌及胸小肌向上内移植于锁骨，用螺丝钉固定（图12-12）。术后三角巾固定6周后，开始自主活动，半年内避免体力劳动。

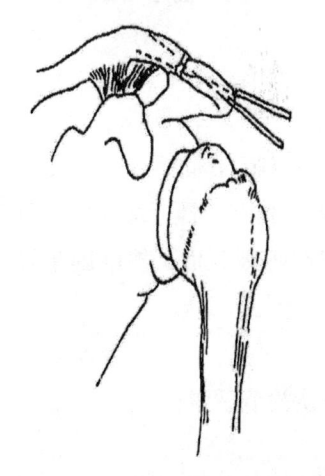

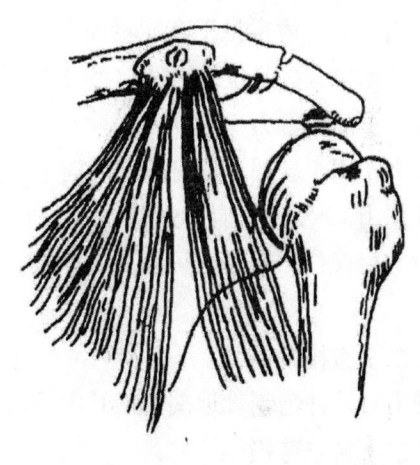

图12-11　克氏针内固定　　　　　图12-12 Dewar手术

3.切开复位：肩锁钩钢板固定也适用于Ⅲ度肩锁关节脱位，手术将肩锁钩钢板钩从肩锁关节肩峰端后下缘和冈上肌上缘之间插入肩锁关节后缘肩峰的底面，将钢板向下按压，使脱位复位，用螺钉固定钢板，贴附于锁骨外侧端，可吸收线尽可能修补喙锁韧带、肩锁韧带及关节囊。该手术后病人可早活动，但部分病人会出现肩关节疼痛，可能为患者功能锻炼时，肩峰在肩锁钩上滑动，肩锁钩要对抗肩峰下移反复摩擦肩峰引起；或为活动时肩锁钩碰撞冈上肌腱，局部刺激摩擦冈上肌腱引起。

第五节　胸锁关节脱位

胸锁关节属于微动关节，由膨大的锁骨内端与胸骨柄切迹的关节面构成，之间有关节盘弥补关节的不协调，并吸收冲击时锁骨纵轴传递的应力，胸锁关节的稳定主要靠关节囊、前后胸锁韧带和锁骨间韧带，较为稳定，脱位极少见。胸锁关节脱位多见于青壮年，且男性多于女性。

【病因病理】

可分为直接暴力、间接暴力和持续劳损 3 种。以间接暴力为多，如车祸，剧烈运动等。接损伤时间，可分为急性和慢性脱位；按脱位程度，分半脱位和全脱位两种，如外力仅造成胸锁韧带断裂者，则为半

脱位，若胸锁初带与肋锁韧带同时断裂，则为全脱位；按锁骨内端脱出方向，分为前脱位和后脱位。其中，前脱位较多见（图 12-13），后脱位则罕见，通常见于高能量撞击或多发性创伤；按脱位的时间，可分为新鲜性脱位和陈旧性脱位。

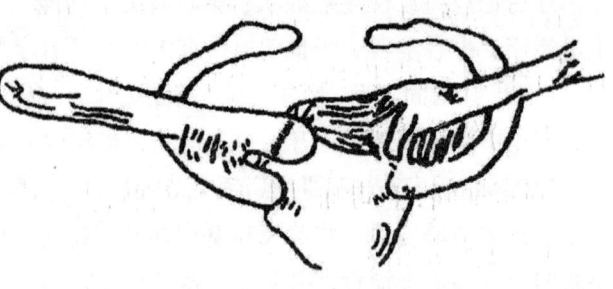

图 12-13 胸锁关节前下方脱位

（一）间接暴力

暴力作用于肩部，使肩部向后向下过度伸展，锁骨近端以第 1 肋骨上缘为支点，通过杠杆作用，发生向前下方脱位；如外力使肩部下垂，则可造成锁骨近端向后，可造成后脱位。后脱位严重者，可压追大血管，气管和食管，引起呼吸急促，吞咽困难等并发症。

（二）直接暴力

暴力直接冲击锁骨近端，使其向后向下脱位，形成胸锁关节后脱位。

（三）持续劳损

劳动和运动中经常性的锁骨过度外展，使胸锁韧带受到慢性劳损而松弛，胸锁关节逐渐形成慢性外伤性脱位。

【诊断要点】

有明显的外伤或慢性劳损史，胸锁关节月中胀、疼痛，或有瘀斑，胸锁关节部位高突或凹陷，头倾向患侧，患侧肩部下垂，上肢功能障碍。

（一）胸锁关节前脱位

胸锁关节全脱位者，锁骨近端明显隆起，肩关节运动障碍，患者常以健侧手托患肩，以减轻因上肢重力引起的疼痛；半脱位时，锁骨近端轻度隆起，肿胀不太明显，局部有压痛，被动使肩后伸时可引起胸锁关节部疼痛。

（二）胸锁关节后脱位

局部疼痛较前脱位严重。胸锁关节空虚，严重者，锁骨近端可压追气管、食管、及血管。出现呼吸困难或窒息；吞咽困难，胸部紧迫感；颈静脉充血，患侧上肢血循环减少；甚至休克。

（三）X 线平片检查可协助诊断

患者仰卧，X线光管置于患者身旁，中心线呈水平位，穿过前胸，对准患侧胸锁关节间隙，胶片直立，放在健侧颈肩旁与中心线垂直投照。这种投照方法，可以清楚地显示出胸锁关节脱位的方向和程度。

斜位像比较两侧胸锁关节的位置及关节间隙宽度，可做出全脱位或半脱位诊断，但不易确定锁骨向前或向后脱位。

最有效的诊断方法是CT扫描检查。

（一）手法复位及固定

1.前脱位：患者坐位，术者一手拉住患者伤侧上臂上端，使肩关节高度后伸外旋及轻度外展，一手按压脱出之锁骨近端，即可复位。助手于胸锁关节前侧放置压垫，并用前"8"字绷带或石膏绷带局部加压固定（图12-14），3~4周后去除固定进行患肢功能。

2.后脱位：患者坐位，双手叉腰，术者一手推顶伤侧胸壁侧部，一手握住上臂上端向外后，两手作持续对抗牵引，待锁骨近端突然跃起，即复位。再用后"8"字绷带或石膏绷带固定，使患侧肩胛骨及上臂向后伸，以维持关节整复状态。4周左右去除固定进行患肢功能锻炼。

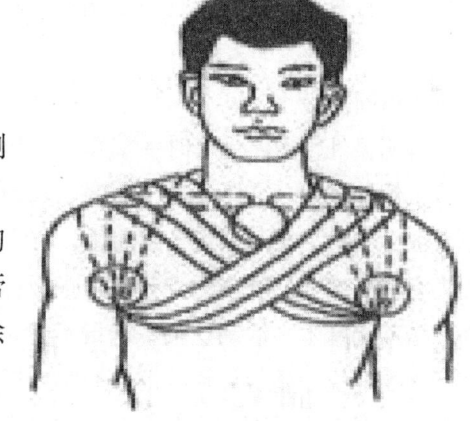

图12-14 胸锁关节 前脱位前"8"字绷带固定

（二）练功活动

固定期间，主动练习患手、腕及肘，去除固定后逐步主动进行肩关节功能锻炼。

（三）药物治疗

同肩锁关节脱位。

第六节 月骨脱位

月骨在维持腕的稳定性、协调桡腕关节、腕间关节运动等方面起着重要作用。腕骨中以月骨脱位最常见。月骨掌侧为四方形、背侧较尖，侧面观呈半月形，远端为一凹面，头状骨坐落在其凹面上，近端为凸面，与桡骨远端的凹面形成关节，内侧与三角骨、外侧与舟状骨互相构成关节面。正常X线片月骨正位观为四方形，侧位为新月形。由于月骨的解剖特点，月骨通常向掌侧脱位，向背侧脱位极少见。由于月骨的前面为腕管，故月骨掌侧脱位可压迫正中神经。

【病因病机】

月骨脱位多由于间接暴力所造成，跌倒时手掌先着地，腕极度背伸位受伤。月骨被桡骨下端和头状骨挤压向掌侧移位，舟月骨间韧带、月三角韧带、月头掌侧韧带及关节囊破裂，造成月骨周围脱位，头状骨位于月骨的背侧，此时月骨压迫屈指肌腱，腕由背伸而转为掌屈，头状骨从背侧压挤月骨的背侧，从而使桡月背侧韧带断裂造成月骨向掌侧脱位。这是从侧位观可见头状骨纵轴与桡骨纵轴相一致，月骨则90°甚至超过90°旋转，完全向掌侧脱位，将正中神经、屈指和屈拇肌腱向掌侧推移。因为营养月骨的细小血管经韧带进入月骨，当月骨脱位时，桡月骨背侧、掌侧等韧带断裂，血运遭到破坏，极易造成月骨缺血性坏死。

【诊断要点】

有明显外伤史，受伤时手掌着地、腕部背伸。即出现腕部肿胀、疼痛、压痛明显，腕关节掌侧均增厚、变圆、局部压痛、功能受限。由于月骨向掌侧脱位，压迫屈指肌腱使之张力加大，腕关节及手指呈屈曲位，不能完全伸直，握拳时第3掌骨头明显塌陷，叩击该掌骨头有明显疼痛。脱位的月骨压迫正中神经出现急性腕管综合征，正中神经支配的桡侧3个半指掌侧麻木、活动受限、拇指不能对掌。

X线正位片显示月骨由正常的四方形变成三角形，其三角形的尖端朝远侧，而底朝向近侧。侧位片可见月骨凹形关节面与头状骨分离而转向掌侧，月骨可旋转90°－270°，头状骨等其他腕骨与桡骨远端关系正常（图12-15）。

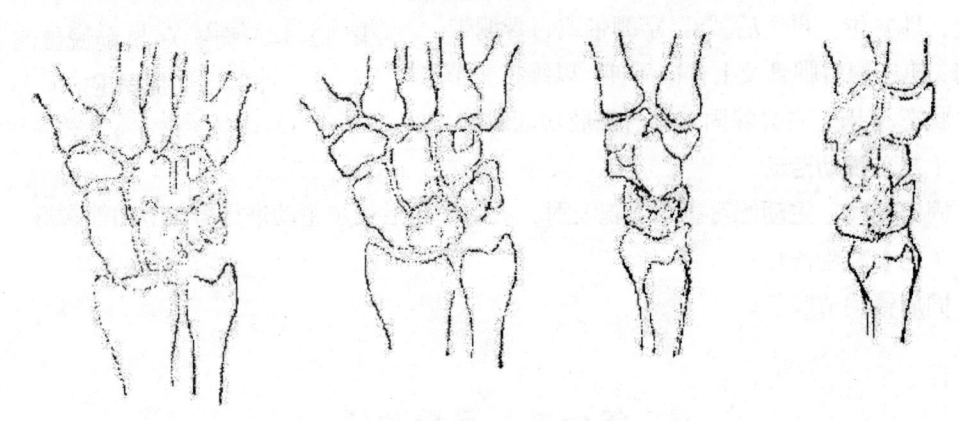

图12-15 月骨掌侧脱位正侧位示意图

【治疗方法】

对于新鲜月骨脱位病例，应及早在臂丛麻醉或局麻下手法复位。

1. 手法复位

（1）拇指整复法：患者取坐位或沙滩椅位，麻醉生效后，肘关节屈曲90°，患腕背伸位。两助手分别握住肘部和手指对抗拔伸牵引，徐徐使前臂旋后（即仰掌），腕关节背伸，使桡骨与头状骨之间的关节间隙加宽，术者两手握住患者腕部，两手拇指用力推压月骨凹面的远端，迫使月骨回纳

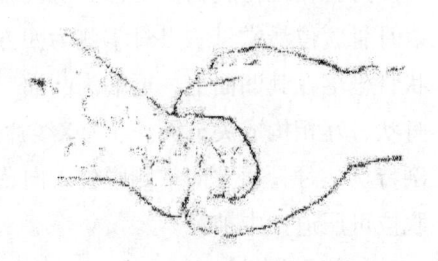

图12-16 月骨掌侧脱位拇指整复法

人桡骨和头状骨间隙，助手同时使腕在对抗牵引中逐渐掌屈，当月骨有滑动感，中指可以伸直时，则表明已复位，复查 X 线片以证实（图 12-16）。

（2）针拨复位法：患者取坐位或沙滩椅位，麻醉生效后，在严格无菌操作及 X 线透视下，两助手作患腕背伸对抗牵引，术者用 20 号注射针头或细钢针，顶月骨凹面的远端，使之复位，此时中指可以伸直，表示已复位。然后固定患腕于掌屈 40°（图 12-17）。

2.固定方法：复位后，用石膏托或塑形夹板将腕关节固定于掌屈约 40°位（图 12-18），1 周后改为腕中立位，再固定 2 周。

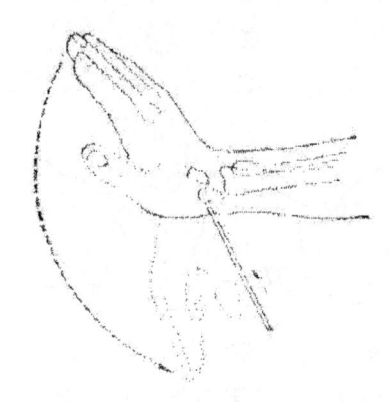

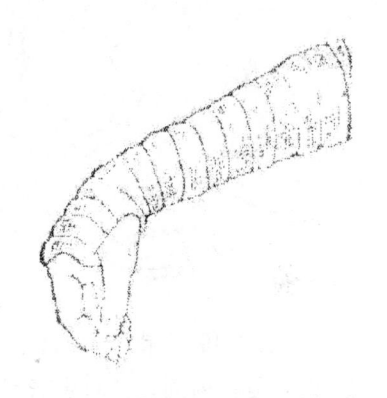

图 12-17　月骨掌侧脱位针拨复位法　　　图 12-18　月骨掌侧脱位复位后固定

3.练功活动：固定期间，主动作掌指关节与指间关节屈伸活动，解除固定后，逐渐进行腕关节主动屈伸活动。

4.药物治疗：同肩锁关节脱位。

第七节　掌指关节及指间关节脱位

一、掌指关节脱位

掌指关节由掌骨头和第 1 节指骨基底构成，第 2~5 指的掌指关节为球窝关节，有屈、伸、内收、外展与坏转的运动功能，关节的两侧均有副韧带、对关节起稳定作用。第 1~2 掌指关节脱位较多见，而 3~5 掌指关节脱位少见。掌指关节脱位复位较容易，整复后应注意是否合并有韧带断裂。若有，需按韧带损伤治疗（图 12-19）。

【病因病机】

多为间接暴力所致。当手指受到过伸及旋转暴力，可使其基底部向掌骨的背侧或侧方脱出，多由破裂的关节或肌腱卡住掌骨头，形成纽扣被扣眼卡夹样脱位。

【诊断要点】

患指或手部肿胀，掌指关节过伸，短缩，指间关节屈曲，呈弹性固定，功能丧失，掌指关节掌侧可触及掌骨头。若为侧方脱位，指侧有侧屈畸形，掌指关节前、侧方可触及到掌骨头。X线检查正位片可见关节间隙消失，斜位片可见明显脱位。

【治疗方法】

1. 手法复位外固定：采用倒程逆施复位法，患者坐位，一助手固定前臂，术者一手持牵患指，一手拇指捏持掌骨，先顺势牵拉，扩大畸形，然后在牵拉的情况下，退指骨基底部向掌侧即可复位。对于嵌卡性脱位，不能牵拉患指，因越牵拉，嵌卡越紧，不易复位。复位后将掌指关节固定于屈曲90°位3周（图12-20）。

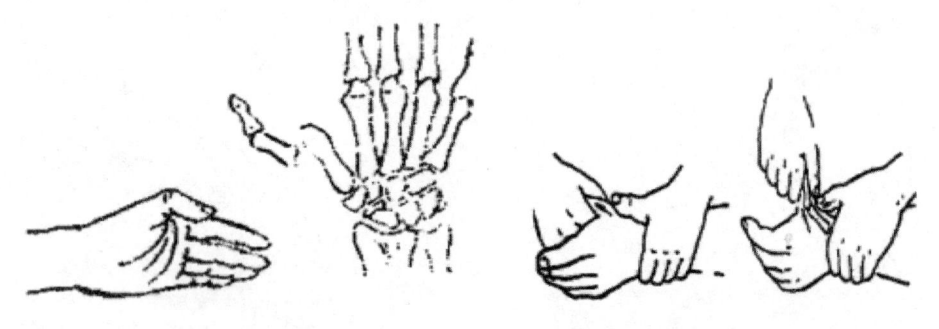

图12-19 掌指关节脱位　　　　图12-20 掌指关节整复法

2. 切开复位内固定：对于嵌卡性脱位经手法治疗未能复位者可行切开复位。一般多用掌侧切口，沿关节脱位的远侧掌横纹做横行切口，注意勿损伤移位的血管神经束，切断掌横浅韧带，牵开掌骨头两侧的组织后即可暴露关节。脱位的掌侧板的两侧与掌横韧带相连处，可能部分撕裂，如未撕裂或裂隙较小，可在此处作纵行切开，然后用小拉钩牵拉掌侧板绕过掌骨头，脱位的关节即可随之复位。术后用背侧石膏托固定，防止过伸。

二、指间关节脱位

指间关节存在于各节指骨之间，该关节可作屈伸运动。指间关节脱位多见，各手指的近侧或远侧指间关节都可发生，复位容易，但关节功能恢复较慢。

【病因病机】

多因外力使关节极度过伸、扭转或侧方挤压造成关节囊破裂、侧副韧带撕裂而引起，甚至伴有指骨基底部骨片撕脱。脱位的方向大多是远节指骨向背侧移位，同时向侧方偏移。向掌侧移位者非常少见。

【诊断要点】

手指肿胀、畸形、疼痛、压痛，手指呈背伸或侧弯、弹性固定，功能丧失。X线检查可了解是否合并骨折。

【治疗方法】

1. 手法复位外固定：一助手固定前臂，术者一手拉脱位的患指远端，一手持住近端指骨。先顺势牵拉扩大畸形，继推脱出的指节基底部向掌侧（或侧方）越过近端指骨的头部并屈患指间关节即可复位。复位后以胶布粘贴将指间关节固定在90°屈曲位3周。

2. 药物：初期宜用活血化瘀，消肿止痛药物，如活血舒肝汤、接骨七厘片；后期以壮筋骨、通利关节位原则可服用筋骨痛消丸等。外敷活血止痛膏，解除固定后可配合药物熏洗，以恢复其功能。

第十三章 下肢关节脱位

第一节 髋关节脱位

髋关节为一典型的杵臼关节，它有较深的髋臼，能容纳整个股骨头。股骨头和股骨颈通过坚固的关节囊和圆韧带与髋臼相连，前面有强大的髂股韧带，后面有耻骨和坐骨囊状韧带附着。股骨颈的大部分被包在关节囊内，只有后面中下 1/3 露于关节囊外，关节外还有强大的肌群包围，这构成了髋关节的稳定性，因此，髋关节一般不易发生脱位，只有在强大暴力作用下才可能发生。患者多为活动力强的青壮年男性。

根据髋关节脱位后股骨头移位的情况，可分成前脱位、后脱位、中心性脱位三种。股骨头停留在髂前上棘与坐骨结节联线的前方者为前脱位；停留在该线的后方者为后脱位；股骨头冲破髋臼底而纳入盆腔者，为中心性脱位。临床上以后脱位最为常见，前脱位和中心性脱位较为少见，故从略。

【病因病机】

多因间接暴力引起，当髋关节处于屈曲内收位时，股骨头顶于髋臼的后上侧并使关节囊紧张，若暴力沿股骨干纵轴冲击髋关节，股骨颈被髋臼前内缘挡住，形成杠杆的支点，可使股骨头突破关节囊的后上方而脱出。例如弯腰跪地时，下腰部被重物挤压打击，或坐位时发生车祸，膝前部撞于前方的固定物，均可引起髋关节后脱位。有时还合并髋臼后缘骨折、股骨头骨折或坐骨神经受到移位的股骨头压迫、牵拉而被损伤。

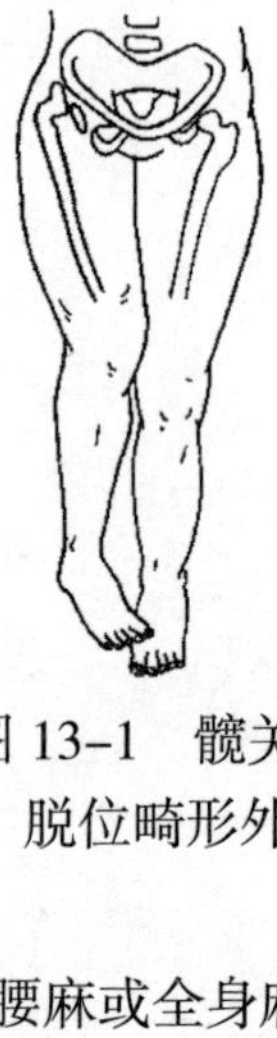

【诊断要点】

1.有明显的外伤史，伤后髋部疼痛，不能活动。

2.体征：髋关节呈屈曲、内收、内旋、缩短畸形，膝关节亦轻度屈曲，并搭于健侧膝上（称为粘膝征）。患侧臀部膨隆，股骨大粗隆上移凸出，在髂前上棘与坐骨结节联线（即内拉通线）后上方可触及股骨头（图 13-1）。

3.X 线照片可确定诊断，并可观察有无并发骨折。

图 13-1 髋关节后脱位畸形外观

【治疗方法】

（一）手法复位

1.屈髋拔伸法（即阿里斯法）一般不需麻醉，如整复困难亦可选用腰麻或全身麻醉，患者仰卧于低平板床上或地上，助手用两手按压髋部固定骨盆，术者面向患者，骑跨于屈髋屈膝各 90° 的伤肢小腿上，用前臂、肘窝部套在伤肢的腘窝部，逐渐拔伸使股骨头接近关节囊破裂口，在向上牵拉的同时，徐徐内外旋转髋关节，促使股骨头滑入髋臼，感到入臼响声后，再将伤肢慢慢伸直（图 13-2）。

2. 回旋法：麻醉后，患者仰卧，助手以两手固定骨盆，术者立于伤侧，用一手握住伤肢踝部，另一手以肘窝提托其腘窝部，在屈髋屈膝 90° 位牵引，内收、内旋髋关节，使股骨头与髋臼上缘分离，然后继续屈髋屈膝，使股骨头向前下方滑移，再外展外旋髋关节，利用髂股韧带为支点，依靠杠杆作用使股骨头滑移至髋臼下缘，最后伸直大腿，使股骨头向上滑入髋臼（图 13-3）。复位后，若畸形消失，两下肢等长，髋关节的各种被动活动无障碍，即表明复位成功。

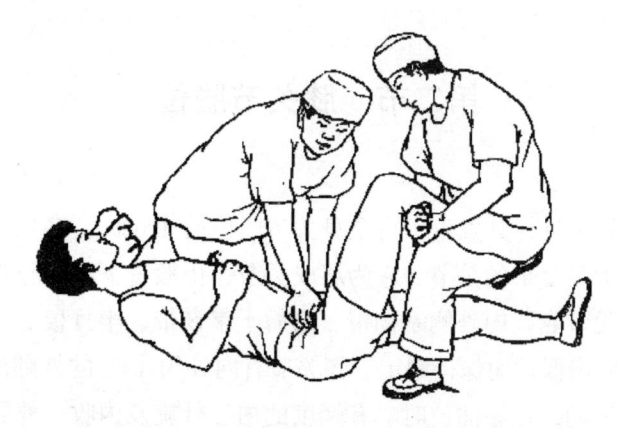

图 13-2 髋关节后脱位屈髋拔伸法

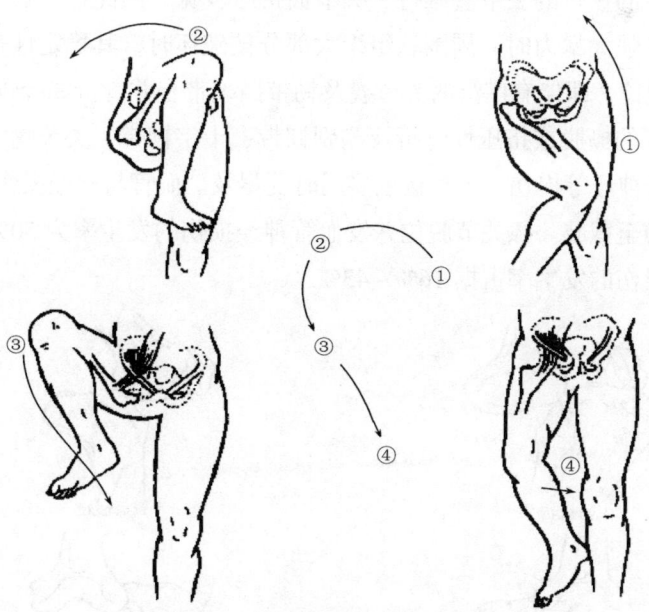

图 13-3 髋关节后脱位回旋整复法

（二）固定方法

一般用皮肤牵引或下肢骨牵引，维持髋部在轻度外展中立位 3~4 周。中心性脱位宜采用持续骨牵引，移位的骨碎块可能与脱位的股骨头一并复位。牵引时间一般为6~8周，在牵引过程中应及早行股四头肌和髋关节主动活动锻炼。解除牵引后，开始作不负重的活动和步行，但不宜过早负重，以防止发生创伤性关节炎。

（三）练功活动

在牵引期间，应进行股四头肌及踝关节功能锻炼。解除牵引后，可扶拐不负重行走，3个月以后逐步负重锻炼，以防止发生股骨头缺血性坏死。

（四）药物治疗

初期以活血祛瘀为主，可内服活血止痛汤，外敷消瘀退肿药膏；中期和后期则着重补益气血、强壮筋骨，可内服生血补髓汤、健步虎潜丸等，外贴跌打膏药。

第二节 膝关节脱位

膝关节脱位比较少见，其发生率占全身关节脱位的0.6%，多见于青壮年人。膝关节是人体最大、结构最复杂的关节。它为屈戌关节，由股骨下端、胫骨上端和髌骨的关节面构成。其借助关节囊、内外侧副韧带、前后十字韧带、半月板等相连接的加固，周围有坚强的韧带的肌肉保护而保持稳定。膝关节有向外约15°的外翻角。膝关节的主要功能是负重与屈伸运动，在屈曲位时，有轻度的内、外旋及内收、外展活动。膝关节由于结构复杂、坚强的韧带的关节囊维持、关节面接触较宽，因此在一般外力下很难使其脱位，只有在遭受强大暴力时，周围软组织大部分被破坏时，其稳定性丧失，才可导致脱位。一旦发生脱位，即伴有广泛的关节囊及韧带撕裂带合并骨折如胫骨结节、胫骨棘、胫骨踝、股骨髁等的撕脱或挤压性骨折及侧副韧带、十字韧带、关节囊等软组织和腘动脉、腘静脉和腓总神经等损伤。半月板也多同时受累及。血管与神经损伤如果诊治不当，可导致严重后果乃至截肢。膝关节脱位并发血管神经损伤的发生率为50%~54%，膝关节脱位并发神经损伤的发生率占据16%~43%。

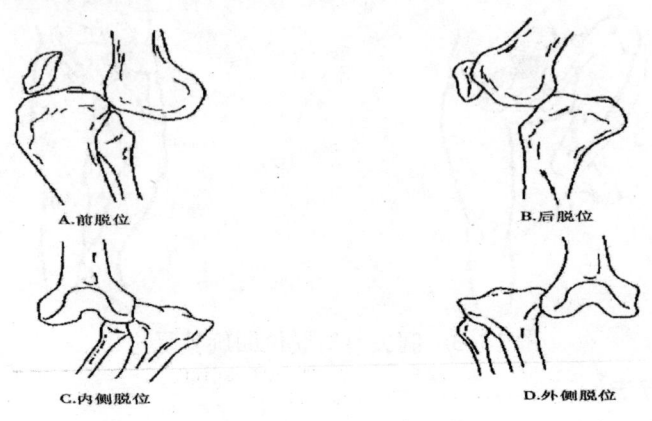

A. 前脱位　　B. 后脱位
C. 内侧脱位　　D. 外侧脱位

图13-4 膝关节脱位分类

根据脱位后胫骨上端所处位置及暴力作用方向，可分为膝关节前脱位、膝关节后脱位、膝关节内侧脱位、膝关节外侧脱位、膝关节旋转脱位5种（图13-4），其中以前脱位最常见，其余较少见。前脱位的发生率是后脱位的两倍，内侧脱位仅是前脱位的1/8。根据用胫骨髁及股骨髁完全分离或部分分离，可以分为完全脱位或部分脱位。

【病因病机】

膝关节脱位多由于强大的直接暴力作用于股骨下端或胫骨上端而造成脱位，以直接暴力居多。如从高处跌下、车祸、塌方等外力直接由前方撞击股骨下端，可造成胫骨向前脱位；作用在胫骨上端可造成胫骨向后脱位；如外力直接由外侧作用在股骨下端，可造成胫骨向外侧脱位，作用在胫腓骨上端，可造成胫骨向内侧脱位。间接暴力则以股骨下端固定而作用于胫骨的旋转暴力多见，可引起膝关节旋转脱位。若外力强大，可产生完全脱位，外力较小则产生不完全脱位。

一、前脱位

多由来自前方的暴力，直接作用于股骨下段，使膝关节强烈过伸，或外力由后向前作用于胫骨上端，股骨髁的关节面沿胫骨平台向后急移位，突破后侧关节囊，而使胫骨脱位于前方，形成膝关节前脱位。该类脱位最常见，多伴有关节囊、后十字韧带断裂或腘动脉、腘静脉损伤、骨折。

二、后脱位

该脱位居第1位。多系从前方而来的直接暴力，作用于胫骨上端，使膝关节过伸，胫骨平台向后脱出，突破关节囊，形成膝关节后脱位。多伴有前十字韧带断裂，腘动脉、腘静脉在此种损伤中较常见，占该型脱位病例的50%左右。

三、外侧脱位

直接暴力或强大外翻力作用于股骨下端，使膝关节过度外翻而使胫骨向外侧移位，多合并对侧胫骨平台骨折。

四、内侧脱位

直接暴力或强大内翻力作用于股骨下端，使膝关节过度内翻，而使胫骨向内侧移位，多合并对侧胫骨平台骨折，该脱位较少见。严重者易引起腓总神经牵拉性损伤或撕裂伤。

五、旋转脱位

胫骨在强大的旋转外力作用下，向两侧方旋转脱位，以向后外侧脱位居多。一般移位幅度少，较少合并血管、神经损伤。该脱位较少见。

当膝关节完全脱位时，常造成前、后十字韧带完全撕裂，一侧副韧带断裂和关节囊撕裂，周围的肌腱造成一定程度损伤，并造成韧带、肌腱附着点的撕脱骨折或挤压骨折。前后脱位占整个脱位的半数以上，且常伴腘动脉、腘静脉损伤。断裂后的腘动脉，在使膝以下供血下降的同时，因为大量出血而在腘窝部形成巨大血肿，压迫部分血管分支；出血后向下流入小腿筋膜间隔，又加重了膝以下缺血。若诊治不及时，易致下肢坏死，内侧位严重致腓总神经损伤，多数为广泛撕裂而造成永久性病变。有时被撕裂的软组织嵌顿于关节间隙内影响闭合复位。

【诊断要点】

一、临床表现

有严重的外伤史。伤后膝关节剧烈疼痛、肿胀，局部青紫、瘀斑，压痛明显，关节活动受限，功能障得。完全脱位时膝部畸形明显，不全脱位时畸形不一定明显，呈弹性固定异常活动。

前脱位时，膝关节前后径增大，髌骨下陷，在腘窝部可触及突起于后侧的股骨髁后缘，髌腱两侧可触及向前移位的胫骨平台前缘。

后脱位时，膝关节前后径增大，胫骨上端下陷，触摸髌骨下空虚，腘窝部可触及向后突起的胫骨平台后缘，髌腱两侧可触及向前突起的股骨髁。

内侧脱位时，膝关节横径增大，侧向异常活动明显，在外侧可触及股骨髁下缘，在内侧可扪及胫骨平台的上缘。

外侧脱位时，膝关节横径增大，侧向异常活动明显，在外侧可触及胫骨平台的上缘，在内侧可扪及股骨髁下缘。

旋转脱位时，多数属于不完全脱位，下肢畸形明显，胫骨上端与股骨下端关系异常。

合并腘动脉损伤时，常出现小腿与足趾苍白、发凉或膝部严重肿胀、发绀，腘窝部有明显出血或血肿，足背动脉和胫前动脉搏动消失或膝以下部位虽尚温暖，而动脉搏动持续消失。

合并腓总神经损伤时，常出现胫前肌麻痹，小腿与足背外侧皮肤感觉减弱或消失。

二、实验室检查

血常规常提示白细胞升高。大出血时血红蛋白下降。

三、影像学检查

X线检查：膝关节正、侧位X线片，常可明确诊断及移位方向，并可了解是否合并骨折。具有方便、简单、易行、价廉等特点。

四、超声波检查

多普勒（Doppler）又称彩超检查：能实时、动态地显示大血管中的血流和组织内的细小流，能判断血流的方向和测定血流速度。常用于检查血管有无断裂、狭窄，准确性很高。

五、神经电生理检查

肌电图：是通过特定电子装置测定神经肌肉的生物电活动，以了解神经肌肉的功能状况，从而间接判断其病理形态学改变。对神经病变有重要价值。

根据受伤史、症状、体征及辅助检查可以作出诊断。

【治疗方法】

膝关节脱位一旦确诊，即应在充分麻醉下行手法复位，若合并血管、神经损伤，需根据损伤轻重决定是否及时进行手术探查。神经的牵拉性损伤多可自行恢复，若为广泛撕裂性损伤，则难以修补，故可不处理。韧带修补需根据具体情况而定。

一、手法整复

前脱位：患者仰卧，一助手环抱患肢大腿上段，另一助手握住患肢踝部或小腿作对抗牵引，术者站于患侧，一手把持大腿下段后侧向前提，另一手置于小腿上端前方向后压，同时用力即可复位；或术者两手四指置于腘窝从后向前托股骨下端，两拇指按压胫骨近端向后，同时用力即可复位。当脱位整复后，畸形消失，助手放松牵引，术者一手持膝，一手握足踝部，将膝关节轻柔屈伸（将膝关节屈曲，再伸直至15°左右）数次，检查膝关节关节缝是否完全吻合，同时检查胫前、胫后动脉搏动情况，检查足踝运动和感觉情况。

后脱位：患者仰卧，一助手环抱患肢大腿上段，另一助手握住患肢踝部作对抗牵引，术者站于患侧，一手托小腿上端后方向前托，另一手按大腿下段前面向后压，或术者两拇指按股骨远端向后，双手四指托解骨近端向前，同时用力即可复位。

内侧脱位：患者仰卧，一助手牵大腿部，另一助手牵患肢踝部，作对抗牵引，术者站于患侧，一手置于大腿下段外侧，另一手置于小腿上段内侧，使股骨下端向内，胫骨上端向外，两手用力并使膝关节呈外翻位，即可复位。外侧脱位：患者仰卧，一助手牵大腿部，另一助手牵患肢踝部，作对抗牵引，术者站于患侧，一手置于大腿下段内侧，另一手置于小腿上段外侧，使股骨下端向外，胫骨上端向内，两手用力并使膝关节呈内翻位，即可复位。

旋转脱位：患者仰卧，一助手牵大腿部，另一助手牵患肢踝部，作对抗牵引，术者站于患侧，一手握持大腿下端，另一手握住小腿上端，向造成脱位力量的反方向用力；或两手同时握持小腿上端，在近端牵引的助手固定大腿，术者向脱位反方向旋转而复位，此时拔伸牵引要充分，要有足够的间隙使骨端活动。若目测足尖、髌骨、髂前上棘三者在一条直线上，即已复位。复位后需检查足背动脉及胫后动脉的搏动。

二、固定方法

确定复位及无合并血管、神经等损伤后，在无菌操作下，抽出关节腔内的积血，然后加压包扎。用长腿直角板或石膏托将患膝固定于 10°～15°伸展中立位。固定前，先加压力垫及用软棉垫保护腓骨小头及其他骨突处。侧方移位时，可用两点加压；内侧脱位时，压力垫置于大腿下端外侧、小腿上端内侧；外侧脱位时，放在大腿下端内侧及小腿下端外侧。禁止伸直位固定，以免加重血管、神经损伤。若肿胀严重，怀疑有小腿筋膜室综合征时，可先置患肢于牵引架上，行跟骨牵引 1～2 周，观察肢体血运直至血运稳定后，再用夹板固定。

三、功能锻炼

复位固定后即可作股四头肌收缩及踝、趾关节屈伸运动。3 周后开始作膝关节主动屈伸活动。4～6 周解除固定，下床锻炼。先在床上练习膝关节屈伸，待股四头肌肌力恢复及膝关节屈伸活动稳定以后，才可逐步负重行走。若膝关节不稳，应延长固定时间。

四、药物治疗

（一）内服药

初期肿痛明显，宜活血化瘀、通经消肿，药用接骨七厘片、活血止痛胶囊或活血疏肝汤加川断、牛膝等；肿消痛减后继续服用通经活络舒筋之中药，方用丹栀逍遥散加独活、川断、牛膝、木瓜、桑寄生等。若有神经损伤症状加全虫、白芷。后期补肝肾壮筋骨，方选补肾壮筋汤加川断、五加皮等；神经损伤后期宜祛风壮筋、益气通络，方选黄芪桂枝汤加川断、桑寄生、全虫、姜黄、制马钱子等。

（二）外用药

脱位整复后，早期可外敷活血止痛膏以消肿止痛；中期用消肿活血汤外洗，以活血舒筋；后期用苏木牛膝煎水熏洗以利关节。中、后期或用海桐皮汤熏洗。

五、手术疗法

伴有严重血管、神经、韧带、半月板、关节内骨折者，常需手术探查。动脉探查、修补应在伤后 6 小时内完成，否则肢体易发生缺血性坏死。合并前后交叉韧带、半月板的完全断裂需手术修补，内、外侧副韧带的完全断裂是否需手术修补，目前有许多争议，一般认为宜早期修补，恢复好。关节内骨折常造成关节面不平整，多数专家主张早期手术治疗。如果关节、囊撕裂、韧带断裂嵌夹于关节间隙或因股骨髁套锁于撕裂的关节囊孔而妨碍复位，也应手术切开复位，修复损伤的软组织。近年来膝关节镜技术为膝关节韧带、半月板的修复带来了技术的革新。具有创伤小，时间短，恢复快等优点。

第三节 髌骨脱位

髌骨古称"连骸",又称"膝盖骨"。髌骨是人体最大的籽骨。略呈扁平三角形,底朝上,尖朝下,覆盖于股骨于胫骨两骨端构成的膝关节前面。髌骨上缘于股四头肌腱相连,下缘通过髌韧带止于胫骨结节;两侧为止于胫骨髁的股四头肌扩张部包绕;其后面的两个斜形关节面,在中央部呈纵嵴隆起,该嵴于股骨下端凹形的滑车关节面相对应,可阻止其向左右滑动。股四头肌中的股直肌、股中间肌及骨外侧肌的作用方向是向外上方,与髌韧带不在一条直线上用力;股内侧肌止于髌骨内上缘,其下部肌纤维呈横位。因此,股内收肌下部纤维的走向及附着点;在屈膝时,并不向内、外侧滑动。由于解刨、生理上的不甚稳定,若出现解剖、生理缺陷时,易引起向外侧脱位;向内侧脱位,是由于特殊暴力作用下的结果;当股四头肌腱或髌韧带断裂,可向下或上脱位。

根据其脱位的病因可分为外伤性脱位和习惯性脱位。外伤性脱位不多见。习惯性脱位较常见,以青少年女性居多,多为单侧,亦有双侧患病。单纯外伤性脱位经手法治疗后,一定时间内内侧支持带和关节囊撕裂修复后功能可恢复正常;而习惯性脱位由于髌骨内侧稳定结构丧失而常需手术修补治疗,以期待功能恢复正常。

【病因病机】

一、外伤性脱位

由于膝关节囊松弛,股骨外髁发育不良而髌骨沟变浅平,髌骨的活动度加大;或伴有股内侧肌肌力弱,当膝关节屈曲外展跌倒时,由于膝内侧张力增大,股四头肌的内侧扩张部撕裂,致髌骨向外侧翻转脱位。或膝关节在屈曲位跌倒时髌骨内侧受到外力直接冲撞,也可造成髌骨向外侧翻转脱位。外侧撕裂而向内侧脱位极少见。有时在强大暴力作用下使股四头肌断裂或髌韧带断裂,造成髌骨移位于下方或上方,有时可夹在关节间隙中。

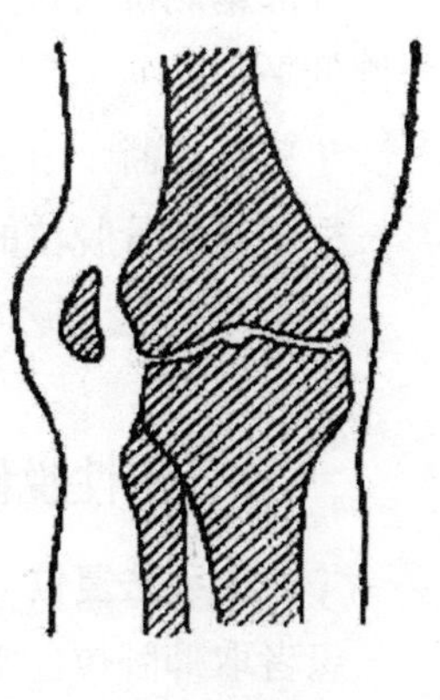

二、习惯性脱位

股骨外髁发育不良致股骨外髁扁平或慢性损伤,股四头肌松弛,内侧肌更为显著,髌内侧筋膜薄弱,髌骨较正常时小,髌腱的抵止部随着胫骨外翻而向外移位,使股四头肌于髌腱的作用力线不在一条直线上,当遇有轻微外力时,髌骨即向外翻转脱位,内侧筋膜断裂回缩而愈合。当膝关节伸直时,即可自行复位,但膝关节屈曲时即翻转向外脱位。外伤性脱位如果治疗不当(如股内侧肌未修补或修补不当)也常是习惯性脱位的原因之一。

图 13-5 髌骨外脱位

【诊断要点】

一、外伤性脱位

（一）临床表现

伤后膝部肿胀、疼痛，膝关节呈半屈曲位，不能伸直。膝前平坦，髌骨又向外、内、上、下方脱出畸形，关节呈弹性固定。或有部分患者就诊时，髌骨已复位，仅留下创伤性滑膜炎及关节内积血或积液，在髌骨内上缘之股内侧肌抵止部有明显压痛（图13-5）。

（二）X线检查

膝部正侧位与轴位X线片可见髌骨移出于股骨髁凹部之外。

（三）诊断

根据外伤史，典型的临床表现，X线检查，即可触诊。

二、习惯性脱位

（一）临床表现

患者有每当屈膝时，髌骨即在股骨外髁上变位向外脱出，伸直时又可复位的病史。平时行走时觉腿软无力，跑步时常跌倒。脱出时伴响声，髌骨停留在股骨外髁的前外侧，出现膝关节畸形，即正常髌骨部位塌陷或低平，股骨外髁前外侧有明显异常骨性隆起。局部压痛，轻度肿胀，当患者忍痛自动或被动伸膝时，髌骨可自行复位，且伴有响声。由于反复脱位，髌骨与股骨外髁经常摩擦，软骨面受损，致使关节疼痛，关节腔积液。休息后疼痛减轻，积液逐渐消失。脱位时可见髌骨脱出于股骨外髁之上，或在股骨外之外上缘。

（二）X线检查

膝部正侧位x线片可见髌骨移出于股骨髁凹部之外，膝关节轴位X线片可显示股骨外髁低平。

（三）诊断

根据有髌骨脱位的病史，典型的临床表现，X线检查，即可确诊。

【治疗概况】

一、外伤性脱位

（一）手法复位

患者取仰卧位。术者站于患侧，一手握患肢踝部，一手拇指按于髌骨外方，嘱患膝在微屈状态下逐渐伸直的同时，用拇指将髌骨向内压迫，使其越过股骨外髁而复位。或术者站于患侧，一手持膝，一手持踝上方，顺势将膝关节伸直即可复位。复位后轻柔屈伸膝关节数次，并用手按摩肿胀的股内侧肌上点，理顺撕裂的肌肉及初韧带。

若髌骨与股骨外髁嵌顿，不能复位者，可用手法复位。患者仰卧，一助手固定股部，一助手持踝关节上方，先使膝关节屈曲外翻，使外侧肌肉松弛。术者站于患侧，双手持膝，先以两手指压脱位的髌骨内缘，使髌骨更向外翻转以加大畸形，可松解嵌顿，后令牵踝的助手将膝关节慢慢伸直，同时术者以两手拇指往挤脱出的髌骨向内前即可复位。

（二）固定方法

复位后，如果关节腔中有中等量以上积血，在严格无菌操作下，抽出关节腔积血，然后加压包扎。以长腿伸直夹板或石膏托固定膝关节屈曲20°～30°中立位2~3周；若合并股四头肌扩张部撕裂，则应固定4~6周。因股骨外髁发育不良引起者，夹板固定时可在髌骨外侧加一加压垫。

（三）练功活动

固定后可作股四头肌收缩、舒张活动。解除外固定后，加强股内侧肌锻炼，逐步锻炼膝关节屈伸活动。早期避免负重下蹲，以免再发生脱位。

（四）药物治疗

早期宜活血消肿止痛，方选活血舒肝汤加牛膝；中期养血通经活络，服养血止痛丸；晚期补肝肾、强筋骨，可服健步虎潜丸。外用药，早期可用定痛膏以消肿止痛，后期以海桐皮汤熏洗患肢，以舒利关节。

（五）手术治疗

有严重的股四头肌扩张部或股内侧肌撕裂及股四头肌腱、髌韧带断裂者均应做手术修补。

二、习惯性脱位

习惯性脱位需手术复位治疗，手术种类繁多，但不外两大类：一是通过对伸膝装置的平衡来达到治疗髌骨脱位的目的，二是切除髌骨同时调整伸膝装置。

根据病人的具体情况决定手术方式，有软组织手术与骨骼手术两大类。软组织手术是指松解膝关节外侧的挛缩组织，加强内侧松弛的组织，矫正伸膝装置的力线，它包括内侧软组织重叠缝合术、肌腱移位术、肌膜移位术、髌韧带移位术4种方式。骨骼手术包括股骨髁截骨术和髌骨切除术。股骨髁截骨术可矫正膝外翻或股骨下端的内旋，也可垫高股骨外髁以矫正股骨外髁的低平。髌骨切除术适用于合并严重骨关节病的患者。该手术方式不适于儿童。在胫骨上端骨骺未闭合前，尽量不作截骨术或垫高外髁手术。

复位固定后可作股四头肌收缩、舒张活动。解除外固定后，加强股内侧肌锻炼，逐步锻炼膝关节屈伸活动。早期避免负重下蹲，以免再发生脱位。

第四节　踝关节脱位

胫、腓、距三骨构成了踝关节，距骨被内、外、后三踝包围，由韧带牢固固定在踝穴中。内侧的三角韧带起于内踝下端，呈扇形展开，附着于跟骨、距骨、舟骨等处，主要功能是防止足过度外翻。由于三角韧带坚强有力，常可因足过度外翻时，牵拉内踝造成内踝撕脱性骨折。外侧韧带起于外踝尖端，止于距骨和跟骨，分前、中、后三束，主要功能是防止足过度内翻。此韧带较薄弱，当足过度内翻时，常可导致此韧带损伤或断裂，亦可导致外踝撕脱性骨折。下用胫腓韧带紧密联系胫腓骨下端之间，把距骨牢固地控制在踝穴之中，此韧带常在足极度外翻时断裂，造成下胫腓联合分离，使踝距变宽，失去生理稳定性。

根据是否有创口与外界相通，常可分为闭合性脱位和开放性脱位。闭合性脱位根据脱位的方向不同，可分为踝关节内侧脱位、外侧脱位、前脱位、后脱位。

一般以内侧脱位较为常见，其次为外侧脱位和开放性脱位，后脱位少见，前脱位则极罕见。单纯脱位极为少见，多合并骨折如内、外踝和胫骨前唇或后踝骨折。

【病因病机】

内侧脱位：多为间接暴力所引起，如扭伤等，常见由高处跌下，足的内侧先着地，或走凹凸不平道路，或平地滑跌，使足过度外翻、外旋致伤，常合内、外踝骨折。

外侧脱位：多为间接暴力所引起，如扭伤等，常见由高处跌下，足的外侧先着地，或行走凹凸不平道路，或平地滑跌，使足过度内翻、内旋而致伤，常合内、外踝骨折。其机制与内侧脱位相反。

前脱位：间接或直接暴力所引起，如由高处跌下，足跟后部先着地，身体向前倾而致胫骨下端向后错位，形成前脱位。或由于推跟骨向前，胫腓骨向后的对挤暴力，可致踝关节前脱位。

后脱位：足尖或前足着地，由后方推挤胫腓骨下端向前。或由高处坠下，前足着地，身体向后倾倒，胫腓骨下端向前翘起，而致后脱位，常合并后踝骨折。

开放性脱位：多由压砸、挤压、坠落和扭绞等外伤所致。其开放性伤口多表现为自内向外，即骨折的近端或脱位之近侧骨端自内穿出皮肤而形成开放性创口，其伤口多污染重，感染率相对增高。

【诊断要点】

一、临床表现及 X线检查

内侧脱位：伤踝关节肿胀、疼痛、瘀斑，甚者起水泡，踝关节功能丧失，足呈外翻、内旋，内踝不高突，局部皮肤紧张，外踝下凹陷，明显畸形。常合并内、外踝骨折或下胫腓韧带撕裂。X 线检查可见距骨及其以下向内侧脱出，常合并内、外踝骨折（图13-6）。

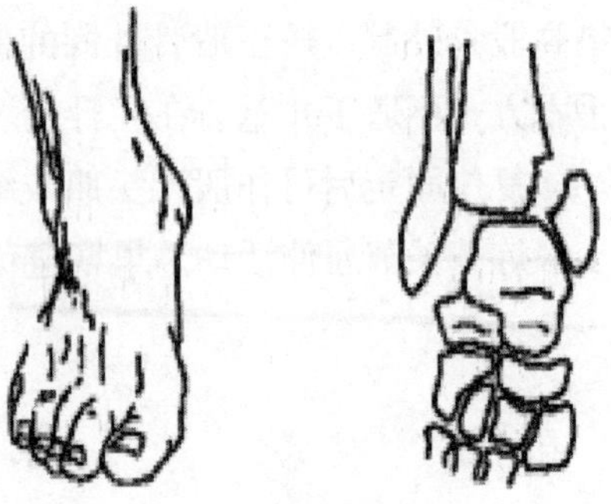

图 13-6 踝关节内侧脱位与 X 线示意图

外侧脱位：伤踝关节肿胀甚者起水泡、疼痛、瘀斑，踝关节功能丧失，足呈内翻、内旋，外踝下高突，内踝下空虚，明显畸形，局部皮

肤紧张。若合并内、外踝骨折则肿胀、疼痛更甚，伴下胫腓韧带撕裂，则下胫腓联合分离。X线检查可见距骨及其以下向外侧脱出，

常合并内、外踝骨折，下胫腓韧带撕裂者则见胫腓间隙增宽（图13-7）。

前脱位：伤踝关节肿胀、疼痛，踝关节功能障得，足呈极度背伸，不能跖屈，跟腱两侧有胫腓骨远端的骨性突起，跟骨向前移，跟腱紧张，常合并胫骨前唇骨折。X线检查可见距骨及其以下向前脱出，或合并胫骨前唇骨折（图13-8）。

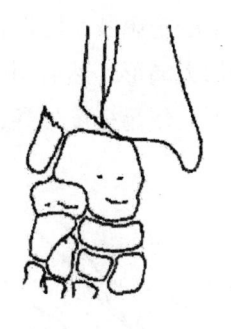

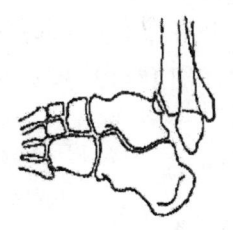

图13-7　X线示意图 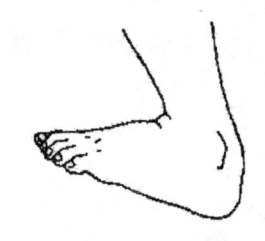　　　　图13-8　踝关节前脱位与X线示意图

后脱位：伤踝关节肿胀、疼痛，踝关节功能障碍，足跖屈，跟骨后突，跟腱前方空虚，踝关节前方可触及突出的胫骨下端，而其下方空虚，常伴后踝骨折。X线检查可见距骨及其以下向后脱出，或合并后踝骨折（图13-9）。

开放性脱位：跟关节肿胀、疼痛，踝关节功能障碍，局部有渗血，伤口多位于踝关节内侧，一般为横形创口，严重者骨端外露，伤口下缘的皮肤常嵌于内踝下方，呈内翻内旋，外踝下高突，内踝下面空虚。X线检查可提示移位的方向及是否合并骨折（图13-10）。

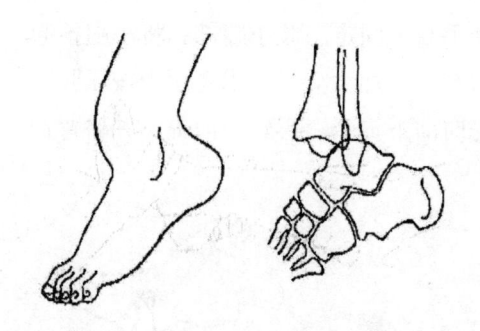

图13-9　踝关节后脱位与X线示意图 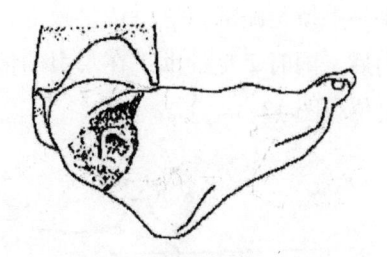　　　　图13-10　踝关节开放性脱位

二、诊断

根据外伤史，典型的临床表现，X线检查即可确诊。

【治疗方法】

一、外治法

（一）手法复位

内侧脱位：患者取患侧卧位，膝关节半屈曲，一助手固定患肢小腿部，将小腿抬起。术者一手持足跗部，一手持足跟，顺势用力牵引，并加大畸形，然后用两手拇指按压内踝下骨突起部向外，其余指握足，在维持牵引的情况下，使足极度内翻、背伸，即可复位（图13-11）。

外侧脱位：患者取健侧卧立，患肢在上，膝关节屈曲，一助手固定患肢小腿部，将小腿抬起。术者一手持足跗部，一手持足跟，顺势用力牵引，并加大畸形，然后用两手拇指按压外踝下方突起部向内，其余指握足，在维持牵引的情况下，使足极度外翻，即可复位（图13-12）。

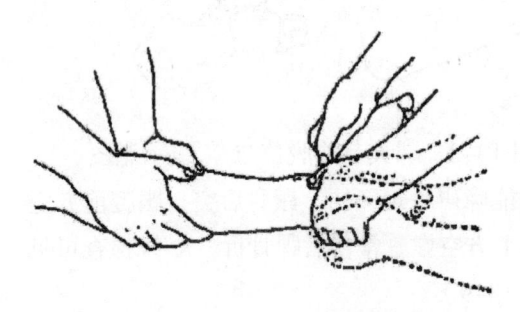

图13-11 踝关节内侧脱位复位法 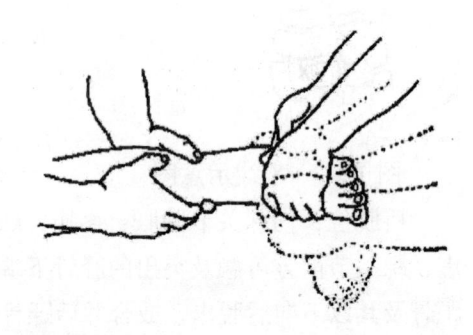　　图13-12 踝关节外侧脱位复位法

前脱位：患者仰卧位，膝关节屈曲，一助手双手固定患肢小腿部，将小腿抬起。术者一手握踝上，一手持足跖部，顺势用力牵引，持踝上之手提胫腓骨下端向前，握足跖的手使足跖屈，向后推按即可复位（图13-13）。

后脱位：患者仰卧位，膝关节屈曲，一助手双手固定患肢小腿部，将小腿抬起。一助手一手持足跖部，一手持足跟部，两手用力牵引，加大畸形。术者用力按压胫腓骨下端向后，同时牵足的助手在牵引的情况下，先向前下提牵，再转向前提，并略背伸，即可复位（图13-14）。

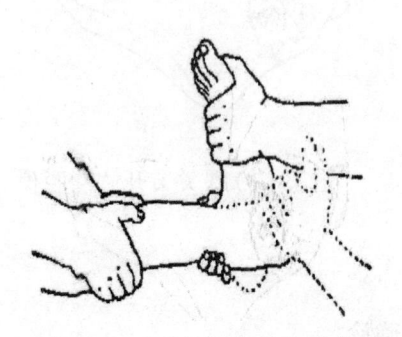

图13-13 踝关节前脱位复位法 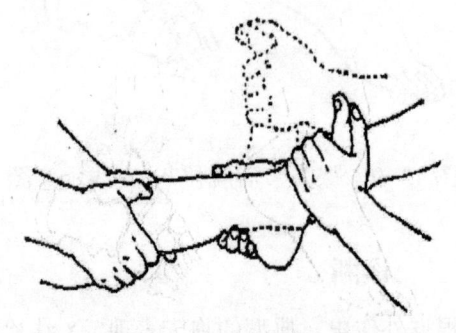　　图13-14 踝关节后脱位复位法

（二）固定

内侧脱位：超踝塑形夹板加垫，将踝关节固定在内翻位。单纯性脱位固定 3 周，合并骨折固定 5 周。

外侧脱位：超踝塑形夹板加垫，将踝关节固定在外翻位。单纯性脱位固定 3 周，合并骨折固定 5 周。

前脱位：石臂托固定踝关节于稍跖屈中立位 3~4 周。

后脱位：石膏托固定踝关节于背伸中立位 4~6 周。

二、内治法

早期宜活血化瘀、消肿止痛、利湿通络，方选活血舒肝汤加木瓜、牛膝；肿胀消退后，内服通经利节、壮筋骨之筋骨痛消丸；解除固定后，可内服补气血、壮筋骨、强腰膝、通经活络之健步壮骨丸。

对于开放性脱位在治疗上应着重于防止感染及稳定骨折脱位，使关节得以早期进行功能锻炼。伤后 6~8 小时内，宜彻底清创，常规肌内注射破伤风抗毒素 1500U，复位后对合并骨折进行内固定，争取一期缝合闭合伤口。为早期开始关节功能活动创造条件，缩短了患肢功能恢复时间。

第五节　距骨脱位

距骨与胫骨、跟骨、舟骨构成关节，即胫、距跟、距舟 3 个关节。距骨体前宽后窄，距骨共有 6 个关节面，上有 5 个关节面，衔接胫距、距跟、距舟 3 个关节，几乎全部骨质为关节软骨所覆盖。其血液供应主要来自从距骨颈前侧进入的足背动脉的关节支；从胫距关节和距跟间韧带所供血液有限，故脱位后可引起缺血性坏死。距骨无肌肉附着。距骨位于足纵弓的顶点，是足的支持与活动中心，它可完成足的背伸、跖屈内收、外展和内外翻等运动，伤后若治疗不当或复位不佳，易造成半脱位状态。距骨脱位比骨折多见，多由足部跖屈位强力内翻所致。

距骨脱位临床常分为距骨周围跗骨脱位和距骨全脱位两大类型。

距骨周围跗骨脱位指胫距关系正常而跟距、距舟关节脱位，它可分为内侧脱位、外侧脱位、前脱位、后脱位 4 种（图 13-15）。距骨全脱位是指距骨从踝穴完全脱出（图 13-16）。

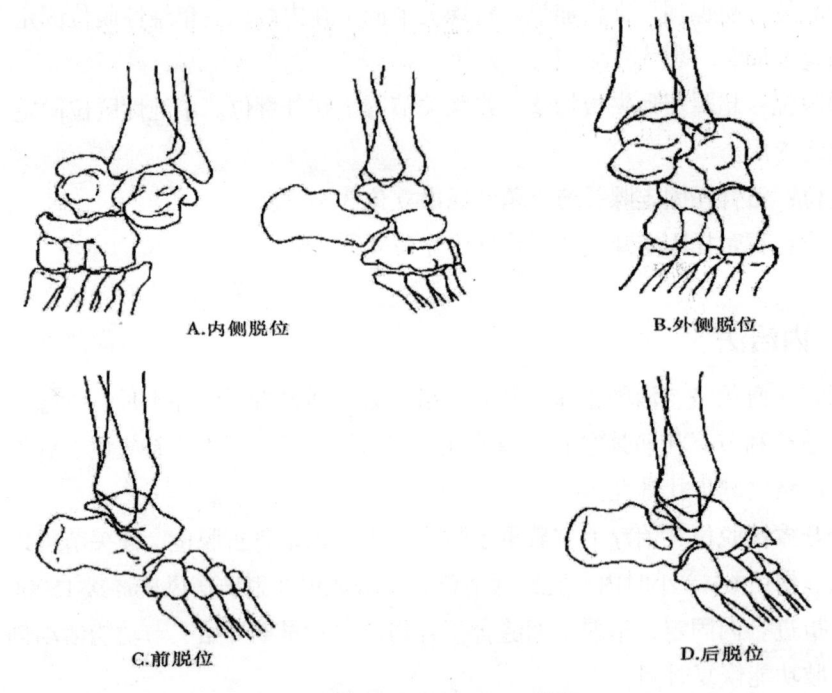

图 13-15 距骨周围跗骨脱位

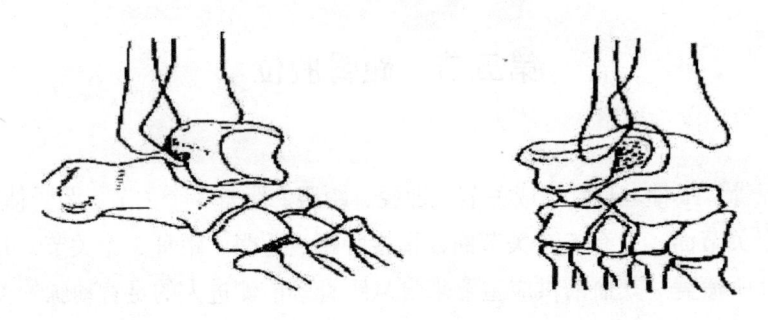

A.内侧脱位　　B.外侧脱位　　C.前脱位　　D.后脱位

图 13-16 距骨全脱位

【病因病机】

（一）距骨周围跗骨脱位

内侧脱位：当暴力使足强力内翻时，造成距舟关节脱位，在暴力持续作用下，发生跟距关节脱位，形成内侧脱位，易并发外踝或距骨颈骨折。

外侧脱位：当暴力使足强力外翻时，造成距舟关节脱位，然后使跟骨从距骨下脱出而向外，形成距骨外侧脱位，易并发跟骨的载距突骨折。

前脱位：当暴力使足强力背屈时，胫骨下端的关节面前缘作用于距骨颈部，推距骨向后移，引起距舟、距跟关节同时脱位，跟骨相对前移，形成前脱位，易合并跟骨的载距突骨折。

后脱位：当暴力使足强力跖屈时，胫骨下端的关节面后缘作用于距骨后部，推距骨向前移，跟骨相对后移，形成后脱位，易合并舟骨骨折。

（二）距骨全脱位

当足处于内翻、内收及跖屈时，强大的内翻暴力使距下关节韧带断裂的同时使踝关节外侧副韧带一起撕裂，距骨与其他跗骨分离外，还可从踝穴中脱出，造成踝关节向内侧脱位合并距下关节（距跟关节、距舟关节）脱位。距骨周围的韧带均断裂。足在最大内翻时，使距骨从其垂直轴上旋转90°，造成距骨头指向内侧，并可顺其长轴再旋转90°，使其下关节面指向后侧。暴力消失后，足回到中立位，而脱出的距骨仍保持旋转位，使距骨体处于外踝之前，距骨颈则在内侧，与跟骨相接的关节面指向后侧，与胫骨相关节处则位于皮下。这种类型的脱位常使局部皮肤撕裂，露出距骨关节面或外跟骨端，造成开放性脱位。由于距骨突出处皮肤紧张，即使皮肤未撕裂，也可合皮肤受压而坏死。

【诊断要点】

（一）距骨周围跗骨脱位

1. 临床表现：踝关节及足部疼痛、肿胀、功能障碍，局部瘀斑，弹性固定。内侧脱位时足呈内翻内旋畸形，足外侧皮肤紧张；外侧脱位时足呈外翻外旋畸形，足内侧皮肤紧张；前脱位时足略呈背屈位，足前部变长，跟骨前移；后脱位时足略呈跖屈位，足前部变短，跟骨后突。

2. X线检查：距骨仍在踝穴内。内侧脱位时足呈内翻内旋畸形，距骨头指向外侧；外侧脱位时足呈外翻外旋畸形，距骨头指向内侧；前脱位时足略呈背屈位，足前部变长，跟骨向前移位；后脱位时足略呈跖屈位，足前部变短，跟骨向后突出。

3. 诊断：根据外伤史，典型的临床表现，X线检查即可确诊。

（二）距骨全脱位

1. 临床表现：伤踝关节及足部疼痛、肿胀、功能障碍，局部瘀斑，弹性固定。前足呈内翻内旋畸形，外踝前方可扪及距骨体，突出部皮肤紧张，踝穴空虚，若开放性脱位则在踝部前方可见露出的距骨体或外踝骨端。

2. X线检查：距骨体在外踝前方，距骨头指向内侧，距骨沿其纵轴旋转，其下关节面后方移，距骨脱出于踝穴外。

3. 诊断：根据外伤史，典型的临床表现，X线检查即可确诊。

【治疗概况】

（一）外治法

1. 手法复位：距骨周围跗骨脱位：一助手双手握患肢小腿，术者一手握患足跟，另一手握前足，先顺畸形顺势牵引，然后向畸形相反方向扳正即可复位。

距骨全脱位：患者取仰卧位，一助手用布带套住大腿，另一助手一手握足跟部，一手握足，顺跖屈内翻位作对抗牵引，在将足强力内翻的同时，术者以两手拇指用力向内、向后推挤距骨后部，同时将距骨沿其纵轴旋转即可复位。

2. 固定：距骨周围跗骨脱位：内侧脱位用石膏托固定于踝关节90°，足稍外翻位3～4周；外侧脱位用石膏托固定于踝关节90°，足稍内翻位3～4周；前脱位用石膏托固定于踝关节110°，足中立位3~4周；后脱位用石膏托固定于踝关节背屈75°，足中立位3~4周。合并骨折者应固定在功能位4~6周。

距骨全脱位：短腿石膏托固定于踝关节背伸90°，足中立位12周，直至X线检查未见距骨缺血坏死。

3. 练功活动：固定期间应作足趾、膝关节屈伸功能般炼，解除固定后应行局部按摩理疗，配合中药熏洗。

（二）内治法

早期宜活血化瘀、消肿止痛、利湿通络，方选活血舒肝汤加木瓜、牛膝；肿胀消退后，内服通经利节、壮筋骨之筋骨痛消丸；解除固定后，可内服补气血、壮筋骨、强腰膝、通经活络之健步壮骨丸。

对于开放性脱位在治疗上应着重于防止感染及稳定骨折脱位，使关节得以早期进行功能锻炼。伤后6~8小时内，宜彻底清创，常规肌内注射破伤风抗毒素1500U，复位后对合并骨折进行内固定，争取一期缝合闭合伤口。为早期开始关节功能活动创造条件，缩短了患肢功能恢复时间。

第六节 跖跗关节脱位

跖跗节脱位又称Lisfranc脱位、Chopar脱位、跖跗关节骨折脱位、Lisfranc骨折脱位，是跖跗关节骨端移位，对应关系失常。跖跗关节由前部跗骨（包括3个楔骨与骰骨）与5个跖骨基底部的关节面所组成，其排列方式在冠状面上并非处在同一水平线上，而是由前内斜向后外走行，矢状面关节面是向前下倾斜。在5个跖骨头之间有横韧带相连，在两相邻跖骨底之间有横行的骨间韧带相连，但在1~2跖骨基底部之间无横韧带，有斜韧带与第1楔骨至第2跖骨基底部骨保持连接。其位置相当于足内缘中点，外缘画一线，亦即足背的中部断面。跖跗关节的跖侧面有较多筋膜和肌腱等软组织保护，结构上较牢固，而其背侧结构就较为薄弱。

跖跗关节脱位是足部的严重损伤，不论是否有骨折，跖跗关节在各患者之间差异也很大，有的仅1~2个跖跗关节脱位，有的5个关节皆脱位。大部分病例为直接外力所致伤，故软组织损伤也很严重，间接外力只占少数。由于软组织的肿胀或直接损及足背静脉、动脉，足背常发生血液循环障碍，故应及时诊治。

根据跖骨的移位方向，临床常将其分为外侧脱位、内侧脱位、分歧脱位3种类型。外侧脱位为第2~5跖骨向外侧脱位，内侧脱位为第1跖骨向内侧脱位伴第1跖骨基底部骨折，分歧脱位为第1跖骨向内侧脱位伴第2~5跖骨向外侧脱位同时存在第1跖骨基底部骨折。

【病因病机】

跖跗关节脱位多因急剧暴力引起，如高处坠下前足着地、车轮辗扎、扭转等暴力迫使足前段内翻、内收，或前后挤压使足背跷起，或足前部受突然的跖屈暴力，或足趾固定足跟遭受暴力时，或外展暴力，或跖屈和旋后暴力，或跖屈和旋前暴力。跖跗关节可突然跖屈，造成跖跗脱位。由于外力的作用方向不同，跖骨基底部可向内、外、背、跖的任何一侧脱位。脱位的跖骨可为一个或数个，临床中可见到第 1 跖骨向内侧脱位并基底外侧骨折，第 2 ~ 5 跖骨向外侧脱位，或两者同时存在。脱位时常伴有局部软组织的严重挫裂伤，有时损伤足背动脉，导致前足部分坏死。

【诊断要点】

一、临床表现

伤后跖跗关节部位剧烈疼痛，活动时疼痛加剧，不能下地行走，畸形，压痛，足背常可触及脱位之跖骨。足部可增宽，纵向长度变短，足背动脉有时不能触及。随着损伤时间的延长，肿胀及瘀斑更为明显。

二、X 线检查

足正侧位或旋后 60° 作跖跗关节侧位摄片可发现异常。

根据外伤史，临床表现，结合 X 线摄片可以确诊。

【治疗概况】

一、手法整复

若伤后时间较短，肿胀不严重及局部软组织张力不大时，可以行闭合复位。在充分麻醉后，一助手握小腿下段（或踝关节），另一助手把持足趾向远侧拔伸对抗牵引。术者用对掌挤按法，即可复位，或助手固定踝关节，术者一手把持跖趾关节处，向远端牵拉，一手按压跷起的骨端即可复位。

二、固定方法

复位后以连脚托板固定踝关节 90° 足中立位，足弓处加一厚相垫托，以维持足弓，背侧脱位的跖骨头处加垫，上面再用一硬纸壳（大小以覆盖足背为适度），用绷带将其和足底托板固定在一起。或在足背及其两侧相应部位放好薄棉垫，取两块瓦形硬纸壳内外相扣覆盖，用绷带扎缚数道。固定时间一般为 3 ~ 4 周。

三、功能锻炼

整复固定后，即可作踝关节的屈伸练功活动。3 ~ 4 周后可解除固定开始功能锻炼，1 周后再下床般炼负重行走。

四、药物治疗

（一）内服药

早期应活血祛瘀、舒筋活络，内服舒筋活血汤加减。中后期应补肝肾、利关节，内服虎潜丸或补肾壮筋汤。

（二）外用药

早期应活血祛瘀、舒筋活络、消肿止痛，外敷消瘀膏或消肿散等。中后期舒筋活络、利关节，外用八仙逍遥汤或海桐皮汤、下肢损伤方熏洗。

五、手术治疗

若固定不能控制再脱位时，或手法复位失败，整复时由于骨碎片或软组织嵌入关节间隙而妨碍复位时可切开复位，复位后用细钢针经第1、第5跖骨穿入第1楔骨及骰骨固定。陈旧性脱位可考虑切开复位、矫正畸形及关节融合或骨突切除术。

第七节　跖趾关节及趾间关节脱位

跖趾关节由第1~5跖骨头与趾骨基底部组成。其结构与功能类似掌指关节，主要功能为跖屈、背伸并可内收、外展。其活动范围较掌指关节小，其中背伸又比跖屈小。当全足着地时，跖骨参与形成足纵弓，跖趾关节处于伸展状态。跖趾关节囊薄弱，关节囊的两侧有侧副韧带加强，在5个跖骨头之间有足底深横韧带相连。当较大的压缩或背伸力由近节趾骨传导跖骨头时，可使跖趾关节的跖侧关节囊撕裂，从而引起近节趾骨向背侧脱位，它比较常见。跖趾关节脱位发生于第1跖趾关节（图13-17）。

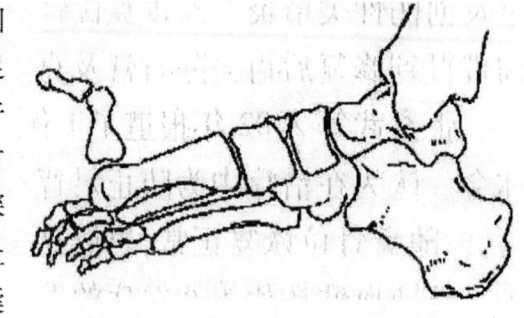

图13-17　第1跖趾关节脱位

趾间关节脱位是指趾骨与趾骨之间的关节发生分离，好发于拇趾与小趾，此种脱位不多见。趾间关节为滑车关节，有屈、伸活动，但无侧向活动。近侧较远侧活动度大。脱位后有时可自行复位。

【病因病机】

一、跖趾关节脱位

多见于行走或跳跃，因挤压外力或其他使足过伸的暴力（如跳高、跳远时足趾先着地）迫使跖趾关节过伸，近节趾骨基底脱向跖骨头的背侧所致，也有脱向侧方者。第 1 跖骨较长，前足踢碰时常先受力，外力直接压砸亦可累及，故第 1 跖趾关节脱位较多见。

二、趾间关节脱位

多见于直接踢、碰、顶趾端，引起末节趾骨近端向近节趾骨背侧移位，若有侧副韧带撕裂则可向侧方移位。

【诊断要点】

跖趾关节脱位

（一）临床表现

伤处局部疼痛、肿胀、功能障碍，足趾短缩，跖趾关节过伸，趾间关节屈曲跖骨头向跖侧突出畸形，关节呈弹性固定。侧方脱位多见于 2~5 跖趾关节，患足趾歪向一侧，患趾过伸不明显，仅见短缩，其他症状同背侧脱位。

（二）X 线检查

跖骨头向跖侧突出，跖趾关节过伸，趾间关节屈曲畸形。

（三）诊断

根据外伤史，典型的临床表现，X 线检查即可确诊。

趾间关节脱位

（一）临床表现

伤处疼痛、肿胀、功能障得，足趾短缩，脱位之趾前后径增大畸形，关节呈弹性固定。

（二）X 线检查

趾骨正斜位片可见足趾短缩，脱位之趾前后径增大。

（三）诊断

根据外伤史，典型的临床表现，X 线检查即可确诊。

【治疗概况】

一、外治法

（一）手法复位

跖趾关节脱位：助手双手握患肢踝关节，术者一手握患足跖部，另一手持患拇趾，或用绷带提牵患趾，先将患趾极度背伸牵引，加大畸形，并同时推基底部向跖骨头远端，持跖部远端的拇指推跖骨头向背侧，当患趾基底部滑到跖骨头远端时，在维持牵引的情况下，将患趾由跖趾关节背伸位，转向既屈位即可复位。跖趾关节脱位有时由于跖骨头被关节囊或屈趾肌腱嵌夹交锁，不易复位。在复位时，关键在于将拇趾极度背伸，加大畸形，然后将拇趾近节基底部顶紧第 1 跖骨背侧，向远端推到跖骨头部，可使嵌顿缓解，即可复位。其他2~5跖趾关节脱位多脱向背侧，趾背伸、跷起、短缩，不能屈曲，跖骨头突出，复位时牵拉推脱出的趾骨向跖侧，同时屈曲患趾，即可复位（图13-18）。

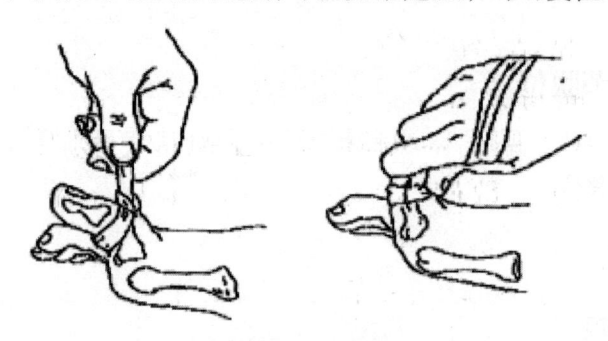

图13-18 跖趾关节脱位复位法

趾间关节脱位　术者一手握踝部，一手捏紧足趾远端，牵引拔伸，即可复位。

（二）固定

跖趾关节脱位：一般不需固定，固定时可用绷带缠绕足部数圈，再以瓦形硬纸壳、夹板或压舌板固定是跖趾关节于伸直位2~3周。

趾间关节脱位：一般不需固定，固定时可用邻趾胶布固定2~7周。

（三）练功活动

跖趾关节脱位：早期可作1深关节屈伸活动，1周肿胀消退后，可扶拐以足跟负重行走，4周后去除外固定后逐步练习行走。

二、内治法

早期宜活血化瘀、消肿止痛通络，方选活血舒肝汤加牛膝；中、后期应强补气血、壮筋骨、强腰膝，内服健步虎潜丸。

第十四章 躯干关节脱位

第一节 颞颌关节脱位

颞颌关节由颞骨的一对颞颌关节窝和下颌骨的一对髁状突构成。颞颌关节脱位是临床常见脱位之一。

【病因病机】

多因张口过大（如大笑、打呵欠、拔牙或进行全身麻醉时使用开口器用力过度等）或在张口时颏部受外力打击所致，使下颌骨髁状突向前滑动，越过关节结节最高点，而被交锁在关节结节前方颧弓下，造成脱位。按一侧或两侧脱位，可分为单侧脱位和双侧脱位两种；按脱位后髁状突在颞颌关节窝的前方或后方，分为前脱位、后脱位两种，临床以前脱位多见；按脱位的时间和复发次数，可分为新鲜性、陈旧性和习惯性三种。年老体弱、嚼肌和颞颌下韧带过于松弛，或新鲜脱位复位后过早活动，往往会形成习惯性脱位。

【诊断要点】

1. 患者有过度张口史，伤后疼痛，张口闭口均困难。

2. 体征：双侧脱位时，患者常呈半张口状，不能闭嘴，颏部突出于正前方，下齿列突于上齿列之前，言语含混不清，不能下咽，口涎外溢。咬肌痉挛呈块状突出，而面颊变成扁平状，在颧弓下可触及髁状突，在耳屏前下关穴处可触及一明显凹陷。一侧脱位时，颏部也向前突出但偏向健侧，在脱位侧的颧弓下可触及髁状突和在耳屏前方可触及一凹陷。

【治疗方法】

1. 手法复位

（1）口内复位法：新鲜性颞颌关节脱位的复位常用口内复位法。

患者坐在椅子上，术者立于患者之前。先将两拇指裹以消毒纱布数层后，伸入患者口腔，分别置于两侧下臼齿的嚼面上，其余四指在两侧托住下颌体及下颌角。复位时先以两拇指向后下方按压，力量逐渐增大，当髁状突达到关节结节下方时，其余各指配合拇指紧紧地握住下颌体向下向后推送，使髁状突滑过关节结节达到下颌关节窝的前下方，其余各指把住下颌体向上端托，使髁状突滑入关节窝。当听到弹响声时，拇指迅速滑向臼齿颊侧，以防咬伤，即表明复位成功，拇指随即退出口腔（图14-1）。

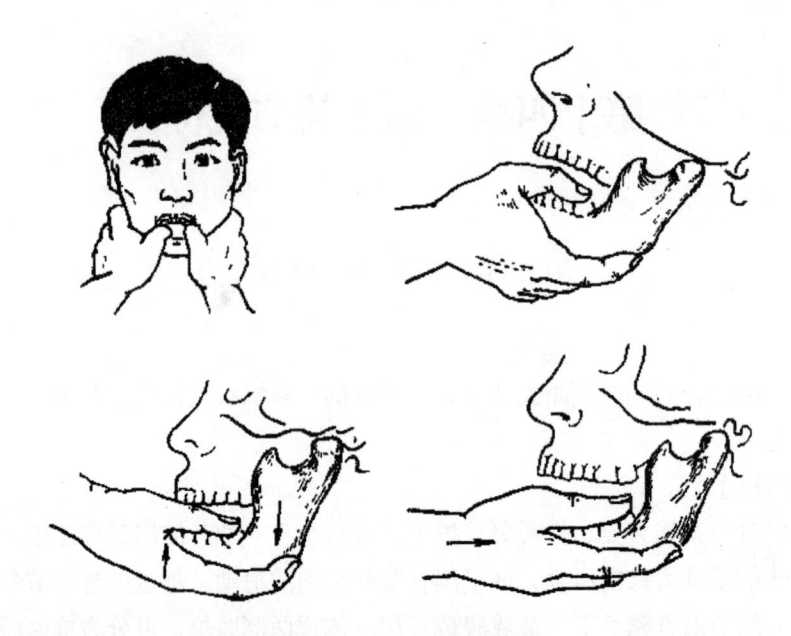

图 14-1　口内复位法

（2）口外复位法：双侧脱位，用口腔内相同的手法，在口腔外进行复位。患者坐位，头倚于墙壁。术者立于患者前方，双手拇指分别置于两侧下颌骨下颌支的后上方，其余四指把住下颌骨体部，然后双手拇指由轻而重向下按压下颌支，并慢慢用力向后方推送，即可复位。

2. 固定方法：将四头带兜住下颌部，其余四头分别在头顶打结，维持于闭口位。固定时间为 2～3 天。固定期间嘱患者不要用力张口，不要吃硬食。

3. 药物治疗：一般不用外敷药，内治以舒筋活血、补肾壮筋为主，可用壮筋养血汤或补肾壮筋汤。

第二节　骶尾关节脱位

　　骶尾关节由骶骨尖与尾骨底组成微动关节，其间有甚薄的椎间盘。骶尾关节前侧有前纵韧带，各附着于骶骨和尾骨盆面，骶骨后韧带为脊柱后纵韧带和棘上、棘间韧带及骶棘肌筋膜延续部分，位于两侧的骶尾韧带，相当于横突间韧带，骶尾角之间还有骨间韧带相连。

　　该关节通常有轻微的屈伸活动，其活动度取决于肛提肌的紧张与松弛，有部分正常人也可由于骶尾关节骨性融合而不活动。临床上骶尾关节脱位常见于女性。单纯脱位较少，常合并骶尾交界处的骨折脱位。按脱位的时间分为新鲜脱位和陈旧性脱位；按尾骨脱位的方向可分为前脱位、后脱位和侧方脱位，前脱位较多见（图 14-2）。

A. 前脱位　　　　　　　　　B. 后脱位

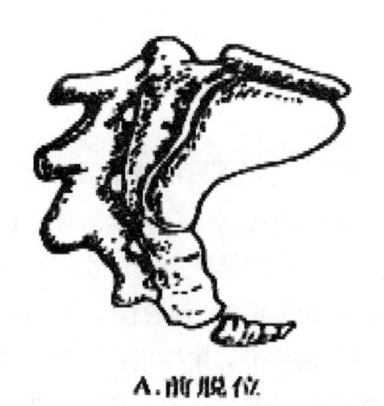

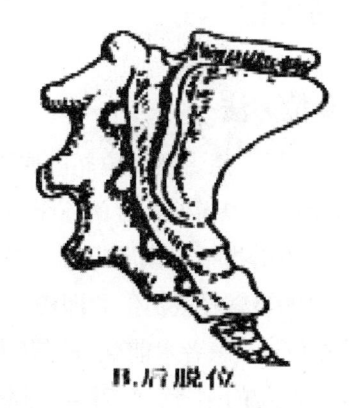

图 14-2　骶尾关节脱位

【病因病机】

骶尾关节脱位与直接暴力、产伤有密切关系。

一、直接暴力

滑倒仰坐摔伤，尾骶部直接撞击坚硬的地面或硬物，引起骶尾关节脱位。如摔坐楼梯台阶边沿，椅凳角上，尾骨往往因受背侧暴力的作用和肛提肌、尾骨肌的收缩而向前脱位。如伴有侧向暴力时，可合并侧方脱位。有的暴力来自尾尖垂直方向，可发生后脱位或骨折脱位。

二、产伤

胎儿大、育龄高、产程长，可引起骶尾关节脱位。胎儿过大、胎头径线大、过熟，颅骨较硬头不易变形，形成相对头盆不相称，兼有育龄高，韧带松弛退变，激素分泌异常，韧带松弛弹性变差，加之产程长，造成分娩时韧带撕裂，发生骶尾关节后脱位。

【诊断要点】

患者有滑倒仰坐摔伤史和产伤史。患者骶尾部疼痛，不能坐位，常以半侧臀部坐在椅凳上，弯腰下蹲等活动受限，甚则疼痛。骶尾部局部软组织肿胀，皮下瘀血及压痛明显。骶尾交界区有台阶样感，或凹陷感。按压尾骨尖时，骶尾区有过度的伴有疼痛的异常活动。肛诊时前脱位可触及骶尾前侧有凸起，压痛。后脱位可触及尾骨向后凹陷，压痛。X线侧位片可显示尾骨向前脱位、或向后脱位、或骨折脱位。正位片可能显示有侧向移位，但应除外变异。

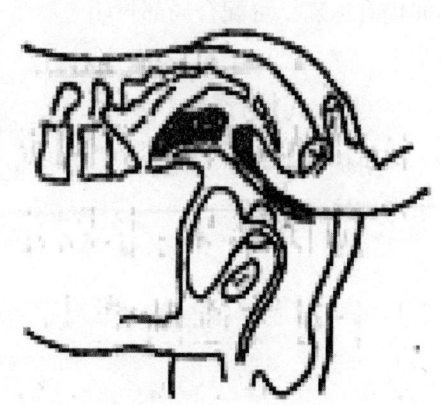

图 14-3 骶尾关节脱位肛内复位法

【治疗方法】

一、复位方法

1.肛内复位法：患者侧卧位屈膝屈髋、或胸膝卧位，在局部麻醉或不需麻醉下，术者戴手套，以示指或中指伸入肛门，于骶尾前方触及高起的压痛区，施以向背后挤压力，与此同时，术者拇指抵于骶尾末端，作与中指或示指相对的推压力，使骶尾交界区变得光滑，且疼痛明显减轻或消失，即告复位。此法适用于骶尾关节前脱位（图14-3）。

2.肛外复位法：患者术前准备同肛内复位法，术者戴手套，用拇指在尾骨后凸的压痛区，向前挤压脱位的尾骨，此时可感到有向前的滑动感，复位法位即成功。此法适用于骶尾关节后脱位。

3. 过伸复位法：患者俯卧于床，双膝关节并拢尽量屈曲，术者位于患者左侧，左手按于骶骨处向下压，右手臂托持膝部和小腿向上

搬提，同时用力使髋关节向后过伸，连续3~5次。体质肥重者，可让一助手站在远端，双手握住患者双踝向上提拉双下肢，术者用拇指或手掌小鱼际向下按压骶骨尖处，使髋关节向后过伸，连结3~5次。术后让患者站立，做下蹲站起动作，如疼痛缓解，复位即成功。1周后可用此方法再治疗1次。此法适用于骶尾关节前脱位，且不宜行肛内复位者。

二、固定方法

复位后，可局部贴用膏药，并用宽胶布将两臀部靠拢贴牢，并嘱卧床休息2~3周。

三、药物治疗

固定期间除局部贴用活血止痛膏外，在解除固定后，应用活血祛瘀中药熏洗或坐浴，如仍有疼痛，可配合局部封闭。

四、其他疗法

对仍有移位但无症状，可不予以处理；如有顽固性尾痛症状，经保守治疗无效时，可考虑尾骨切除术。

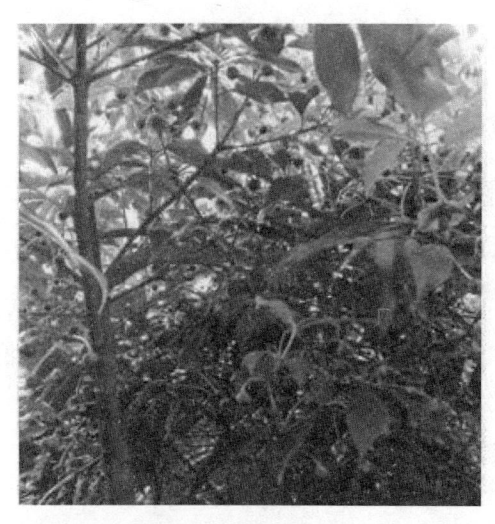

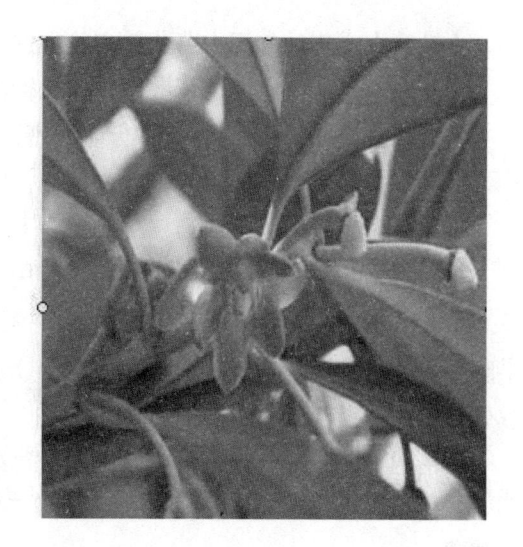

【药材名称】红茴香根

【拼音】Hóng Huí Xiāng Gēn

【别名】老根（《浙江天目山药植志》），八角脚根（《浙江民间常用草药》）。

【出处】《浙江天目山药植志》

【来源】为木兰科植物狭叶茴香的根或根皮。全年可采，根挖起后除去泥土杂质，切片晒干。根皮，在根挖起后，斩成小段晒至半干，用小刀剖开皮部除去木质部即得。

【原形态】狭叶茴香，又名：山木蟹、木蟹、山桂花、大茴（《浙江天目山药植志》），木蟹柴、土大茴、香蟹、木蟹树、黄楠、铁苦散、闷痛香、大香树、山大茴（《浙江民间常用草药》）。

常绿小乔木，高达8米。树皮灰褐色。叶互生，有时呈假轮生状，革质，倒披针形或披针形，长5~12厘米，宽1.5~4厘米，先端渐尖，基部楔形，全缘；叶柄长5~10毫米。花单生或2~3朵生于叶腋。花梗长1~3厘米；花被11~14片，外轮3片黄绿色，萼片状，最小，第二轮3片黄绿色稍带红色，第三轮3片深红色，基部黄绿色，肉质，内轮4~5片，深红色；雄蕊7~11。果实由9~13个蓇葖组成，排列成星芒状，先端有长而弯曲的尖头，成熟时内侧开裂；种子1粒，卵状椭圆形，褐色。花期5~6月。果期8~10月。

【生境分部】生于阴湿的溪谷两旁杂木林中。分布长江中、下游以南各省区。

【性状】根圆柱形，常不规则弯曲，直径通常2~3厘米，表面粗糙，棕褐色，具明显的横向裂纹和因干缩所致的纵皱，少数栓皮易剥落现出棕色皮部。质坚硬，不易折断。断面淡棕色，外围红棕色，木质部占根的大部分，并可见同心环（年轮）。气香，味辛涩。根皮呈不规则的块片，大小不一，略卷曲，厚1~2毫米，外表棕褐色，具纵皱及少数横向裂纹。内表面红棕色，光滑；有纵向纹理。质坚脆，断面略整齐，气、味同根。橛及根皮均以干燥无泥杂者佳。

【炮制】洗净，稍浸，取出俟润透，根斜切成片，根皮斜切成丝，晒干即可。

【性味】金华《常用中草药单方验方选编》："苦，温，有大毒。"

【功能主治】祛风通络，散瘀止痛。治跌打损伤，风湿痹痛，痈疽肿毒。

①《浙江民间常用草药》："行血祛瘀，杀虫。"

②金华《常用中草药单方验方选编》："通经活血，散瘀止痛。"

【用法用量】内服：煎汤，1~2钱；研粉，1~3分。

【注意】孕妇忌服；阴虚无瘀滞者慎用。

【复方】①治跌打损伤，瘀血肿痛：㈠红茴香根皮一至二钱。水煎，冲黄酒、红糖，早晚各服一次。（《浙江民间常用草药》）㈡红茴香鲜根皮或树皮，加黄酒或食盐，捣敷患处。（《浙江天目山药植志》）

②治内伤腰痛：红茴香根皮研细末，每次二至五分，早晚用黄酒冲服。

③治风湿痛：红茴香根皮，切细，蒸三次，晒三次。每次用三钱，水煎，冲红糖、黄酒服。

④治痈疽、无名肿毒：红茴香根皮，研细末，和糯米饭捣烂，敷患处。（②方以下出《浙江民间常用草药》）

【临床应用】治疗关节或肌肉风湿伤痛：取红茴香根皮制成5%红茴香注射液，在痛处直接注射（勿注入关节腔内），每次0.5~2毫升，隔1~2日注射1次，一般3~7次为一疗程。治疗风湿或外伤引起的关节与肌肉疼痛计541例，结果痊愈295例，显效128例，好转70例，无效48例，有效率在90%以上。据观察，红茴香注射液不仅宜用于中医辨证属于寒性之风湿伤痛，还用于热证患者，用于关节红肿、血沉或抗"O"升高的风湿活动期患者。一般注射局部当天略感疼痛，第2天疼痛加剧，第3天起又渐减轻，注射3~5次后疼痛即可消除。疼痛加剧反应越大，疗效越佳。

【摘录】《中药大辞典》

民间的医生将红茴香根或红茴香注射液列入祖传秘方，对内服或外溥使用。但红茴香的药用部位是红茴香的根皮和茎皮，天然野生采摘较难，且红茴香原植物已列入国家二级保护植物，在采摘药用部位是更是增加了难度。现浙江泰康药业集团作为红茴香注射液的原研且唯一生产单位，在2005年就开始着手人工培育种植红茴香。